コンポジットレジン修復の発想転換

田代浩史 著

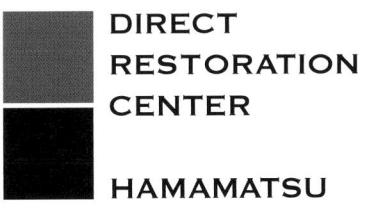

医歯薬出版株式会社
http://www.ishiyaku.co.jp/

This book was originally published in Japanese
under the title of:

KONPOJITTO REJIN SHUFUKU NO HASSO TENKAN
Paradigm Change: Direct Restoration of Composite Resin.

TASHIRO, Hirofumi
　Tashirodental, Direct Restoration Center Hamamatsu

© 2015 1st ed.

ISHIYAKU PUBLISHERS, INC.
　7-10, Honkomagome 1 chome, Bunkyo-ku,
　Tokyo 113-8612, Japan

JT CONCEPT という治療指針

　「患者にとっての歯科治療」とは決して楽しいものではなく，歯科医院で過ごす時間には非常にネガティブなイメージが一般的であると考えていた．しかし，私が歯科医師になって初めて立ち会った臨床経験で感じた患者と術者との関係，「口腔内の機能的・審美的な環境整備を，ともに楽しんでいるかのようなポジティブな雰囲気」に，大きな衝撃と歯科治療の理想を予感した．そして，その治療の雰囲気をつくり出していた「田上順次先生の臨床」を目の当たりにし，術者としてもつべき治療に関する知識・技術・経験と，それに裏打ちされた人間性構築の必要性を感じることになった．そのときから私は，患者の治療に対する不安を取り除き，コンポジットレジン修復を中心とした「MI」のアプローチにより，口腔内を美しく環境整備することができる歯科治療を目指して，日々の臨床に取り組んでいる．

　「コンポジットレジン修復」は，齲蝕治療用の修復材料として小規模窩洞に使用された時代から，1口腔単位での治療計画のなかで，臨床術式をシンプルにするための歯質保存的な審美修復オプションとして，発想転換される必要性を強く感じる．本書を通じて，田上臨床から得たさまざまな修復治療の発想転換（JT CONCEPT）により，患者にとって低侵襲かつ効果的にコンポジットレジン修復が適応された臨床症例を紹介したい．

DRC.HAMAMATSU・田代歯科医院
田代浩史

Contents

Introduction 8
  コンポジットレジン修復の臨床的特徴 8

Chapter 1　臼歯部へのコンポジットレジン修復 16
  齲蝕除去時の注意事項 16

CASE 1　齲蝕検知液・ステンレスラウンドバー・
スプーンエキスカベータ使用（臼歯1級修復） 18

  コンポジットレジン修復の窩洞形態 23
  臼歯部コンポジットレジン修復 25

CASE 2　臼歯1級修復 25

CASE 3　臼歯2級修復 30

Chapter 2　前歯部へのコンポジットレジン修復 34
  前歯部コンポジットレジン修復 34

CASE 1　前歯3・4級修復 36

CASE 2　5級修復 40

  前歯部修復における歯冠形態回復 44
  積層充填による審美的色調回復 45

CASE 3　前歯小規模3級修復 48

CASE 4　前歯大規模4級修復 52

Chapter 3　破折歯へのコンポジットレジン修復 ……… 56
　　　　　　前歯部破折症例への接着修復対応 ……… 56

CASE 1　破折歯への修復（歯冠形態の大規模復元）……… **59**

CASE 2　破折歯への修復（歯冠形態の小規模復元）……… **60**

CASE 3　破折歯への修復（歯冠形態の審美的修正）……… **64**

Chapter 4　離開歯列へのコンポジットレジン修復 ……… 72
　　　　　　離開歯列への低侵襲対応 ……… 72

CASE 1　部分的離開歯列への修復（下部鼓形空隙）……… **77**

CASE 2　部分的離開歯列への修復（上部鼓形空隙）……… **81**

CASE 3　離開歯列への修復（離開距離1mm以下）……… **86**

CASE 4　離開歯列への修復（離開距離1〜2mm・歯軸方向偏位）……… **90**

CASE 5　離開歯列への修復（離開距離1〜2mm・切縁位置変更）……… **94**

Contents

Chapter 5　ホワイトニングとコンポジットレジン修復 ……… 98
ホワイトニング併用のコンポジットレジン修復 ……… 98

CASE 1　WALKING BLEACH 併用コンポジットレジン修復
（失活歯への修復） ……… 99

ホワイトニング材料の分類と効果 ……… 102

CASE 2　OFFICE BLEACH 追加併用コンポジットレジン修復
（破折歯への修復） ……… 103

CASE 3　HOME BLEACH 併用コンポジットレジン修復
（離開歯列への修復） ……… 109

Chapter 6　コンポジットレジンによるダイレクトベニア修復 ……… 114
直接法コンポジットレジンによるベニア修復の適応 ……… 114

CASE 1　矮小歯へのダイレクトベニア修復 ……… 116

CASE 2　変色歯へのダイレクトベニア修復 ……… 121

CASE 3　矯正治療後のダイレクトベニア修復 ……… 124

ダイレクトベニア修復の研磨操作 ……… 129

Chapter 7　コンポジットレジンによるダイレクトクラウン修復 ……… 132
ダイレクトレジンコアからの進化，ダイレクトクラウン修復 ……… 132

CASE 1　失活歯へのダイレクトコンポジットレジンクラウン修復
（ダイレクトレジンコア併用） ……… 134

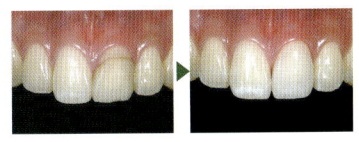

CASE 2 生活歯へのダイレクトコンポジットレジンクラウン修復 … **140**

Chapter 8　コンポジットレジンによるダイレクトブリッジ修復 … **146**
欠損歯列への対応方法にも発想転換，ダイレクトブリッジ修復 … **146**

CASE 1 1歯欠損へのインプラント治療（治療期間：約1年）… **147**

CASE 2 1歯欠損へダイレクトブリッジ修復（治療期間：約2時間）… **154**

Chapter 9　メインテナンスと適応範囲拡大への期待 … **162**
コンポジットレジン修復の可能性 … **162**

CASE 1 破折歯への修復（歯冠形態の審美的復元）4年経過観察 … **164**

CASE 2 欠損歯列への修復（下顎前歯部）3年経過観察 … **167**

CASE 3 欠損歯列への修復（上下顎前歯部）4年経過観察 … **171**

文献 … **176**

Introduction

　コンポジットレジン修復の適応症は徐々に変化・拡大し，日本の修復関連材料の目覚ましい発展は，歯科医師に対して新たな治療方法の発想を促してきた．元来，歯牙硬組織欠損の修復では，「天然歯状態への復元」を目標に設定してきた．しかし現在の修復の目標は，患者が望む歯冠形態や色調への修正，または欠損した歯や歯冠部の構築へと変化している．

　コンポジットレジン修復が，天然歯のエナメル-象牙境の接合状態に匹敵する，歯質への接着強さを獲得したことで，修復自体の長期経過だけではなく，歯の長期保存を重視する歯牙硬組織の部分修復や歯冠修復，さらには欠損修復をも提供することが可能となった．このような最新の接着材やコンポジットレジンの特性を熟知し有効に活用することで，従来の定型的な治療法にとらわれることなく，低侵襲・高審美・即日完了型の，患者満足度の高い歯科治療を提供することができる．

　材料の革新は新しい治療法を誕生させる．既成概念にとらわれない，コンポジットレジン修復の発想転換によって対応可能となった臨床状況とはどのようなものなのか，直接法による接着修復の新たな応用範囲は以下のように集約される．

1. 歯冠形態の機能的復元：齲蝕歯・酸蝕歯・くさび状欠損歯・破折歯への修復
2. 歯冠形態の審美的修正：離開歯列・不整歯列・変色歯・形態異常歯への修復
3. 歯冠形態の欠損部構築：歯冠部欠損歯・欠損歯列への修復

コンポジットレジン修復の臨床的特徴

　こうした患者の口腔内の問題点に対して，コンポジットレジンの特徴を活かした新発想の修復対応により，治療満足度の高い，低侵襲の即日審美修復が可能である．新たな発想を喚起する現在のコンポジットレジン修復がもつ臨床的特徴は，以下の8ポイントである．

1. 生体組織と一体化する高強度の歯質接着性
2. 健全歯質の最大保存可能な低侵襲性
3. 即日完了型審美修復による患者期待への即応性
4. 直接口腔内確認による形態・色調の高度再現性
5. 残存硬組織と一体化して摩耗する経時的適応性
6. 学術的手法により実証された修復予後の長期安定性
7. 再研磨・再修復による効率的な審美再現性
8. 低価格・高性能材料による医療経済的採算性

1）生体組織と一体化する高強度の歯質接着性

　歯冠部の構造として，厚さ約1.0〜2.0mmのエナメル質が象牙質表面を覆い，象牙細管を通じて刺激伝達する歯髄組織を保護する役割を果たしている．エナメル質が失われ象牙質表面が露出した場合には，間接的に露髄した状況と考える必要があり，歯髄組織への刺激や感染のリスクも生じる．露出象牙質面を高い接着力と機械的強度をもつコンポジットレジンで物理的に保護することで，失われたエナメル質の機能を人工的に回復することが可能である．

　接着材の改良が進み，現在のセルフエッチングシステムでは，本来の天然歯におけるエナメル質と象牙質との組織的な結合力を上回る高い接着能力で，コンポジットレジンと歯質とを一体化することが可能となっている（表1)[1]．

　さらに最新の研究では，主に2ステップタイプのセルフエッチングシステムを使用した場合，樹脂含浸層のさらに象牙質寄りに，通常の象牙質よりも酸・アルカリに抵抗性を示す耐久性の高い象牙質ができることが確認されている．この層は非常に薄く形成され，象牙質と非常に類似した構造をもち，アパタイト結晶を含む．象牙質が化学的に強化されたように観察されるこの層は「Super Dentin」と呼ばれ，再発性齲蝕への防御層として機能することが確認されている（図1)[2,3]．

表1　ヒト健全抜去歯への接着強度（Microtensile Bond Strength）

	MPa
象牙質 - エナメル質（組織的結合強度） Urabe（Am J Dent 2000）	51.5
象牙質 - MEGA BOND（接着強度） Hosaka（日歯保存誌 2010）	74.8

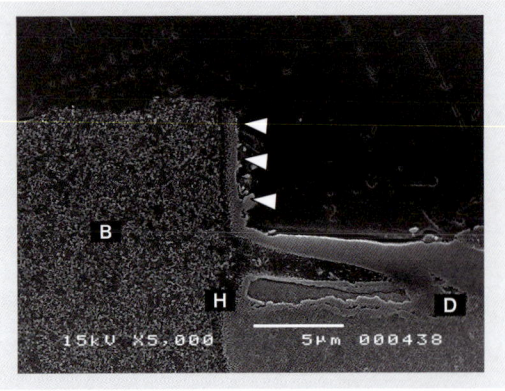

図1 レジン-象牙質接着界面の走査電子顕微鏡（SEM）による観察例．接着材（B）はクリアフィルメガボンド．接着界面は人工脱灰液と次亜塩素酸ナトリウムで処理した．SEM像において樹脂含浸層（H）の下に酸-塩基抵抗層の形成（acid base resistant zone：以下，ABRZ）が観察される（◁）．象牙質（D）と類似構造を示すことから，「super dentin」と定義した
（Dr. Dinesh Weerasinghe 提供）

2）健全歯質の最大保存可能な低侵襲性

齲蝕治療の窩洞形成では，感染歯質の限定的な除去後，健全歯質の犠牲は最小化され，照射光の到達経路を意識した窩洞開口部の形成とベベルの付与のみが必要となった．審美性や咬合支持部位の温存を意識して，積極的に遊離エナメル質を保存し，コンポジットレジンの強固な接着に裏打ちされた人工組織を構築することも可能である（**CASE 1**）．

残存歯質の解剖学的形態を最大限に活用し，その延長線上にコンポジットレジンが接着によって一体化する．強固な接着力で歯質と結合したコンポジットレジンは，薄層化しても強度を保つことが報告されており[4]，「健全歯質の保存」と「審美性の確保」が同時に実現可能な修復材料としての術式が確立した．

CASE 1　積極的に遊離エナメル質を保存し，審美性を確保　　P.37 参照

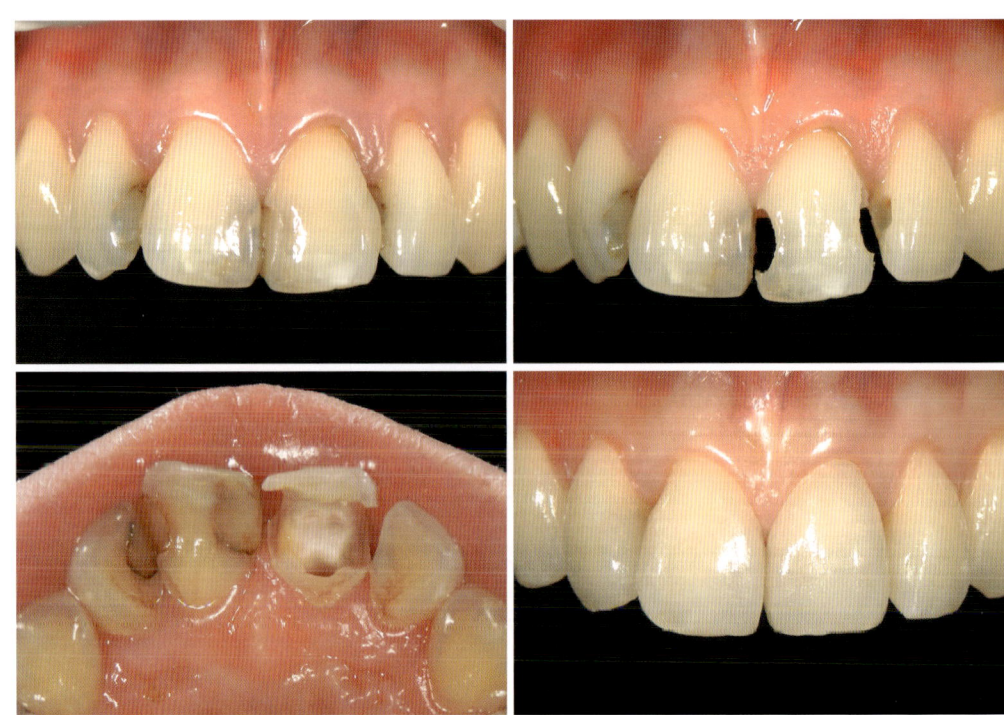

3）即日完了型審美修復による患者期待への即応性

　歯冠部歯質の部分的または全体的な欠損状態に対し，コンポジットレジン修復を応用した接着修復的な対応では，歯周組織や咬合状態の条件が整えば，即日完了の審美修復が可能となる．外傷による大規模な歯冠部歯質の破折症例などでは，前歯部の機能的・審美的な障害を，受傷当日に一定レベルまで回復し，患者の精神的負担を軽減することも可能である（**CASE 2**）．

　また，前歯部の少数歯欠損状態を義歯によって対処してきた患者が，受診当日にコンポジットレジンによるダイレクトブリッジ修復で義歯から解放され，咬合機能と審美性を獲得することも可能である．患者にとっての治療期間の究極的な短縮と心身の負担軽減は，コンポジットレジン修復の適応範囲拡大がもたらした大きな恩恵である（**CASE 3**）．

4）直接口腔内確認による形態・色調の高度再現性

　直接法のコンポジットレジン修復では，残存歯質の色調とコンポジットレジンの色調との適合性を修復対象歯の歯面上で直接確認し，使用するシェードを選択することが可能である．実際の修復においては，充填されたコンポジットレジンの色調はその下層の歯質色の影響を強く受けて発色する．特に修復辺縁部の薄層化したコンポジットレジンの色調は，レジン色から歯質色へと段階的に移行していく必要がある．間接修復における辺縁部の薄層化には技工操作上の限界があり，直接法の強固な接着による一体化があってこそ，極限的なコンポジットレジンの薄層化と色調の移行的適合が可能となる．

CASE 2　外傷による大規模な破折症例も，即日の機能・審美性の回復が可能　　P.165 参照

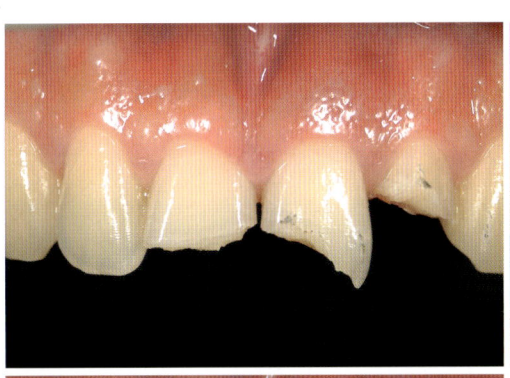
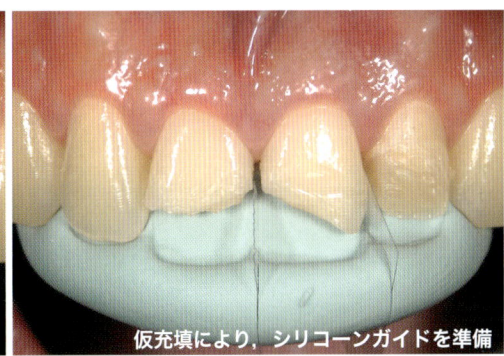

仮充填により，シリコーンガイドを準備

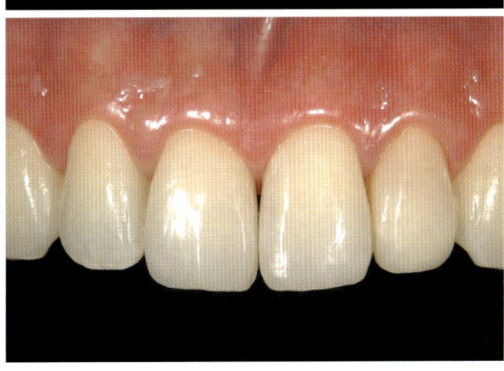

CASE 3　ダイレクトブリッジ修復による治療期間の究極的な短縮

P.156 参照

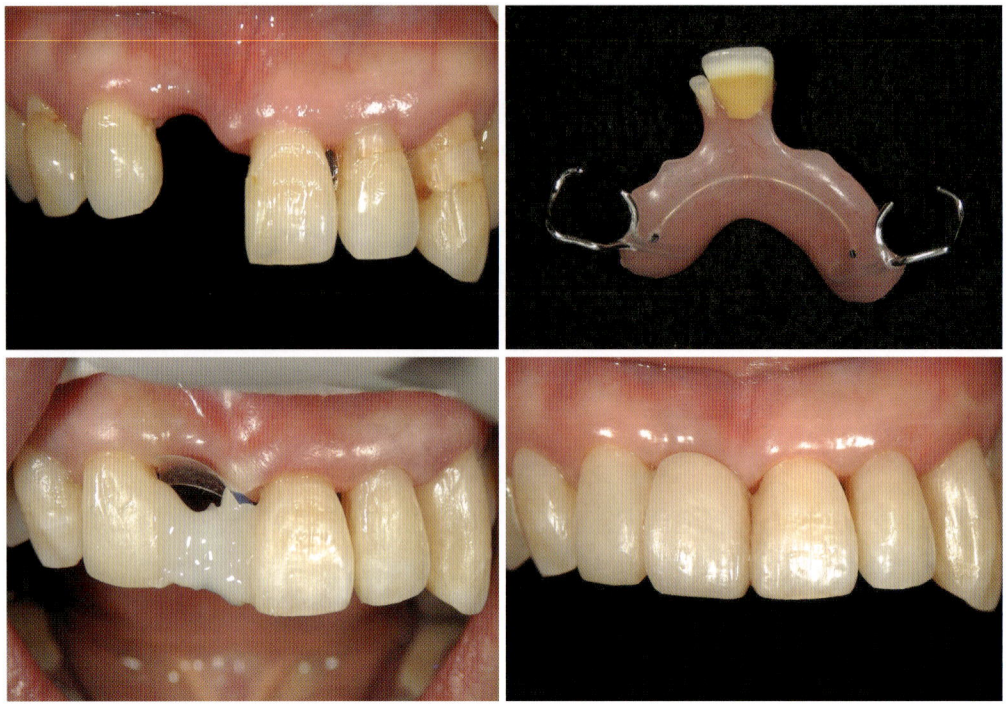

　また，近年は均一な球状形態に統一されたフィラーを採用したコンポジットレジンも登場し，高い研磨性と光拡散性をもっている．この天然歯特有の光学特性を再現したコンポジットレジンの適応により，周囲歯質の色調を取り込んだ修復物辺縁の発色が可能となり，歯質とコンポジットレジンとの境界はきわめて不明瞭となる（**CASE 4**）．

5）残存硬組織と一体化して摩耗する経時的適合性

　コンポジットレジンのフィラー技術の革新が進み，臼歯咬合負担部位での使用に応える耐摩耗性を獲得している．「フィラー含有率の向上とハイブリッド化」「マトリックスレジンの改良」「フィラー表面のシラン処理によるフィラーとマトリックスレジンの結合力向上」などの要因によって，審美性と機械的強度とを両立できる状態に進化している．

　一方で，エナメル質よりも高い硬度を有するがゆえに対合歯への過剰負担を引き起こす可能性のあるセラミックスに比べ，コンポジットレジンと歯質とは同時に摩耗してい

Introduction

CASE 4 歯冠色を反映して移行的に発色するコンポジットレジンの色調　　　P.87 参照

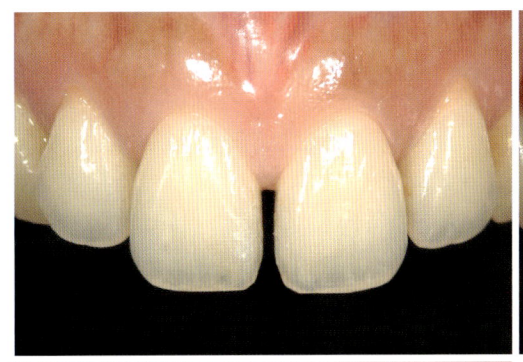
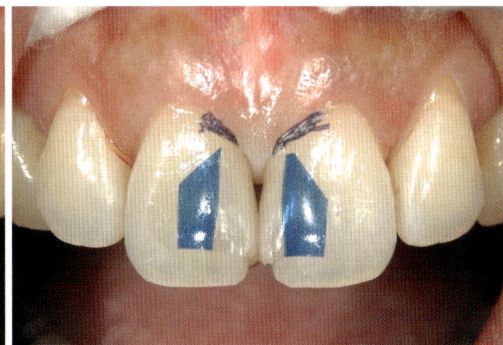
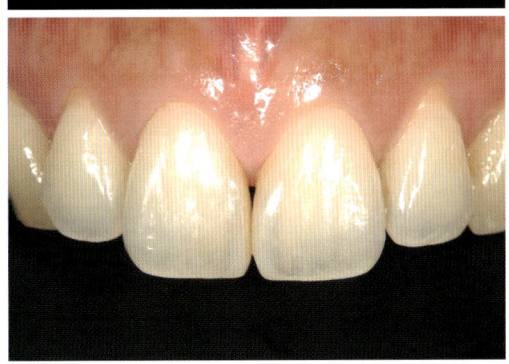

くことが可能である．この点において，コンポジットレジンはセラミックスに比べて生体の変化に対する追尾性があり，より生体への経時的適合性を有する材料であるといえる[5]．

6）学術的手法により実証された修復予後の長期安定性

　大学研究機関での臨床的報告から，健全歯質を可能な限り保存した審美的修復（コンポジットレジン修復）と，便宜的に健全歯質を犠牲にした非審美的修復（メタルインレー修復）との間に臨床的予後の差はなく（**表2**）[6]，今後どちらの選択肢を選んで治療していくべきかは，患者からの期待を考えれば結論はすでに出ている．

　しかしまた一方で，「コンポジットレジン修復の長期予後に関しては，その報告の必要性が低い」という考え方も可能である．つまり，天然歯質を最大限に保存した状態で，高い接着強度で象牙質表面が覆われた場合，咬合負担を直接受ける最外層のコンポジットレジンはむしろ必要に応じて，その年齢の歯質の硬度や色調に合わせて交換し，

表2　修復の臨床経過10年における予後（久保ほか，2001[6]）

修復方法（臼歯）	推計生存率
コンポジットレジン修復	83.0%
メタルインレー修復	84.7%

生体の変化に柔軟に適応させていくことが必要であり，ずっと同じ状態で修復物の表面性状やマージンの適合性を維持しつづける必要がないのである．

生体内部との交通をもった象牙細管の開口部が確実に封鎖され続けることが重要であり，修復最下層のフロアブルレジンによる象牙質コーティングが十分に機能するための修復物辺縁封鎖の定期的な交換を行うことが，口腔内での歯の機能的長期保存に最も必要な概念であると考える．

この概念を術者と患者とが共有し，健全歯質を喪失しないための定期清掃と，必要に応じた修復外層の交換を行うことで，コンポジットレジン修復は口腔全体の低侵襲な機能維持に最も貢献する修復方法となる．

7）再研磨・再修復による効率的な審美再現性

セラミックス修復物が歯科技工士の確かな目と経験により，完全な色調適合を示す症例には，歯科医師として心より感謝と敬意を払う．しかし，その修復物の長期安定性をコントロールするのは歯科医師と患者であり，リカバリーが非常に困難な状況に至る症例は誰しも経験していると考える．

コンポジットレジン修復の最大の特徴は，歯科医師と患者とが直接的な診療接触のみで，いつでも，どの段階の破壊でも，元の健全歯が存在するかぎりにおいては，何度でもその修復を再現可能なことである．永久に維持管理することを前提とした健全歯の保存であることを互いに理解する必要がある．

修復物の辺縁部は色調移行性の向上のために極限まで薄層化して充填・研磨されており，部分的なレジンの剥離や同部位への着色は経時的に避けられない場合もある．こうした場合には薄層レジンの剥離部分を再研磨によって移行的に修正・再研磨することで，修復直後に近似した表面性状を再現することが可能である．

近年のコンポジットレジンのフィラー技術の革新により，すべての断面が同一のフィラー性状を示すコンポジットレジンも登場し，再研磨によって長期間にわたって同一条件の光沢を獲得することが可能となっている（**CASE 5**）．

Introduction

CASE 5 コンポジットレジン修復後の長期的に維持可能な表面性状　　P.135 参照

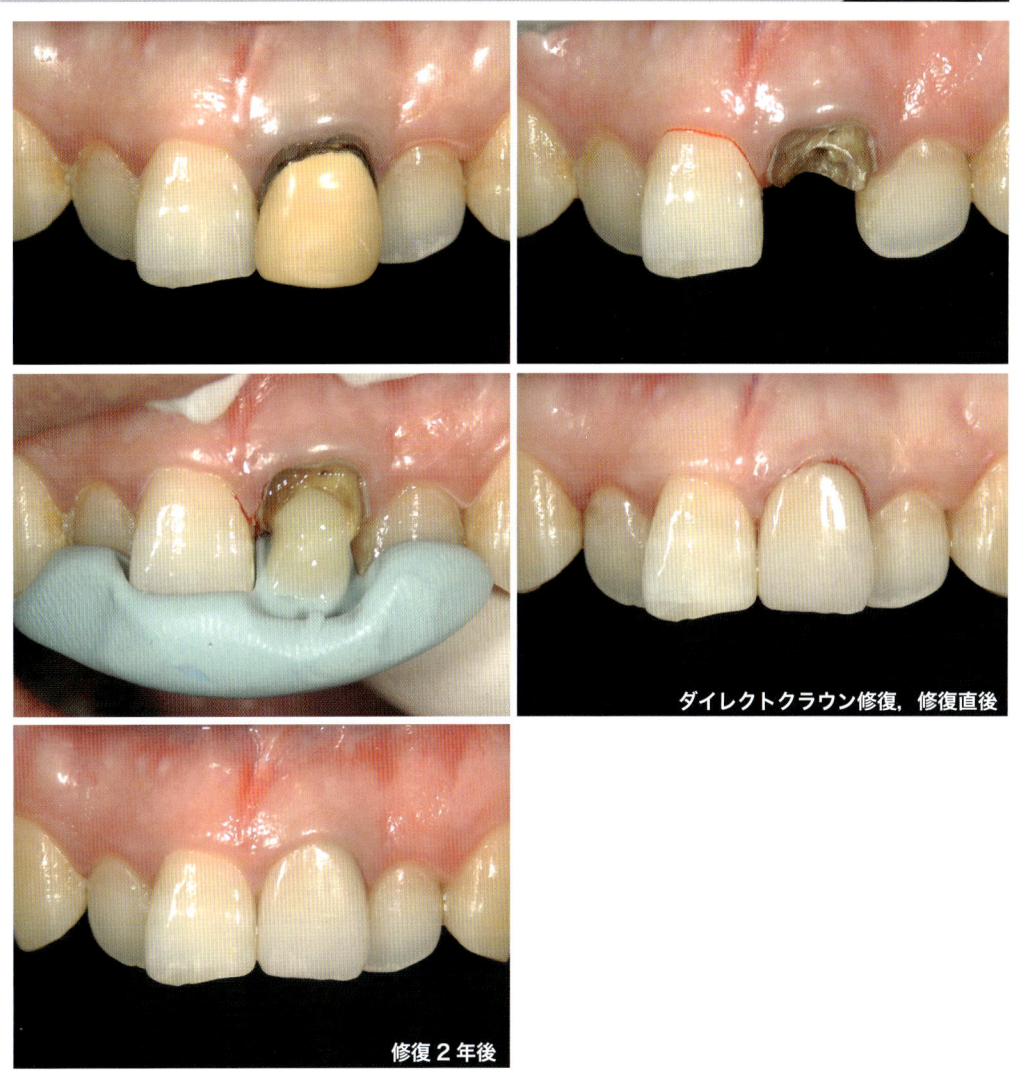

ダイレクトクラウン修復，修復直後

修復2年後

8）低価格・高性能材料による医療経済的採算性

　コンポジットレジン修復で必要な修復操作時間は，ほかの修復材料での場合と比較して術者の時間的負担は大きい．日本の保険診療でのコンポジットレジン修復の評価はきわめて低く，現実的な修復価値は全く理解されていないと考えられる．しかし，コンポジットレジン修復関連材料メーカーの努力によって，この評価に対応した低価格で高性能な修復材料が歯科医院に提供されるため，正確な修復操作が遂行された場合に患者が享受する利益は世界最大である．

　また，近年は保険外診療に特化したコンポジットレジン修復材料も登場している．これによって，長期的な機能・審美的予後が約束できる症例では，患者の適正費用負担も可能となり，医療経済的採算性のバランスは改善傾向にある．この傾向は，保険診療にはない発想の転換で，多くの臨床状況でコンポジットレジン修復を適応するための環境整備につながっていると考える．

Chapter 1
臼歯部へのコンポジットレジン修復

齲蝕除去時の注意事項

臼歯部の齲蝕治療をコンポジットレジン修復で対応する場合，メタルインレーによる非接着修復とは全く異なる概念での窩洞形成を行うことになる．非接着修復では感染歯質の除去後，修復材料を歯質に対して一定期間固定するための保持形態を必要とし，健全歯質の削除を余儀なくされる．このため，一般的に窩洞形成は麻酔下で行われ，齲蝕除去は感染齲蝕象牙質を超えて非感染齲蝕象牙質・健全象牙質にまで及んでいると考えられる．この健全象牙質への切削刺激は術後疼痛の原因となり，低侵襲な修復治療とは言い難い．

一方で，コンポジットレジンによる接着修復では，歯質の状況に合わせた接着操作を行うことで強く歯質と一体化するため，修復材料保持のための窩洞形態は必要ない．感染齲蝕象牙質の選択的除去とベベルの付与を含む窩縁部の整理によって窩洞形成は終了し，きわめて低侵襲な修復治療が可能となる．

このため，いかに選択的に感染齲蝕象牙質のみを除去し，非感染齲蝕象牙質を温存できるかが，術後の歯髄組織の安定のための要件となる．

非感染齲蝕象牙質には透明層と呼ばれる象牙細管内への結晶沈着が顕著な層が存在し（**図1，2**），この層を温存して齲蝕除去を完了することで象牙細管内の刺激伝達は抑制

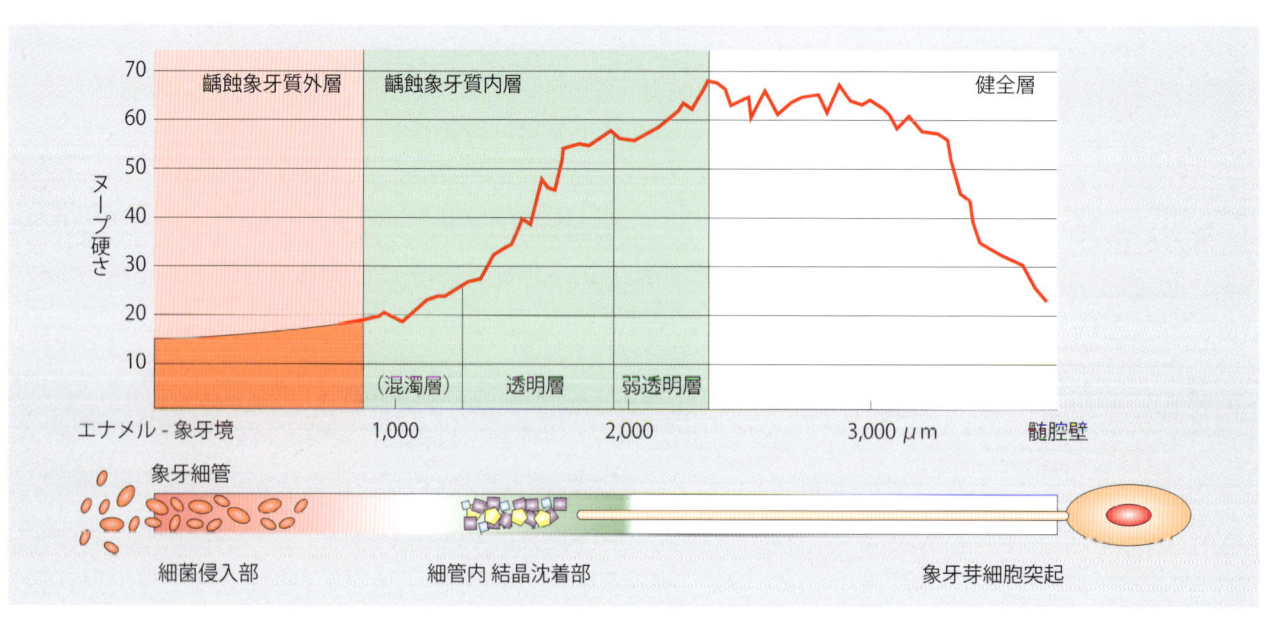

図1 齲蝕象牙質の硬度変化と細菌侵入（虎の門病院 歯科 山田敏元先生のご厚意による）

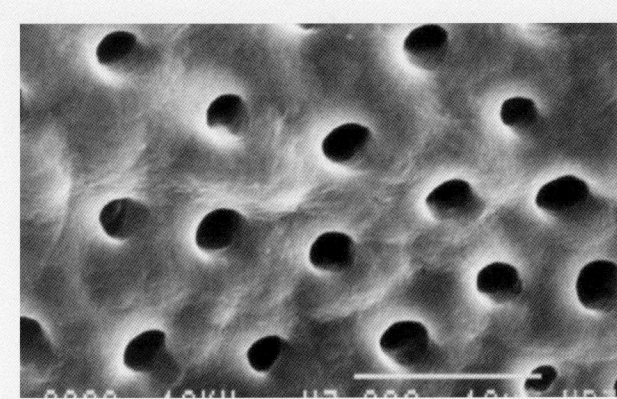
健全象牙質．酸蝕後の象牙細管は開口状態

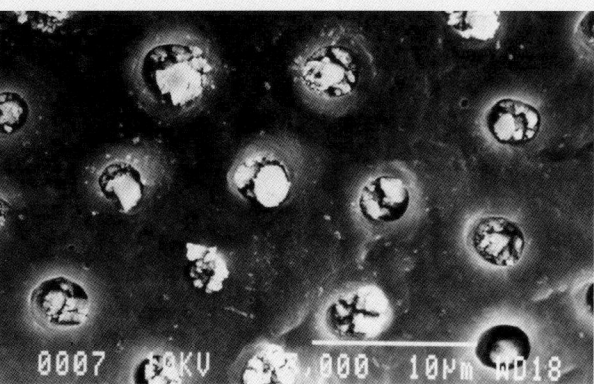
齲蝕象牙質内層．酸蝕後の象牙細管開口部には結晶が沈着

図2　健全象牙質と齲蝕象牙質内層の象牙細管開口部の観察

され，切削時疼痛・術後疼痛の軽減に効果的である．さらに透明層の細管内結晶沈着により象牙細管内液の滲出が抑制され，コンポジットレジンの接着性能を阻害しないとの報告もある[1〜3]．しかし，この感染齲蝕象牙質の選択的削除には非常に繊細な切削操作が必要とされ，齲蝕検知液やMIステンレスバー（マイクロモーター使用）・スプーンエキスカベータなどの使用により健全歯質温存に最大限配慮する必要がある．

　図1に示すように，感染齲蝕象牙質は健全象牙質と比較してその硬度は25%程度まで低下しており，ヌープ硬さ20KHN以内の領域に細菌感染が認められるとの報告もある[4]．ヌープ硬さは非感染齲蝕象牙質から健全象牙質にかけて段階的に上昇し，この象牙質硬度の段階的な変化を切削感覚や着色程度で判断して透明層を選択的に温存していくことは，きわめて困難であると考えられる．このため，細菌侵入部位とほぼ一致して選択的に感染象牙質を染色する齲蝕検知液の使用が推奨されている．しかし，この齲蝕検知液の選択的染色にも明確な客観性がないという指摘もあり，有効な参考所見として活用し過剰切削防止対策の一助とすべきであると考える[5〜8]．

　以下に現実的な感染齲蝕象牙質の削除方法として，筆者が採用している8ステップを紹介する（CASE 1）．

1．窩洞開口部形成
2．MIステンレスバー（大・中）使用（感染齲蝕象牙質の80%程度除去）
3．齲蝕検知液染色1回目
4．MIステンレスバー（小）使用
5．齲蝕検知液染色2回目
6．スプーンエキスカベータ（大・中）使用
7．齲蝕検知液染色3回目
8．スプーンエキスカベータ（小）使用（感染齲蝕象牙質の除去完了）

CASE 1　齲蝕検知液・ステンレスラウンドバー・スプーンエキスカベータ使用

咬合支持点の確認・齲窩の開拡

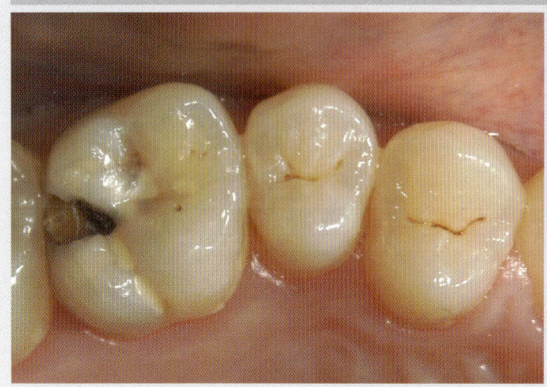

1-1　術前

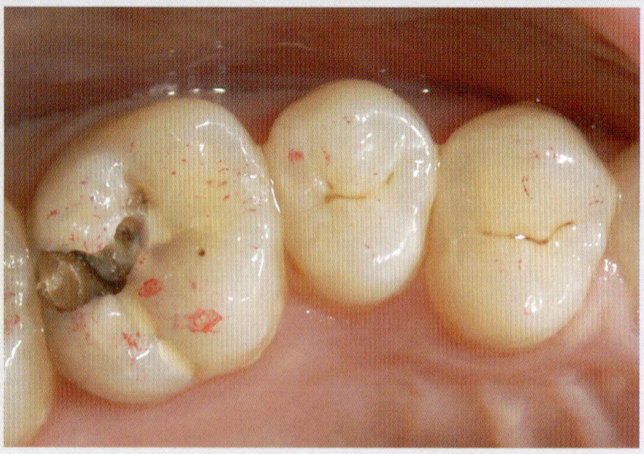

1-2　咬合支持点の確認

感染齲蝕象牙質の除去・窩縁部の整理

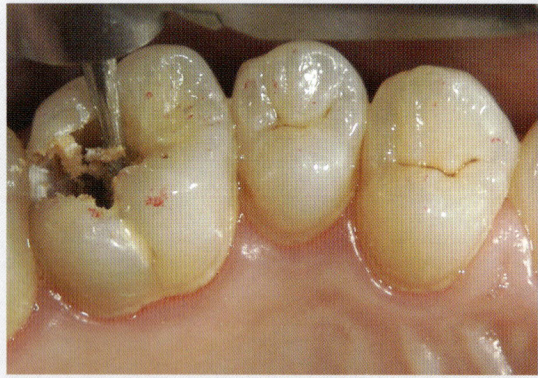
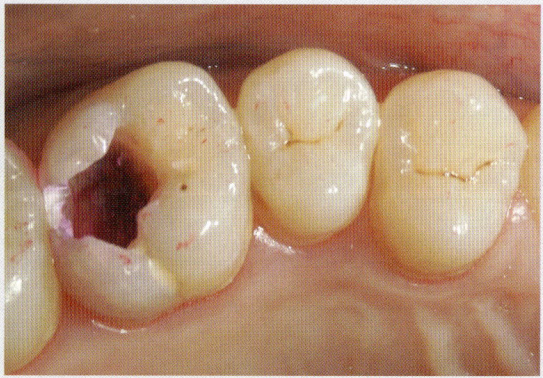

1-5　ステンレスバーでの低速削除

1-6　カリエスディテクター使用

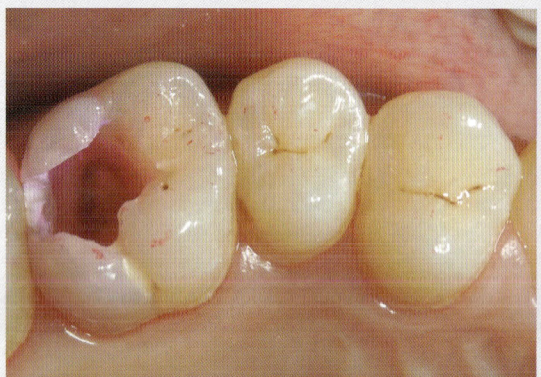
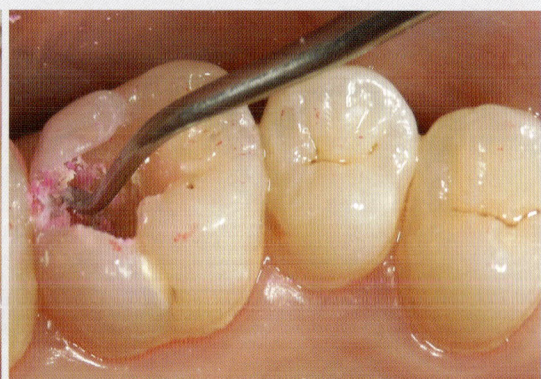

1-9　カリエスディテクター使用

1-10　スプーンエキスカベータ（小）

（臼歯 1 級修復）

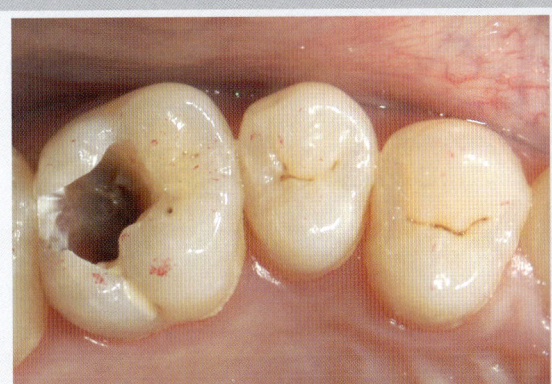

1-3　齲窩の開拡

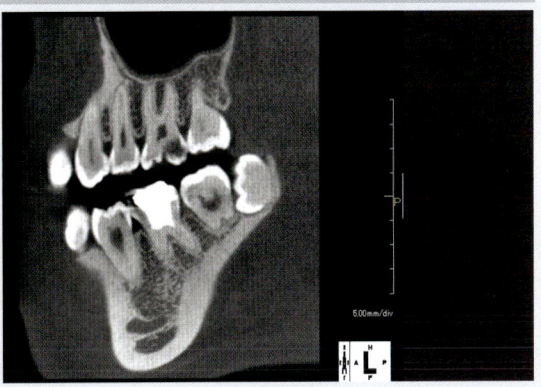

1-4　歯髄に近接した齲蝕範囲

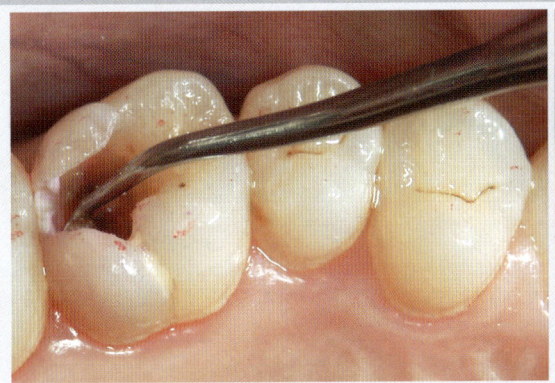

1-7　スプーンエキスカベータ（大）

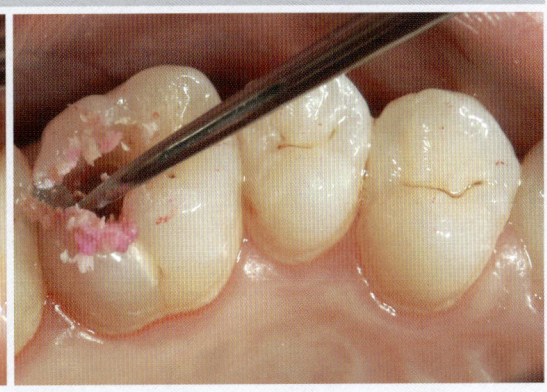

1-8　スプーンエキスカベータ（中）

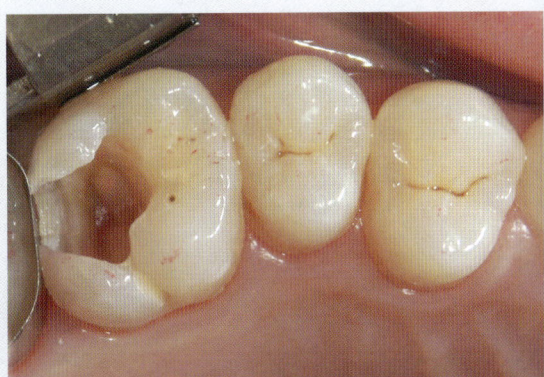

1-11　感染象牙質の除去完了

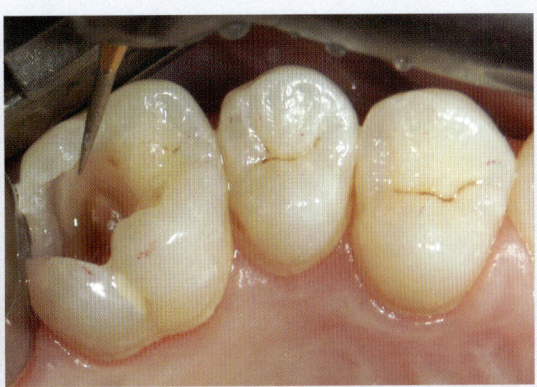

1-12　ダイヤモンドポイントによる窩縁整理

CASE 1　齲蝕検知液・ステンレスラウンドバー・スプーンエキスカベータ使用（臼歯1級修復）

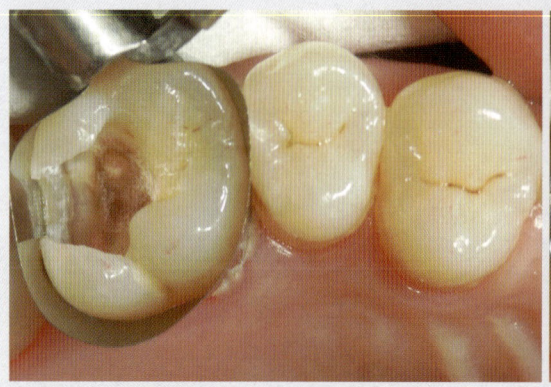

1-13 隔壁の設置

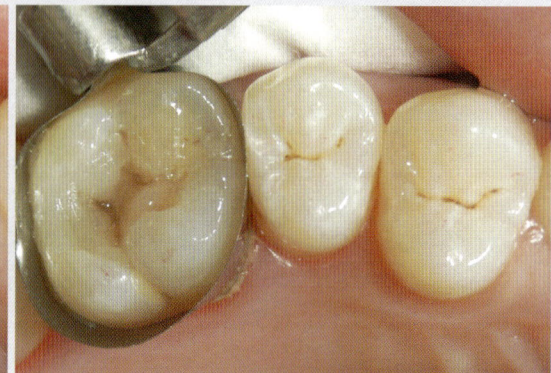

1-14 窩底部へのフロアブルレジン塗布

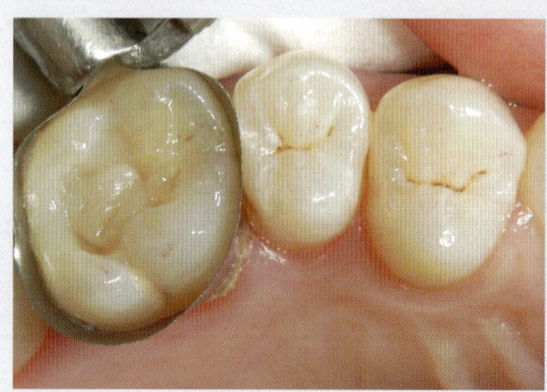

1-17 咬合面へのデンティンシェードレジン充填

1-18 裂溝相当部への色調調整材塗布

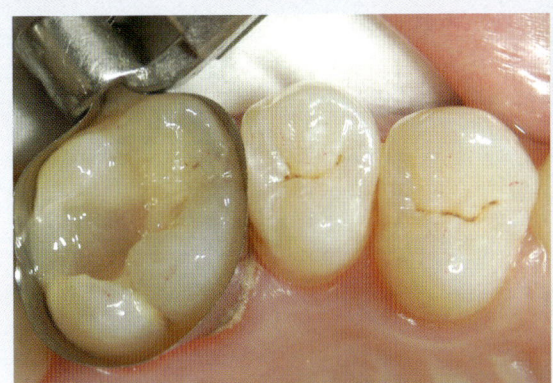 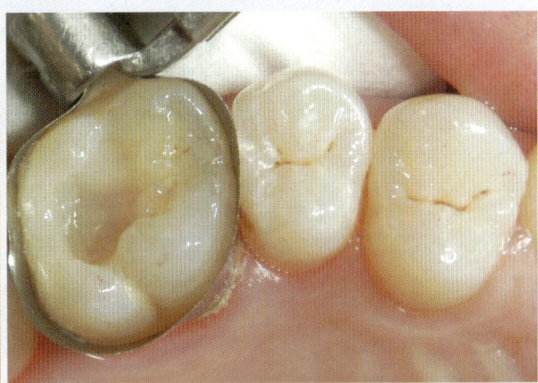

1-15　隣接面部へのフロアブルレジン塗布　　　　　1-16　隣接面へのエナメルシェードレジン充填

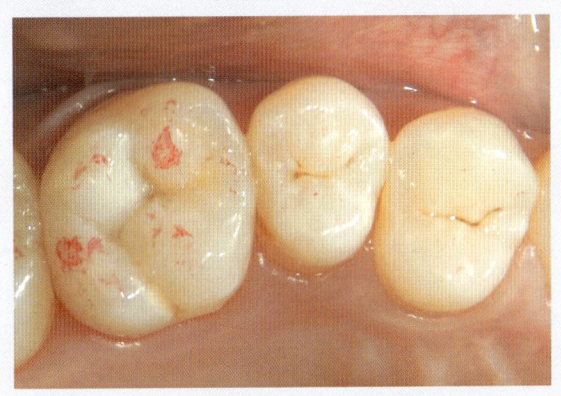

1-19　咬合面へのエナメルシェードレジン充填

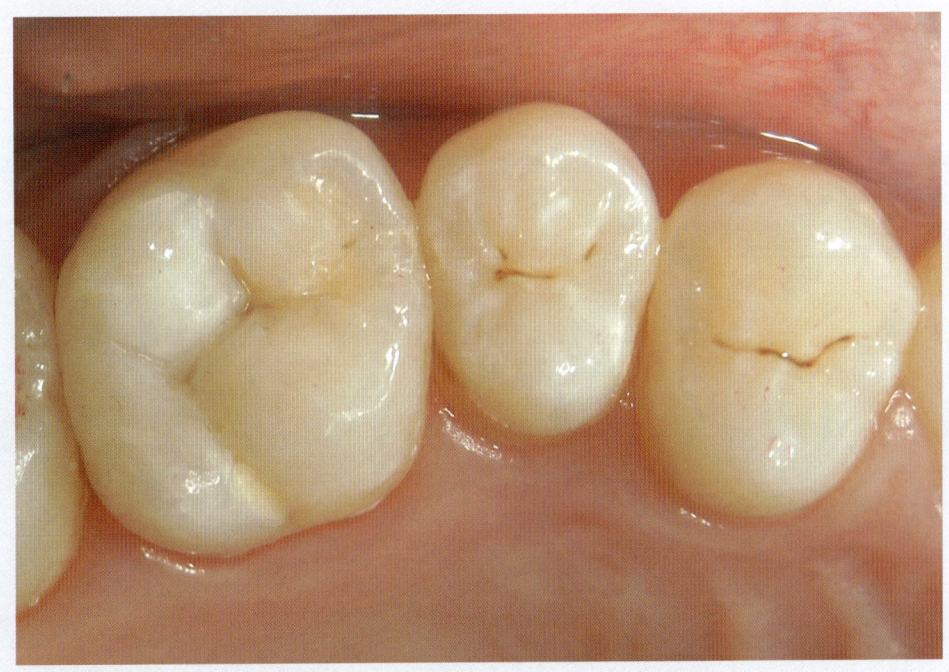

1-20　術後

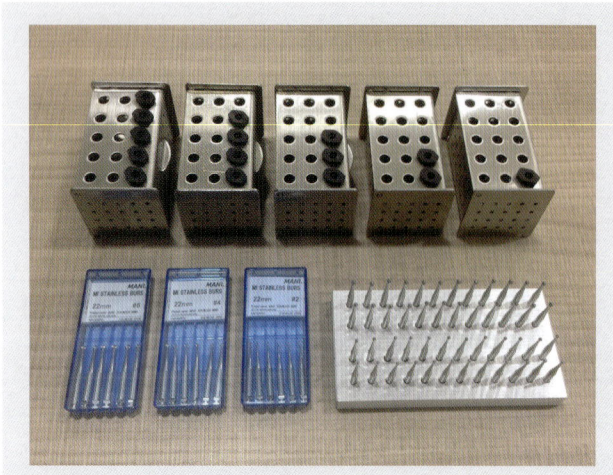
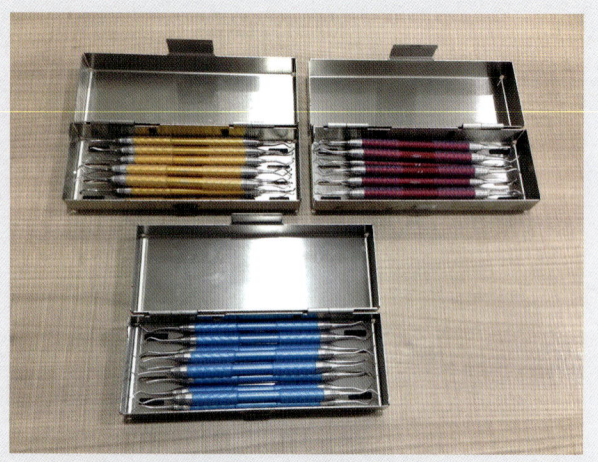

使用・滅菌の回数管理が重要　　　　　　　　　切削能力の管理が重要

図3　ステンレスラウンドバーの使用回数管理・スプーンエキスカベータ

　齲蝕検知液（カリエスディテクター：クラレノリタケデンタル）を使用して，窩洞底部の濃染色部位をステンレスバーを使用して超低速回転（刃の形態が確認できる程度の速度，マイクロモーターの自重程度の圧力）で削除．繰り返しの切削・滅菌操作による劣化を考慮して，MIステンレスバー（MANI）の使用は5回までとし，使用回数ごとの管理を行う（図3）．

　若年者の急性齲蝕では，回転切削による深部感染齲蝕象牙質の削除は歯髄損傷の危険性がきわめて高く，スプーンエキスカベータでの齲蝕削除に切り替える必要がある．清水らは，鋭利なスプーンエキスカベータ使用での象牙質切削限界硬度と，齲蝕象牙質の細菌感染領域の硬度とがほぼ一致していると報告している[9]．切削能力を管理されたスプーンエキスカベータでは，軟化した感染齲蝕象牙質が選択的に切削可能であり，健全象牙質の過剰切削の可能性はきわめて低い．齲蝕象牙質量の多い若年者の急性齲蝕では，回転切削器具と手用切削器具とを適切なタイミングで切り替えて使用することで，低侵襲でかつ効率的な感染歯質の削除が可能となる．

　また，感染齲蝕象牙質では痛覚が消失しており，さらに同部位切削時は内層の象牙細管内結晶沈着により歯髄への刺激伝達は抑制されている．よって，原則的には選択的に感染齲蝕象牙質を切削する際には無痛切削が可能となり，切削範囲が健全象牙質へと侵入した場合に患者は初めて疼痛を自覚することになる．

　コンポジットレジン修復における窩洞形成では，無痛切削範囲のみ限定的に削除することが一般的であり，無麻酔下での修復処置を前提に患者への術前説明を行う必要があ

る．患者の精神的負担を軽減するために麻酔下で修復処置を行う場合もあるが，上記手法による感染齲蝕象牙質の除去はコンポジットレジン修復の低侵襲性を活かす重要な考え方である[10,11]．

コンポジットレジン修復の窩洞形態

　前述したように，コンポジットレジン修復では「感染齲蝕象牙質の除去」＝「窩洞形成の終了」である場合が多い．しかし，咬合機能の回復と高い審美性の再現とを前提としたコンポジットレジン修復において，窩洞形成時に考慮すべき事項を追加して以下に示す．

1）感染歯質除去開始前の咬合接触点診査
　齲蝕除去を開始する前に咬合接触点を確認することで，重要な咬合支持点の温存を意識することが可能となる．
　修復範囲は齲蝕原因菌の浸潤状況によって規定されることは間違いないが，可能なかぎり咬合接触部位を避けた窩洞外形の設定を行うことは，良好な修復物予後に大きく関与すると考えられる．重要な咬合支持点を温存して窩洞形成が終了した場合には，修復後の咬合調整の難易度は低下し，天然歯牙の咬合接触関係は維持される（CASE 1　1-1 〜 1-4）．

2）隔壁設置・充填操作を意識した歯質温存
　齲蝕除去を開始する前に修復方法や使用する修復補助器具を決定しておくことで，その修復操作を行いやすい窩洞形態の予測が可能となる．特にコンポジットレジン2級修復においては，温存された隅角部歯質の形態によって使用する隔壁の種類は異なり，隣在歯との接触関係回復の難易度を左右する重要な要件となる（表1）．

3）光照射経路に配慮した窩洞開口部の形成
　コンポジットレジン修復での高い歯質接着性は，使用される接着材やコンポジットレジンに対する理想的な修復環境が整備されてこそ発揮される．この歯質接着性に大きく影響を及ぼす要因としては，窩洞内の防湿環境・照射光の到達状況・重合収縮応力の緩和などがあげられ，いずれの要件も窩洞形態に大きく影響を受ける．
　特に照射光の到達状況を意識した場合，その光の直進特性を考慮すると，窩洞の大規模なアンダーカット形成は光照射不可能な部位を生むことになり注意が必要である．よって，窩洞内面全体に照射光が到達することを意識した，窩洞開口部の形成が必要となる（CASE 1　1-5 〜 1-12）．

4）修復部位の色調移行性を考慮したベベル付与
　コンポジットレジン修復の窩縁部形態としては，レジン色調の歯質色へのなじみを考慮してベベル付与を行うことが多い（図4）．また，窩縁部でのコンポジットレジンの

表1 2級修復：隣在歯との離開距離による隔壁法の選択

隣在歯との歯間離開距離	窩洞形成終了	隔壁設置	術後
0.5mm 以下			
	使用器材：トッフルマイヤータイプマトリックスリテーナー，マトリックスバンド，ウッドウェッジ		
1.0mm 程度			
	使用器材：3D メタルマトリックス，リングタイプリテーナー，ウッドウェッジ		
1.5mm 以上			
	使用器材：3D メタルマトリックス，ウッドウェッジ，フロアブルレジン（隔壁固定用）		

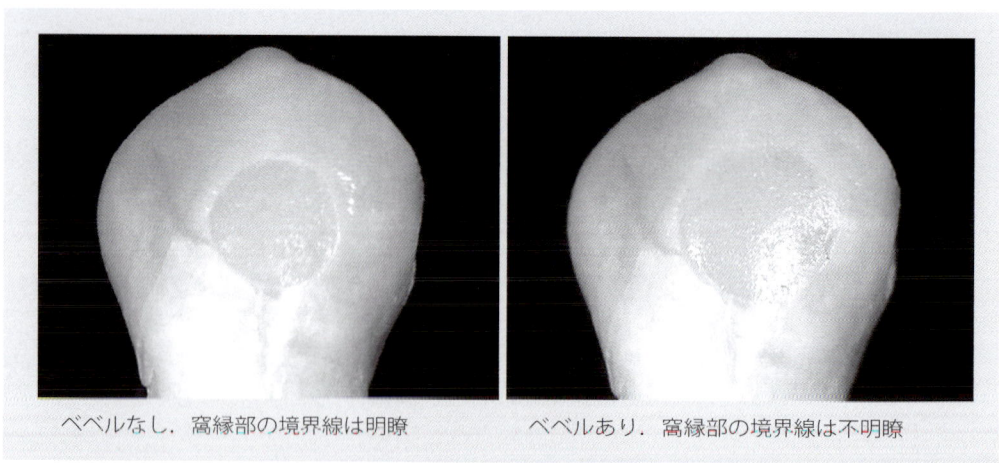

図4 窩縁部ベベルの色調移行効果

ベベルなし．窩縁部の境界線は明瞭　　　ベベルあり．窩縁部の境界線は不明瞭

辺縁封鎖性を高めるためには，エナメル質表層の微小破折が存在しない滑らかな窩縁部形成面となる必要がある[12]．窩縁部の整理には，切削砥粒が最小単位のダイヤモンドポイント（スーパーファイン，エクストラファイン など）を選択し，高速・軽圧切削で使用することが重要である（CASE 1　1-5～1-12）．

臼歯部コンポジットレジン修復

　臼歯部コンポジットレジン修復での優先事項は，「機能的歯冠形態の回復」であり，必要な咬合面形態と隣接面形態とを，残存歯質との移行性を確保して再構築することである．前歯部修復と比較して患者の審美的要求レベルは限定的で，咬合・咀嚼機能の調和が最も重要視される．低侵襲で歯髄保護効果の高い修復方法ではあるが，口腔内での修復操作の完成度に修復予後は大きく左右され，確実な接着と歯冠形態回復のための学術的根拠に基づいた修復技術向上が必須である．

　咬合面形態は残存歯質からの咬頭・裂溝の移行的形態回復により，比較的容易に再構築される．日本人の歴史的食生活習慣に合致したグラインドタイプの臼磨運動により食物を粉砕し，裂溝を遁路として効率よく咀嚼するため，残存咬合面形態との移行的調和が求められる．また，近年はコンポジットレジンの耐摩耗性がフィラー技術向上により適度に調整され，臼歯咬合面への使用で対合エナメル質と調和した摩耗変化が可能である[13]．

　隣接面形態は隣在歯との適切な接触点と歯間離開距離とを再構築することで，食片圧入を防止して歯周組織の安定を図る必要がある．しかし，この隣接面形態の適切な回復は最も難易度が高く，隣在歯との歯間離開距離によって使用する修復補助器具を適切に選択する必要がある．原発性齲蝕の除去・窩洞形成する際の窩洞外形と，メタルインレー修復予後不良時の再発性齲蝕の除去・窩洞形成する際の窩洞外形とでは，回復すべき隣接面形態に大きな差があり，後者ではその修復の難易度は急上昇する．

CASE 2　臼歯 1 級修復

　臼歯部の咬合面齲蝕の 1 級単純窩洞への対応では，ほぼ100％がコンポジットレジンによる直接修復であると考えられる．

　健全歯質が十分に温存された単純窩洞形態では，コンポジットレジン直接修復の優位性（低侵襲性・歯質接着性・耐摩耗性・審美性など）が際立ち，ほかの修復材料・方法を選択する余地はない．術前の咬合診査により，咬合支持点を把握・温存する窩洞外形を設定，感染歯質のみを選択的に削除して，窩縁部をスーパーファインのダイヤモンドポイントで整理する．1 級窩洞への接着・積層充填操作では，シンプルな修復操作のなかにも考慮すべきチェックポイントが多く，確実な接着による歯質との一体化には最新の研究成果から得られた知見を最大限活用すべきである．

　以下に臼歯 1 級修復へのコンポジットレジン修復のチェックポイントを示す．

1. 切削エナメル質・象牙質への確実な接着操作 [14, 15]
2. 窩洞底部に到達する光照射 [16]
3. 分割積層充填によるコントラクションギャップの抑制 [17]

1）窩縁部の整理

　臼歯1級修復の窩洞形成終了は，齲蝕感染歯質の削除完了とほぼ同義である．つまり，感染歯質の削除後に特別な窩洞形成は必要とせず，窩縁部形態の整理が唯一考慮すべき事項である．

　コンポジットレジンの接着対象は切削されたエナメル質・象牙質であり，現在市販されている2ステップまたは1ステップのセルフエッチングシステムを操作指示内容を厳守して使用することで安定した歯質への接着力が得られる．最新の接着材では歯面への接着材塗布後の放置時間が必要ないタイプ（クリアフィル トライエスボンド ND クイック：クラレノリタケデンタル）も登場し，術者間の処理方法の違いによる接着性能の差は生じにくい環境が整いつつある．無切削のエナメル質が接着対象となった場合には，エッチング処理を併用することが推奨されるが，齲蝕治療時の窩洞形成面はエッチング処理が必要ない接着対象と考えられる[14,15]．

2）光照射

　コンポジットレジン修復に使用する歯質接着材に関しての学術的研究から報告される接着強度は，理想的環境（窩洞内の防湿，照射光の到達，重合収縮応力の緩和）で得られる結果であり，日常臨床の修復操作をいかにこの状況に近づけるかが重要な課題である．

　特に光照射に関しては，窩洞の深さや形態によって，必要とされる部位への光の到達に大きな差が生じる．一般的な光照射器では，照射光は拡散して進行し，光強度は距離の二乗に比例して減衰する．この拡散型の光照射器では，照射対象までの距離が5mm程度で，到達する照射光強度は50％程度にまで低下する．この光の特性を考慮して，照射光の拡散を抑制するように改良された平行型の光照射器が開発され，距離による光強度の減衰は改善可能である．この改良平行型の光照射器（Pencure 2000：モリタ）では，照射対象までの距離が5mm程度で，到達する照射光強度は80％程度を維持する（表2）[16]．

　また，近年は照射光強度が2,000mW/cm^{2}程度の高出力タイプ光照射器が登場し，距離やコンポジットレジンの厚さによる光強度の減衰を考慮して使用することも可能である．

3）コントラクションギャップの抑制

　1級単純窩洞のコンポジットレジン修復は，重合収縮応力による窩洞底部の接着破壊（コントラクションギャップ）が最も起こりやすい窩洞形態である[17]．しかし対策として，窩洞への充填操作を分割して積層することが提案され，フロアブルコンポジットレジンを使用しての窩洞底部へのライニングは一般的な充填手法になりつつある．

　窩洞底部への第1層目のフロアブルレジンは可能なかぎり薄く充填し，以降は第2層目としてデンティンシェードレジン，第3層目としてエナメルシェードレジンを充填する（図5）．この3層充填を基本として考えると，窩洞底部での確実な接着強さと，レジンの天然歯様の色調再現とが，両立して可能となる[18]（図6）．

表2 照射距離による光強度の減衰

光照射距離	拡張型（従来型）Flash Lite 1001	平行型 Pencure	改良平行型 Pencure 2000
0mm	600（100%）	600（100%）	600（100%）
2.0mm	470（78%）	560（93%）	600（100%）
4.0mm	360（60%）	480（80%）	575（97%）
6.0mm	270（45%）	330（55%）	505（84%）
8.0mm	200（33%）	220（37%）	445（74%）
10.0mm	170（28%）	180（30%）	380（63%）

mW/cm^2

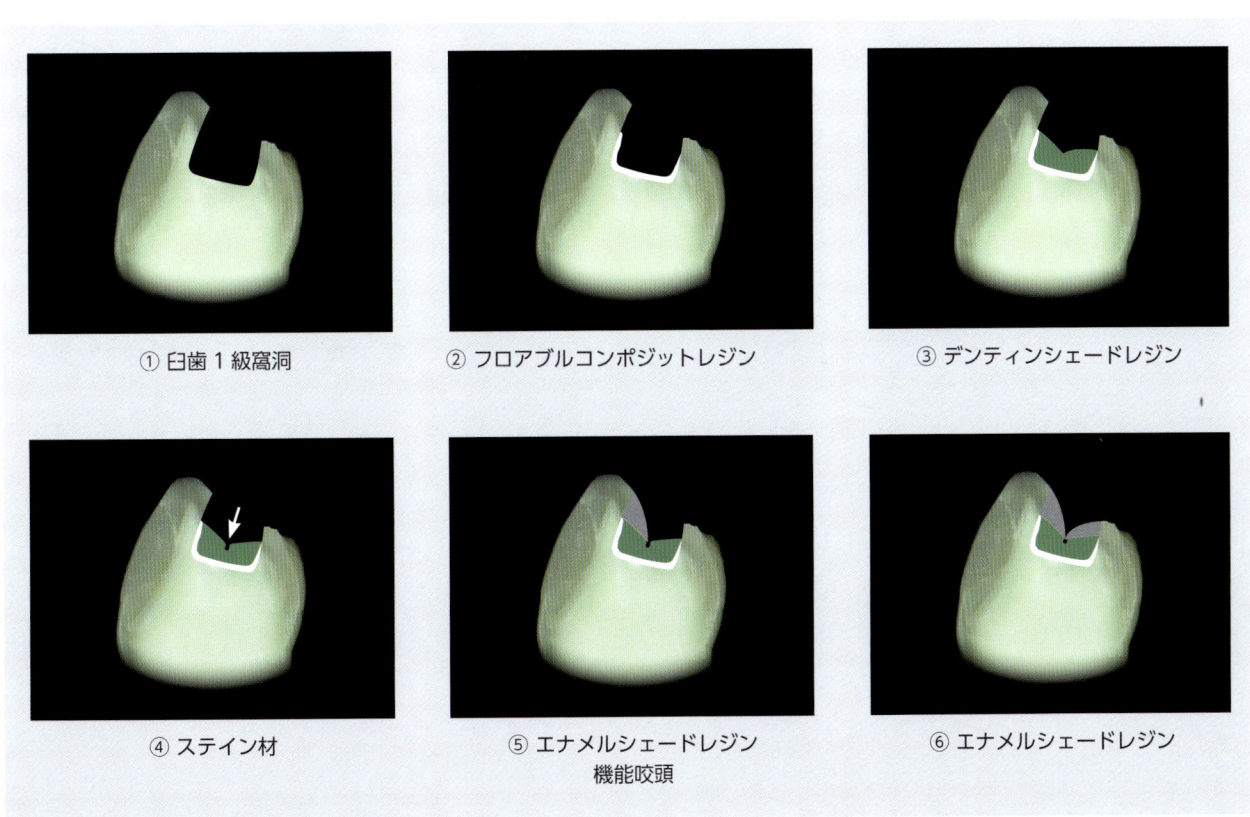

① 臼歯1級窩洞　　② フロアブルコンポジットレジン　　③ デンティンシェードレジン

④ ステイン材　　⑤ エナメルシェードレジン 機能咬頭　　⑥ エナメルシェードレジン

図5　3層積層充填の基本術式

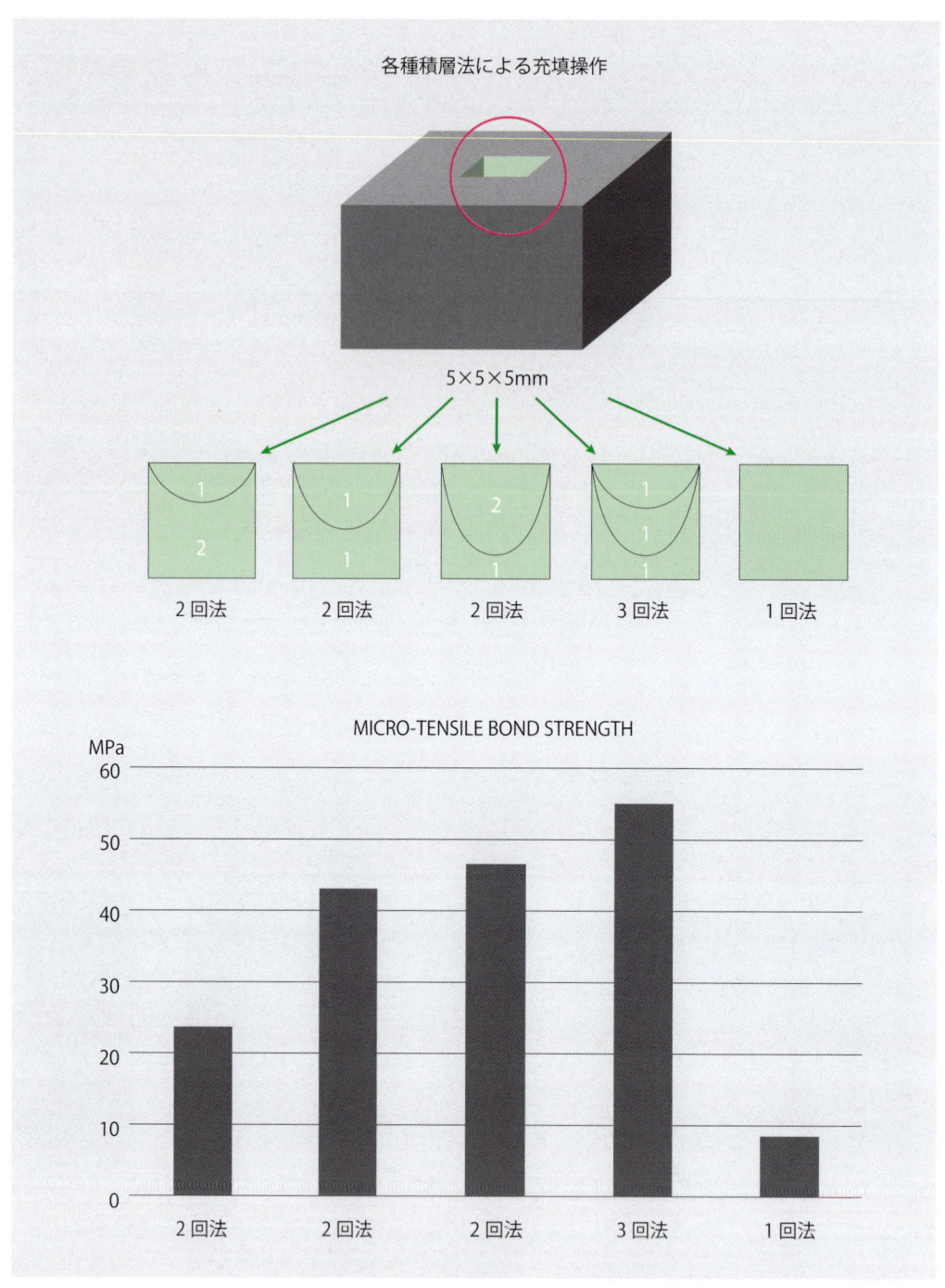

図6 積層充填方法の違いによる窩底部の接着強度変化

Chapter 1

CASE 2　臼歯1級修復

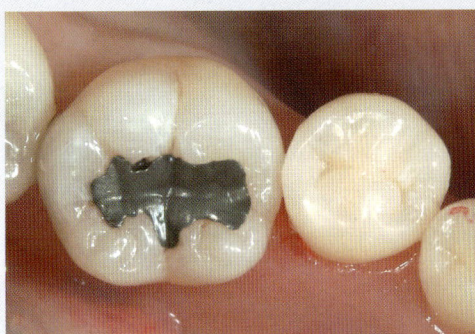
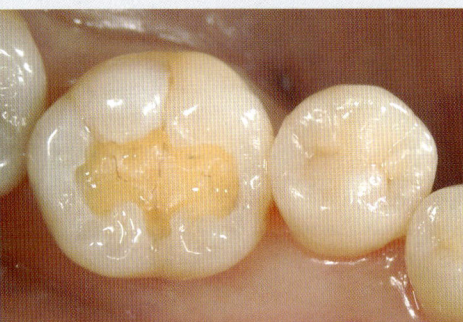

2-1　術前
2-2　窩洞形成終了

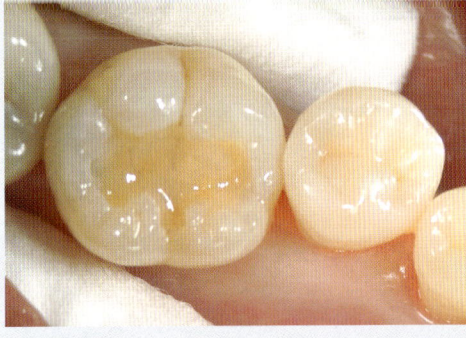
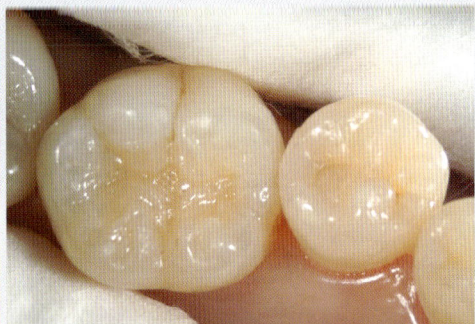

2-3　窩底部フロアブルレジン塗布
2-4　デンティンシェードレジン

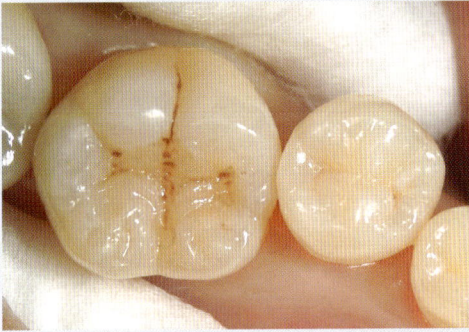
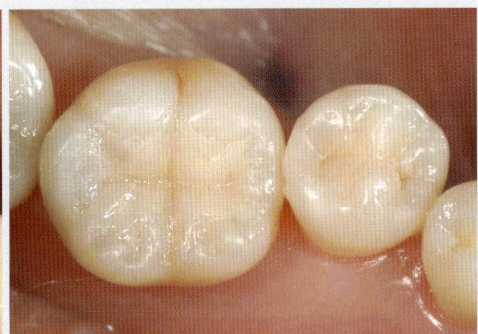

2-5　裂溝相当部へのステイン材塗布
2-6　エナメルシェードレジン

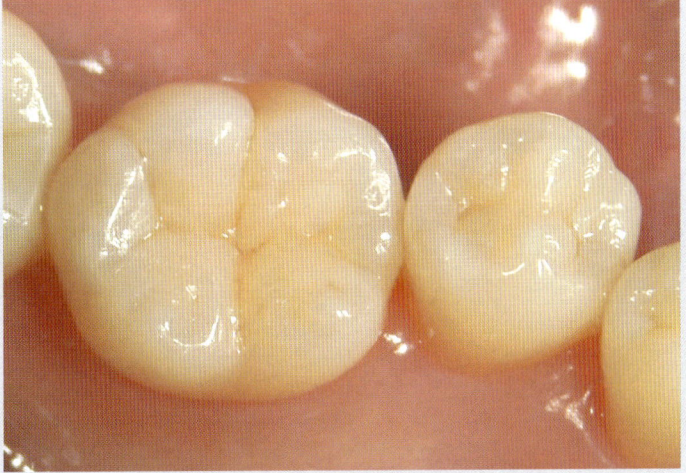

2-7　術後

29

CASE 3　臼歯2級修復

　臼歯部隣接面齲蝕の2級複雑窩洞への対応では，コンポジットレジンによる直接修復の機会が確実に増加していると考える．

　新たに発見された齲蝕の場合には，感染歯質の範囲を把握したうえで，修復方法をイメージした窩洞形成が可能である．さまざまな種類の隔壁を有効に適応するための窩洞外形を術者自身が設定し，解剖学的形態の再現に有利な部位は遊離エナメル質であっても温存する．多種多様な状況に使用可能な修復補助器具の開発によって，ほぼすべての原発性齲蝕はコンポジットレジン修復の適応症となった．

　一方，メタルインレー修復後の再発性齲蝕の場合には，インレー除去後の歯冠部形態は多くの解剖学的指標が失われている．このため，コンポジットレジンでの直接修復を計画した場合には，さまざまな修復補助器具を使用しても天然歯冠形態を再現するのは容易ではない．特に臼歯隣接面の頬舌側隅角部が大きく失われている場合には，既製隔壁適応での歯冠形態回復には限界があり，術者の意図的な隔壁操作が必要となる．

　コンポジットレジンでの直接修復を断念した場合には，間接法適応を検討することになるが，レジンセメントを使用したコンポジットレジンインレー修復・ポーセレンインレー修復には，歯質接着性に関する不安定要素が残る．

　隔壁設置に関する創意工夫により，可能なかぎり直接法のコンポジットレジン修復を適応し，安定した歯質接着性での残存歯質保護を優先することが重要であると考える．具体的な2級修復の隣接面形態再構築のための補助器具の選択基準は**表1**を参照されたい．

　通常，臼歯2級修復では，一連の修復操作（窩洞形成・接着操作・積層充填・光照射）は咬合面側から行われ，側方からの修復操作は少ない．このため，2級修復に使用する隔壁用のマトリックスは，「光透過性」よりも「薄さ」を優先してメタルタイプが選択されることが多い．一般に透明のプラスチックマトリックスは厚さ約 $50\mu m$，メタルマトリックスは厚さ約 $30\mu m$ で，隣接面部の歯間離開距離を最小限に設定して適切な隣接面接触点を再構築するためには，メタルタイプの選択が有利である．

　安定した隔壁設置の完了後は，1級単純窩洞への修復操作と同様の術式（チェックポイント）が応用可能である．

CASE 3 臼歯 2 級修復

メタルインレー除去，窩洞形成

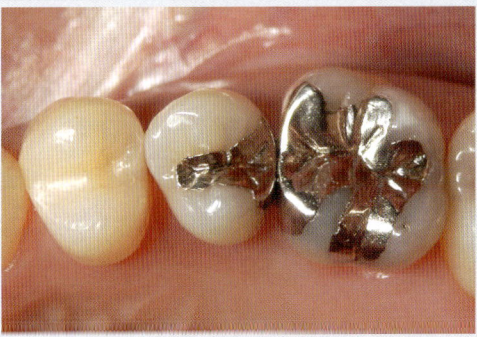
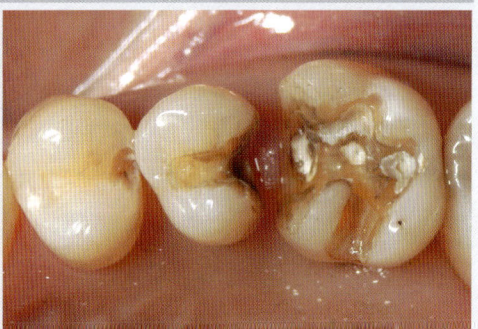
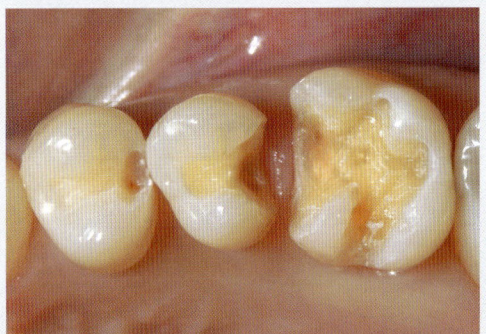

3-1 術前
3-2 メタルインレー除去後

3-3 窩縁部の整理で窩洞形成を終了

|46：2種類の隔壁設置，積層充填

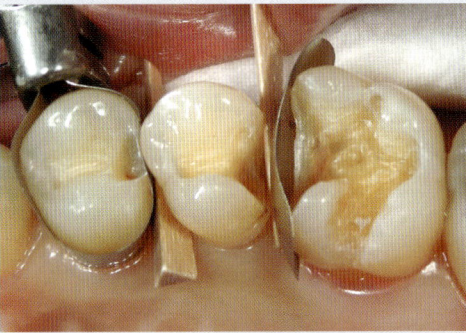
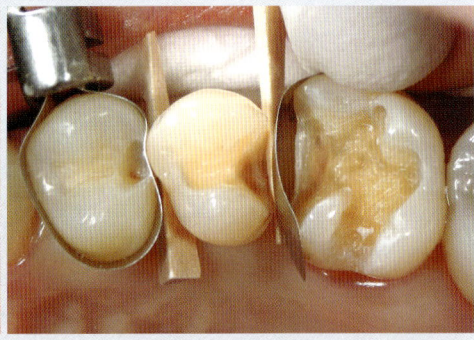

3-4 |6 に 3D マトリックスの挿入
3-5 |6 に手指によるマトリックスの微調整

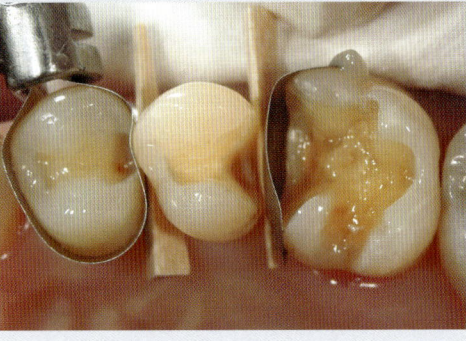
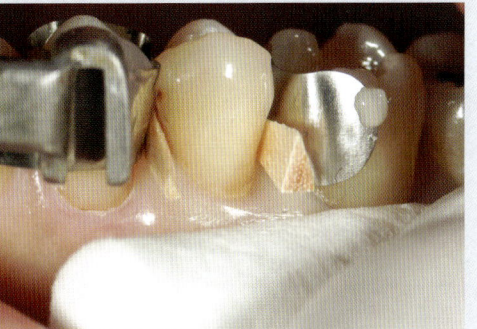

3-6 |6 に微調整後のマトリックス形態を維持固定
3-7 |6 にフロアブルレジンによるマトリックス固定

CASE 3　臼歯2級修復

|4 6：2種類の隔壁設置，積層充填

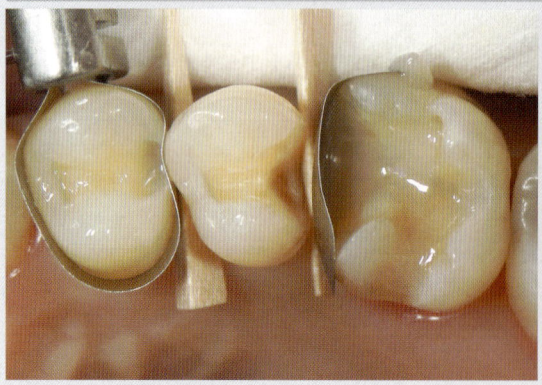

3-8　狭小部・窩底部へのフロアブルレジン充填

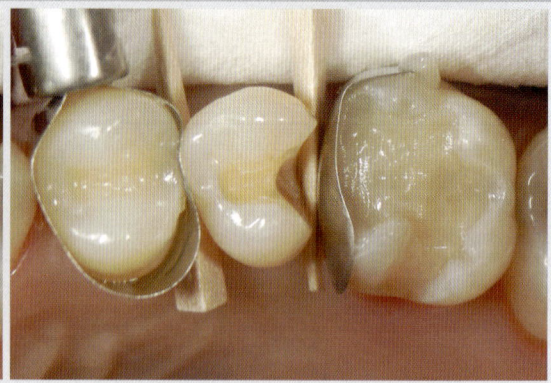

3-9　デンティンシェードレジン

|5：隔壁設置，積層充填

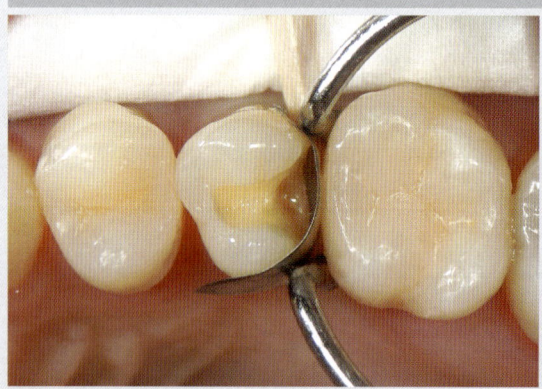

3-12　|5 に3Dマトリックスの挿入

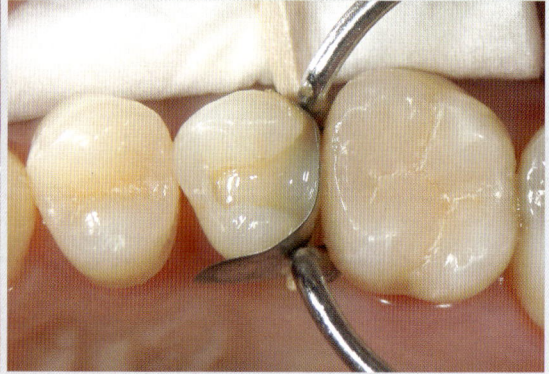

3-13　狭小部へのフロアブルレジンの注入

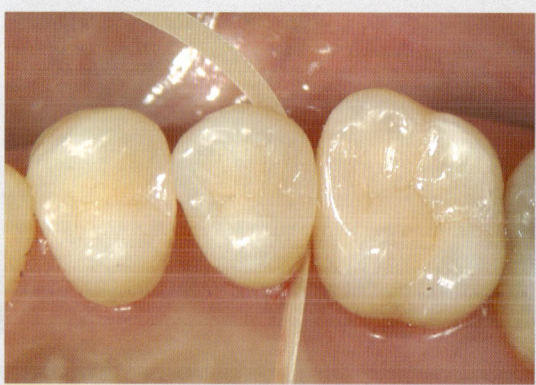

3-16　隣接面部に研磨ストリップスの使用

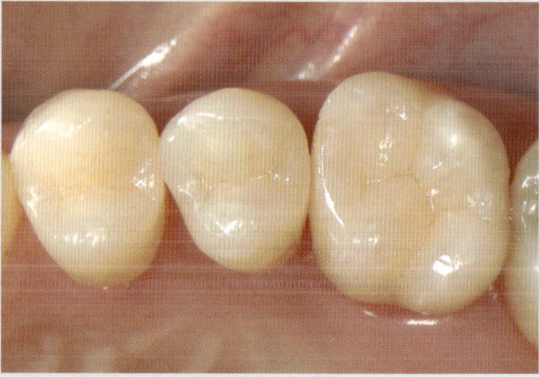

3-17　術後

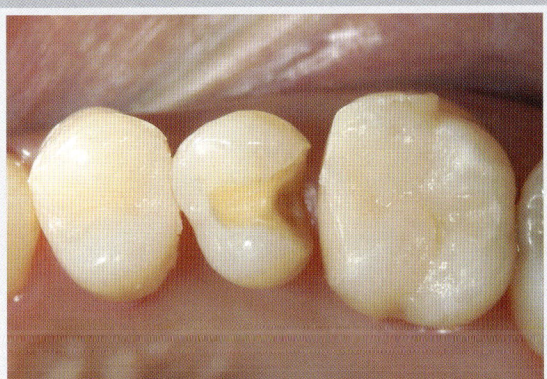

3-10 エナメルシェードレジン

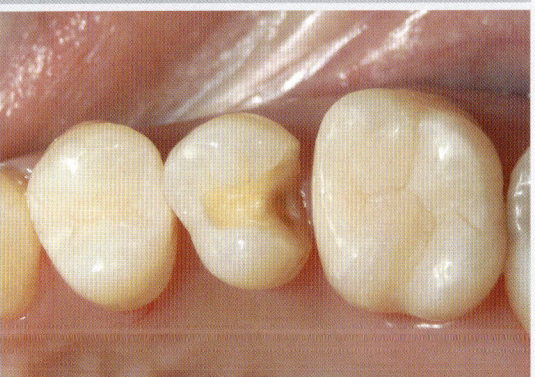

3-11 形態修正,研磨操作

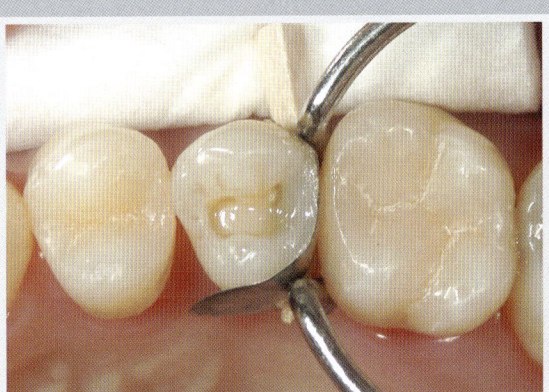

3-14 デンティンシェードレジン充填

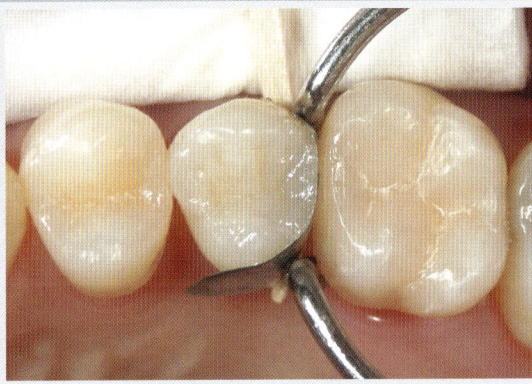

3-15 エナメルシェードレジン充填

Chapter 2
前歯部へのコンポジットレジン修復

前歯部コンポジットレジン修復

　前歯部コンポジットレジン修復の適応症はどこまで拡大されたのか．臼歯部修復と比較して咬合支持・咀嚼機能への参加は限定的であり，前歯部修復では「審美的歯冠形態の回復」が主な目的となる．臼歯部と比較して修復操作の視認性が高く，隣在歯との接触関係再構築の難易度は低い．生活歯における前歯隣接面原発性齲蝕による小規模3級修復から，失活歯における歯冠大部分の再構築が必要な大規模4級修復まで，術者の適応症判断と修復意欲に依存して抜歯以前のすべての歯冠部歯質部分欠損が適応症に成り得ると考える．生活歯と失活歯とでは齲蝕除去方法や接着操作の違いを意識する必要があるが，齲蝕除去後の歯冠部歯質に対するコンポジットレジンの接着による一体化で，残存歯質を最大限有効活用した，きわめて低侵襲な修復が可能である．

　つまり，**Chapter 1** でも述べたように，生活歯への齲蝕除去・接着操作では，象牙細管内に無機結晶が沈着した透明層の温存により象牙細管内の刺激伝達や細管内液の滲出が抑制され，コンポジットレジンの接着性能が有効に発揮される[1]．一方，失活歯への齲蝕除去・接着操作では，細菌感染した齲蝕検知液染色部分にとどまらず，軟化・着色した齲蝕象牙質の内層をも除去する必要がある．この場合には象牙細管内液滲出の影響を考慮する必要がないため，脱灰された齲蝕象牙質全層（透明層含む）を完全に除去し，健全象牙質への確実な接着を求めることになる[2,3]．

　齲蝕除去後に必要な窩洞形成内容として，以下のような事項を考慮する必要がある．

> 1. 前歯解剖学的特徴を支える切縁隅角の温存
> 2. 光照射経路・光透過経路を意識したエナメル質の削除または温存
> 3. 色調移行性を考慮したベベル付与またはパーシャルベニア修復

1）前歯解剖学的特徴を支える切縁隅角の温存

　前歯部において原発性齲蝕の起始点は隣接面接触点または歯頸部であり，歯冠形態の印象を大きく左右する「切縁隅角」は，術者が意識して窩洞形成することで温存可能であることが多い．隣接面接触点からの齲蝕拡大により切縁隅角部分が象牙質の裏打ちのない遊離エナメル質となる可能性もあるが，コンポジットレジンによる一体化した補強

層の構築で遊離エナメル質は温存可能となる（CASE 1　1-2）．同部位の唇面エナメル質がもつ歯頸部から連続した隆線の存在が，修復後の歯冠形態に天然歯としての立体感を維持するために重要な役割を果たす．

2）光照射経路・光透過経路を意識したエナメル質の削除または温存

　臼歯部修復同様，コンポジットレジン修復における接着操作・充填操作では，常に被着面への光到達を意識する必要がある．特に歯質との接着界面への光照射の質が修復予後を大きく左右すると考えられ，重合収縮応力の発生を考慮した充填・光照射を繰り返すことが重要である．一般的には光照射されたコンポジットレジンの表層直下に重合収縮応力の向かう中心があると考えられ[4]，窩底部での接着破壊（コントラクションギャップの発生）には十分注意する必要がある．

　前歯部修復では前述のように唇側遊離エナメル質を積極的に温存する場面も多く，こうした場面では温存した薄層エナメル質からの透過光でコンポジットレジンを重合させ，重合収縮応力を窩底部方向に作用させることでコントラクションギャップの発生を回避する工夫も可能である（CASE 1　1-3）．約1.0mmの厚さのエナメル質切片を透過した照射光強度は30%程度にまで減衰するが，この接着界面への光到達量の減少は，高出力光照射器の使用により補償することができる．このような窩洞内での重合収縮応力作用方向の変化は，窩底部での接着破壊を防止し，良好な修復予後に貢献する可能性が高い[5]．

3）色調移行性を考慮したベベル付与またはパーシャルベニア修復

　コンポジットレジン修復における窩縁形態の必要性は，その接着面積の拡大による辺縁封鎖性向上から，主に前歯部窩洞での色調移行性向上へと，中心的意義の解釈が変化した．しかしながら，審美性向上のため大きなベベルをエナメル質表層の削除形成により付与することは，接着修復の歯質保存の意義から考えて本末転倒であり，発想転換が必要である．

　ベベル付与による色調移行性の向上とは，半透明性を有するコンポジットレジン修復材料が，残存歯質上で徐々に薄層化してかぎりなく厚さゼロに近づいていく過程で，背景となる残存歯質色が徐々に透過してコンポジットレジン色調への影響力を強め，自然に辺縁部での色調が混和する効果である．この効果は健全エナメル質表層の削除によってのみ発現するものではなく，意図的なオーバーフィリング（パーシャルベニア充填）によって，健全エナメル質上にコンポジットレジンを段階的に薄層化して充填し，同様の効果を求めることも可能である．

　結果的に齲蝕除去した窩洞辺縁部はコンポジットレジンによって完全に覆われ，窩縁部からの微小漏洩のリスクは大きく減少すると考えられる．コンポジットレジンは薄層化してもなお，歯質との強い接着強度と耐摩耗性とを維持する材料へと進化し，経時的に同部位が破折・剥離しても再研磨・補修修復により，きわめて軽度な予後管理が可能である．

CASE 1　前歯3・4級修復

　1|は失活歯．唇側面を温存して口蓋側からのアプローチを中心に修復操作を行う．旧修復物と齲蝕により脱灰・着色した象牙質とを完全に除去し，唇側に厚さ約1.0mmのエナメル質と近遠心の切縁隅角とをかろうじて温存して，窩洞形成を終了した．失活歯では象牙質の変色により歯冠部歯質の明度が低下することが多いが，本症例では歯冠部に残存する象牙質はきわめて少量であり，WALKING BLEACH法を併用する必要はない．

　薄層化した唇側エナメル質と一体化して歯冠部を補強するコンポジットレジンの色調選択として，通常のデンティンシェードレジンを使用して十分な歯冠部明度を再現することが可能であった．唇側から口蓋側に向けて積層充填を行って歯冠形態を回復し，唇側への露出部のみエナメルシェードレジンを使用した．失活歯修復窩洞においては，歯冠形態の残存範囲と変色程度によって事前のWALKING BLEACHが必要になることもある．

　2|1は生活歯．唇側に露出する旧修復物の除去範囲が大きく，唇側面からのアプローチを中心に修復操作を行う．この場合，主に4級窩洞で充填用のシリコーンガイドを事前に準備することで，積層充填操作の術式は効率化され，より正確な形態・色調再現が可能となる．

　具体的には，接着操作終了後，シリコーンガイド上への第1層目のフロアブルレジン，第2層目のデンティンシェードレジン，最終第3層目のエナメルシェードレジンをそれぞれ充填・光照射し，歯冠形態を回復した．形態修正・研磨操作終了後，唇側切縁付近の白濁部を一層削除して再度接着操作し，エナメルシェードレジンにて唇側面の約1/3を覆うパーシャルベニア修復を行って完了した．

Chapter 2

CASE 1　前歯3・4級修復

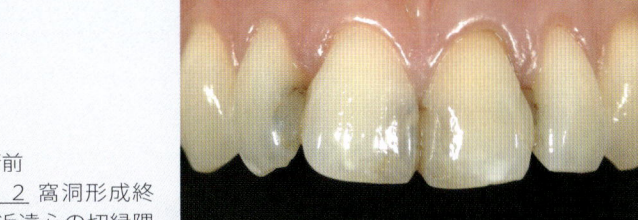

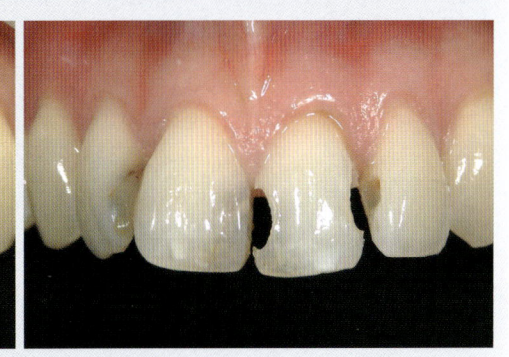

1-1　術前
1-2　|1 2 窩洞形成終了．近遠心の切縁隅角を温存

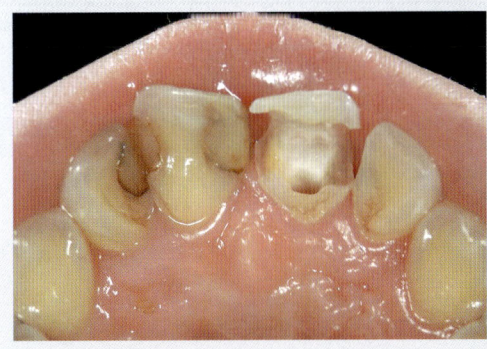

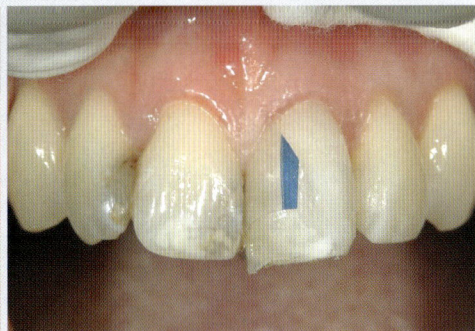

1-3　唇側面遊離エナメル質を積極的に温存．唇側からの光照射によるエナメル質透過光を利用可能
1-4　|1 2 隣接面部に3D透明マトリックスを使用して，充填完了

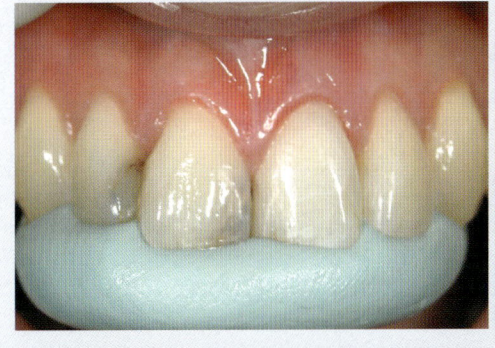

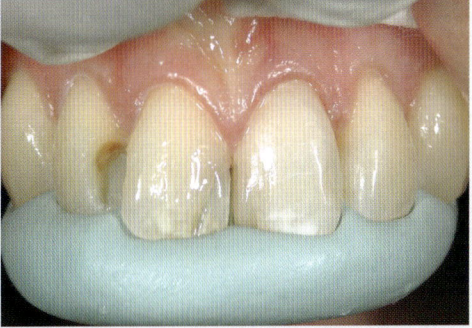

1-5　シリコーンガイドの作製
1-6　2 1| 窩洞形成終了．ガイド上でのフロアブルレジン充填

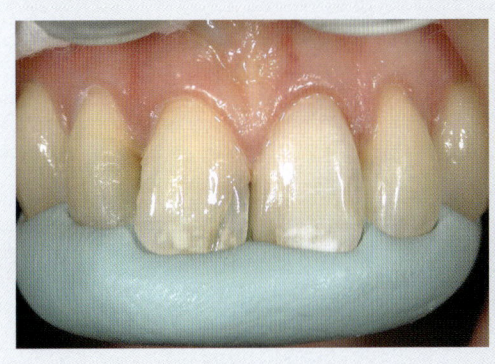

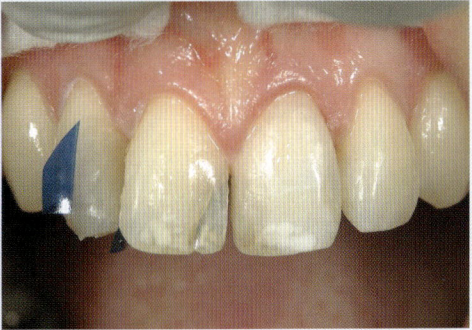

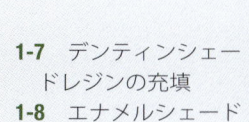

1-7　デンティンシェードレジンの充填
1-8　エナメルシェードレジンの充填

37

CASE 1　前歯3・4級修復

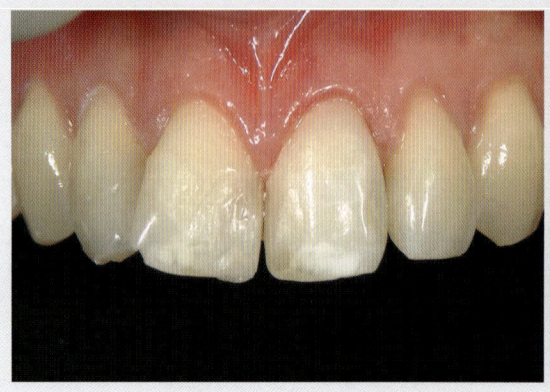

1-9　2̲1̲｜ 充填完了

1-10　唇面白濁部の一層削除

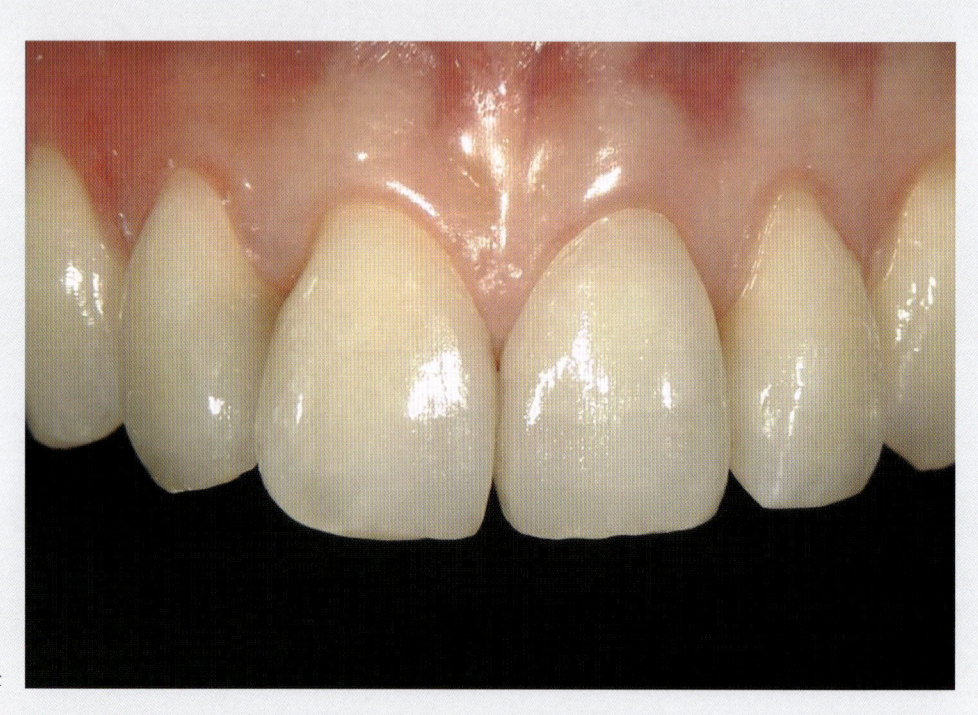

1-13　術後

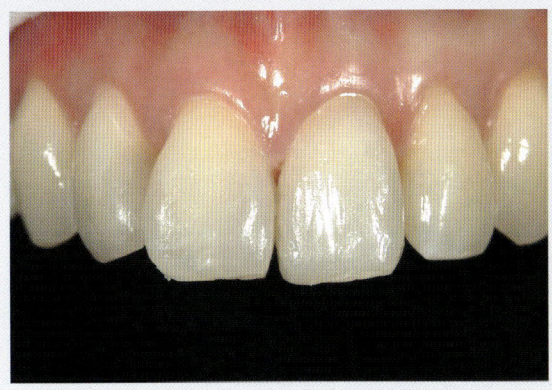

Chapter 2

1-11 唇面のパーシャルベニア修復

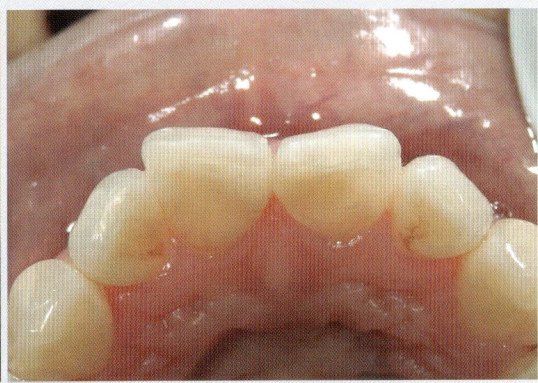

1-12 意識して温存された近心唇面隆線

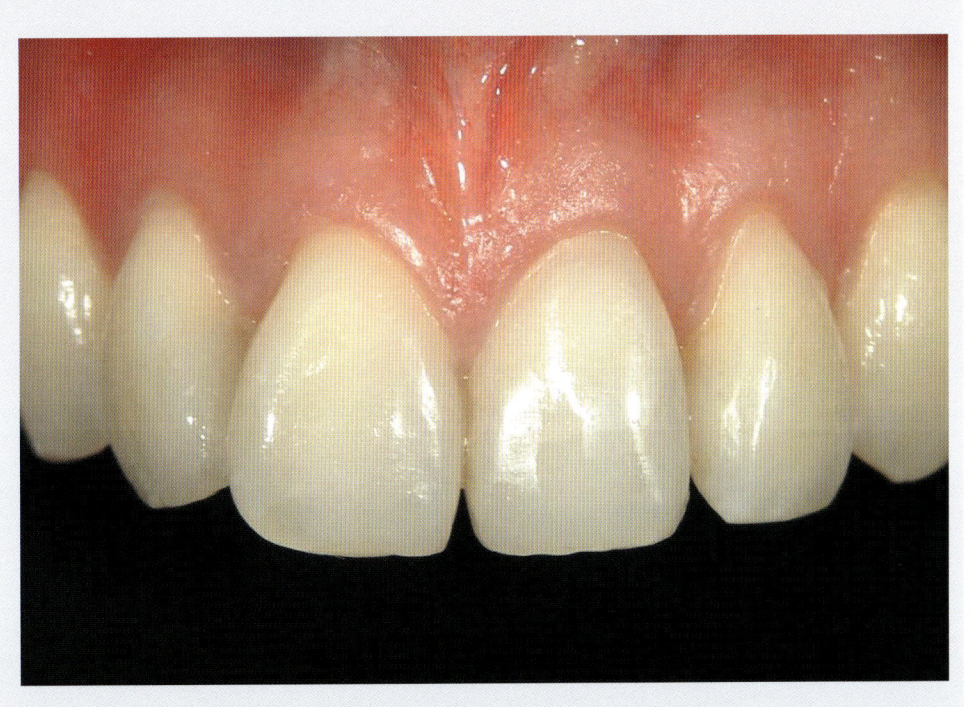

1-14 2年後

使用材料
① ボンディング材：クリアフィル メガボンド（クラレノリタケデンタル）
② フロアブルレジン：クリアフィル マジェスティ LV A2（クラレノリタケデンタル）
③ デンティンシェードレジン：クリアフィル マジェスティ ES-2 Premium A2D（クラレノリタケデンタル）
④ エナメルシェードレジン：クリアフィル マジェスティ ES-2 Premium A2E（クラレノリタケデンタル）
⑤ 3D透明マトリックス：アダプトセクショナル マトリックス（Kerr）

CASE 2　5級修復

　5級窩洞・くさび状欠損窩洞へのコンポジットレジン修復では，その窩洞形態と充填操作の簡便性から，フロアブルタイプが第一選択となる．近年，フロアブルコンポジットレジンにはさまざまな流動性や色調のバリエーションが揃い，積層充填時のライニング使用から単体での大規模窩洞修復まで，その適応症は拡大している[6]．

　各コンポジットレジンメーカーによる，フィラー技術の向上やマトリックスレジンの種類や配合量の調整により，充填操作時の流動性と，硬化後の機械的強度とを両立した材料も登場している（図1）．窩洞の形態と充填時の重力方向によりフロアブルレジンの窩洞内での移動特性は変化し，術者の充填速度や光照射のタイミングなどを考慮して，材料の流動性との相性により使用するフロアブルレジンを選択することが重要である．

　また，フロアブルレジンは窩洞への「ぬれ性」が高く，窩壁に密着した状態で窩洞内を誘導して充填することが可能であり，充填器による圧接・形態付与を必要としない．シリンジから直接窩洞に充填するダイレクトアプリケーションシステムを採用しているため，充填器を使用せずにある程度の形態付与が可能で，レジンの流動性と表面張力とを活かした凸面形態の再現性に優れていると考える．この特徴を最大限有効に活用できる臨床状況が5級修復やくさび状欠損修復であり，歯肉側窩縁への充填操作はフロアブルレジンの流動性と表面張力とによって，特別な形態付与することなく理想的な歯頸部豊隆の再現が可能である．

　以下にフロアブルレジンを使用した5級修復の重要ポイントを示す．

> 1. 窩洞形態による患者位置設定
> 2. フロアブルレジンによる積層充填

1）窩洞形態による患者位置設定

　最初に窩洞内のどの位置にどの程度の体積のフロアブルレジンを注入するかが非常に重要であり，患者の姿勢・頭位などを調整してフロアブルレジンが自然に移動する重力方向に患歯の歯頸部が位置するようにすると，充填の操作性は高くなる．経験により，最初に注入したフロアブルレジンの体積が移動しながら形態変化し，最終形態として過不足ない充填量となることが理想である．

2）フロアブルレジンによる積層充填

　充填に必要なコンポジットレジンの厚さが2.0mmを超える場合には，フロアブルレジンによる積層充填を行い，積層するレジンの色調を変化させることで，より高い審美性を求めることもできる．

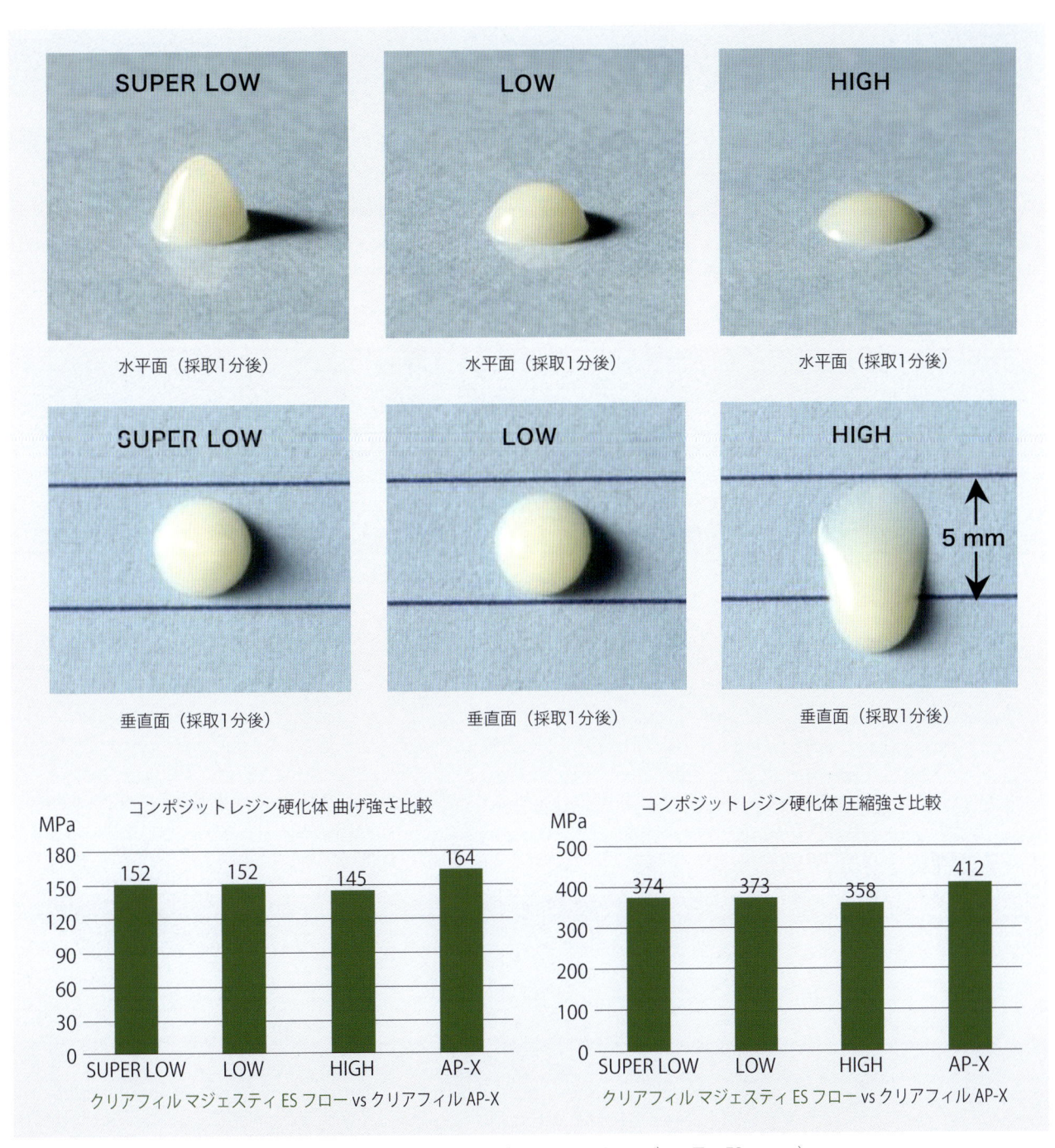

図1 フロアブルレジン 流動性のバリエーションと機械的強度（クリアフィル マジェスティ ES フロー）

CASE 2　5級修復

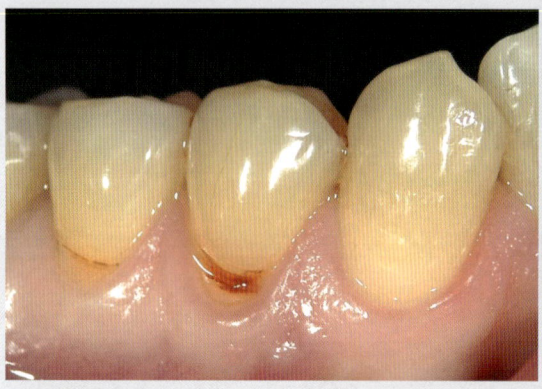

2-1　術前

2-2　窩洞形成後

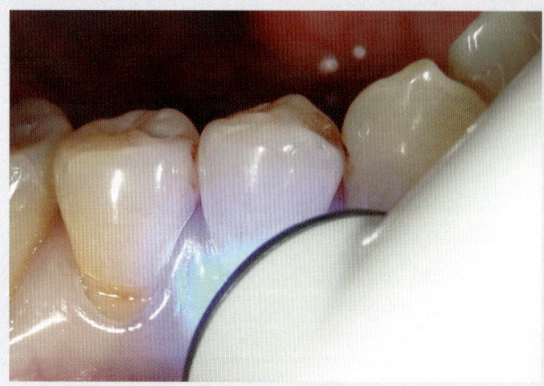

2-5　接着材への光照射

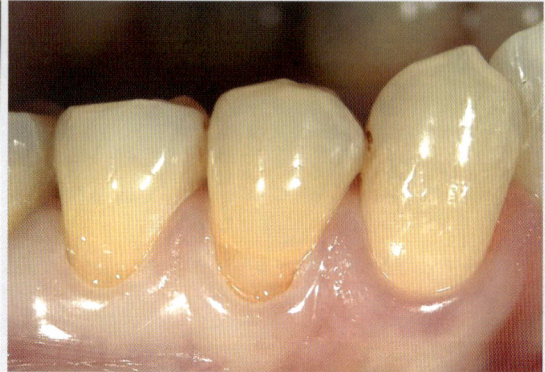

2-6　窩洞底部へのフロアブルレジン充填．第1層目：ESフロー LOW（A3）

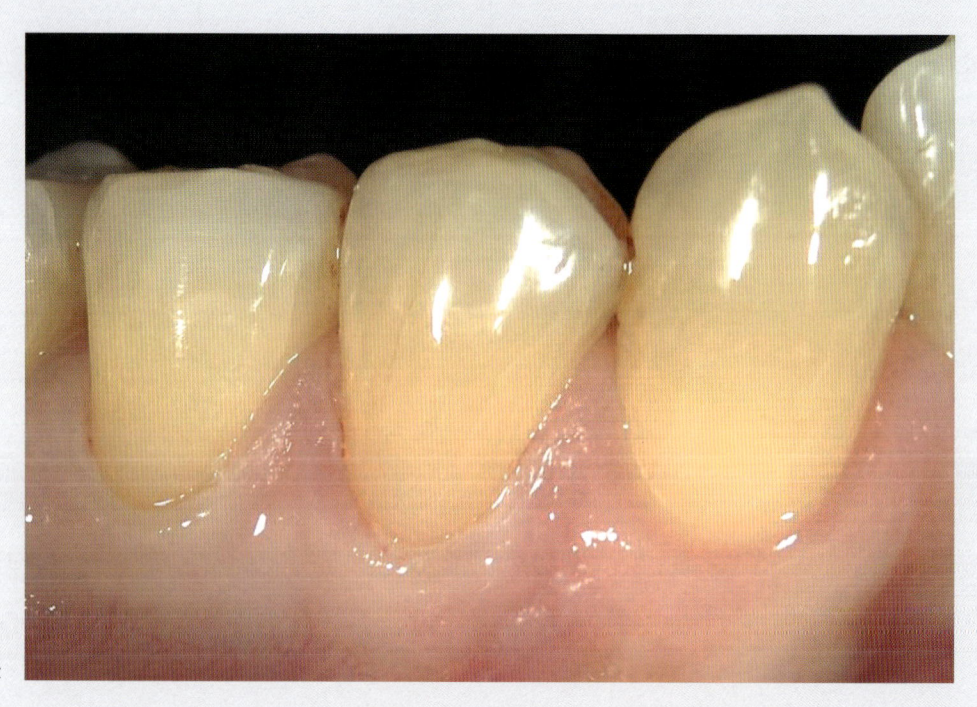

2-9　術後

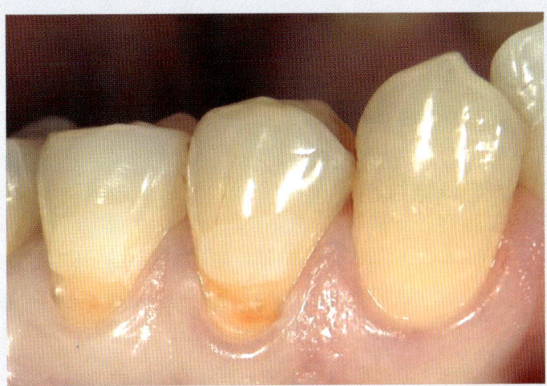

Chapter 2

2-3 ベベル付与・唇側面未切削エナメル質への酸処理 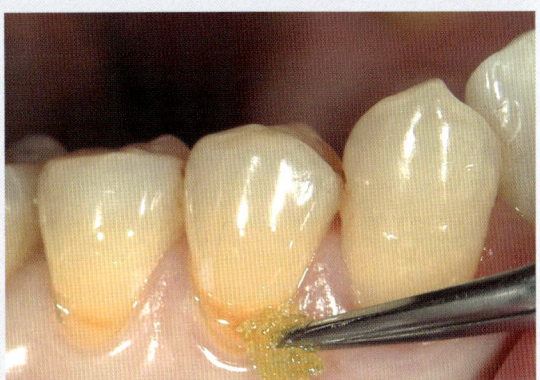　　2-4 接着操作

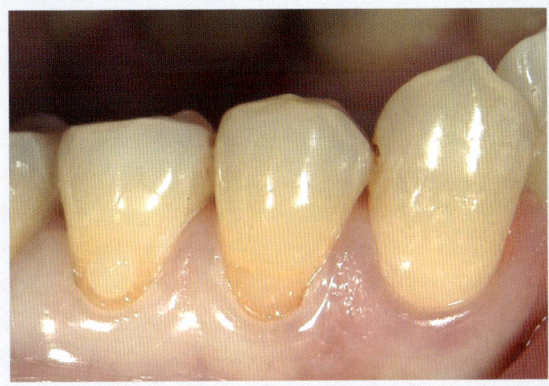

2-7 フロアブルレジンによる積層充填. 第2層目：ESフロー LOW（A2） 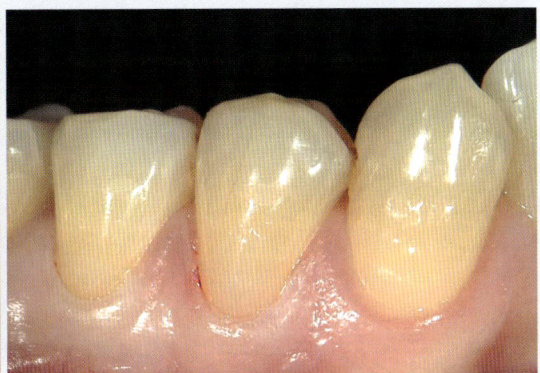　　2-8 唇側切縁側への意図的なオーバーフィリング

使用材料
① エッチング材：K エッチャント GEL（クラレノリタケデンタル）
② ボンディング材：クリアフィル トライエスボンド ND クイック（クラレノリタケデンタル）
③ フロアブルレジン：クリアフィル マジェスティ ES フロー A2・A3（クラレノリタケデンタル）

前歯部修復における歯冠形態回復

　前歯部の齲蝕治療やコンポジットレジン修復物の審美的予後不良による再修復治療では，接着操作とコンポジットレジンによる歯冠形態回復により，即日の審美修復が可能である．生活歯の小規模3級修復（CASE 3）から，失活歯の大規模4級修復（CASE 4）まで，歯冠部歯質の欠損程度によって機能的形態回復のための適切な修復補助器具の使用と，審美的色調回復のための適切なコンポジットレジン選択と積層充填方法とを理解することで，高精度の修復処置が可能であると考える．

　前歯部の小規模3級修復では，その歯間部隣接面の湾曲に合わせた透明マトリックスを選択し，主にフロアブルレジンを注入して充填完了となる場合が多い．大規模4級修復では，口蓋側面および隣接面の形態回復にはシリコーン印象材や透明マトリックスを併用して歯冠外形を構築後，異なる色調・光透過性のコンポジットレジンをそれぞれの厚さに注意しながら積層することで，審美的な修復操作が可能となる．

　以下に前歯部のコンポジットレジン直接修復による歯冠形態回復を規格化するために必要な充填術式を整理する．

1. 術前情報を活用した口蓋側面形態
2. 3D 透明マトリックスに依存した隣接面形態
3. 左右対称性に配慮した切縁形態
4. 天然歯解剖学的形態に準拠した唇側面形態

1）口蓋側面形態の回復

　最大限，術前情報を活用することが重要である．旧修復物の経時的劣化による審美性回復のための再修復では，長期的に咀嚼機能や発音機能を問題なく担ってきた場合，術前口蓋側面形態をシリコーン印象材（パテタイプ）にて印象記録し，充填時のガイドとして活用することが可能である（CASE 4　4-2）．

　齲蝕により口蓋側面形態が失われている場合にも，暫間充填により一定期間その歯冠形態の機能的側面を評価し，問題なければこの状態で充填用ガイドとしてのシリコーン印象を採得し，その後に暫間修復材料と感染歯質とを除去することも可能である．この「シリコーンガイド」の要件としては，厚さ5mm程度の変形耐性と患歯含め4歯程度の支持範囲である．

2）隣接面形態の回復

　歯頸部辺縁から隣在歯との接触点までを結ぶ湾曲面を，3次元的豊隆が付与された透明マトリックスを使用して再現する方法が効率的である．隣在歯とのコンタクトポイントよりも歯肉側，つまり下部鼓形空隙の湾曲は，この3Dマトリックスの形態に依存し，透明マトリックスの適切な設置とフロアブルレジンの注入・光照射によって構築される．

3）切縁形態の回復

　術前情報に基づくシリコーンガイドの活用が必須である．切縁形態の基準は反対側同名歯との左右対称性であり，旧修復材料と齲蝕の除去前に必要に応じて仮充填を行い，理想的な切縁形態を仮構築したうえでの充填用ガイド作製が必要である．切縁部は患者の年齢や咬合状態に影響を受け最も経時的に形態変化する部位であり，切縁結節が存在する萌出直後の状態と，切縁部エナメル質が摩耗消失し，象牙質構造が露出した状態とでは，積層するコンポジットレジンの厚さ・色調・充填範囲を変化させる必要がある．

4）唇側面形態の回復

　基本的に充填用ガイドやマトリックスは使用しない．口蓋側面・隣接面形態の構築後，色調の再現性に重点を置いたレジンの積層厚さを考慮しながら，内部構造としてのデンティンシェードレジンを積層する．この際のデンティンシェードレジン充填範囲は，基本的には解剖学的な象牙質構造に準拠し，実際の象牙質同様の光拡散性を発揮することが期待される．

　また，最終層としてのエナメルシェードレジンによって唇側面の隆線や溝などの解剖学的特徴を付与し，形態修正・研磨操作での削除減少量を考慮した一回り大きな歯冠形態として，充填操作を完了することが重要である．

積層充填による審美的色調回復

　コンポジットレジンによる前歯部修復において，確実な歯質接着を伴う歯冠形態回復に続いて重要となるのは，審美的な色調回復である．数多あるコンポジットレジンの色調のなかで，どのシェードのコンポジットレジンを選択し，どの程度の厚さで，何層に充填するのか．同じ色調のコンポジットレジンでも，充填時の厚さや積層方法，背景となる歯質の色調によってその発色は大きく変化し[7〜9]，窩洞形態によるコンポジットレジンの色調選択を規格化することは，きわめて困難である．

　この点から，前述したベベルの付与や意図的なオーバーフィリングによる「半透明性を有するコンポジットレジンの薄層化による移行的な色調混和効果」は非常に重要であり，「色調の明るさ（明度）」の適合性を最低限一致させておくことで，「色合い（色相）」や「鮮やかさ（彩度）」の誤差はある程度緩衝されると考える．

　また，前歯の解剖学的特徴を考慮して部位による色調の特性を分析すると，複雑な色調再現が必要な部位は主に切縁側 1/3 程度であり，中央部 1/3 から歯頸側 1/3 までは比較的単調な色調で移行的に変化する．

　積層充填による審美的色調回復を規格化するために必要な充填術式を整理する．

1）小規模 3 級修復

　マトリックス内へのフロアブルレジンの注入による単色充填で対応可能な場合が多い．切縁を充填対象としない 3 級窩洞の場合には，ある程度光拡散性の高い（透明性が低い）色調のフロアブルレジンを選択して単色充填を行っても，周囲歯牙色調との混

和効果で容易に比較的高審美な充填が可能である（**CASE 3**）．

小規模窩洞と透明マトリックスとの間の狭小空間には，細い先端チップで注入可能なフロアブルレジンでの充填操作が適しており，単色で光拡散性と光透過性とを同時に表現可能なコンポジットレジンの選択が重要となる．

2）大規模4級窩洞

エナメル質の透明性と象牙質の不透明性とで構成される複雑な歯冠部色調を，2種類の異なる光学特性のコンポジットレジンを積層して使用することで再現する必要がある

術前　　　　　　　　　　　　　口蓋側（フロアブルレジン）

デンティンシェードレジン　　　　エナメルシェードレジン

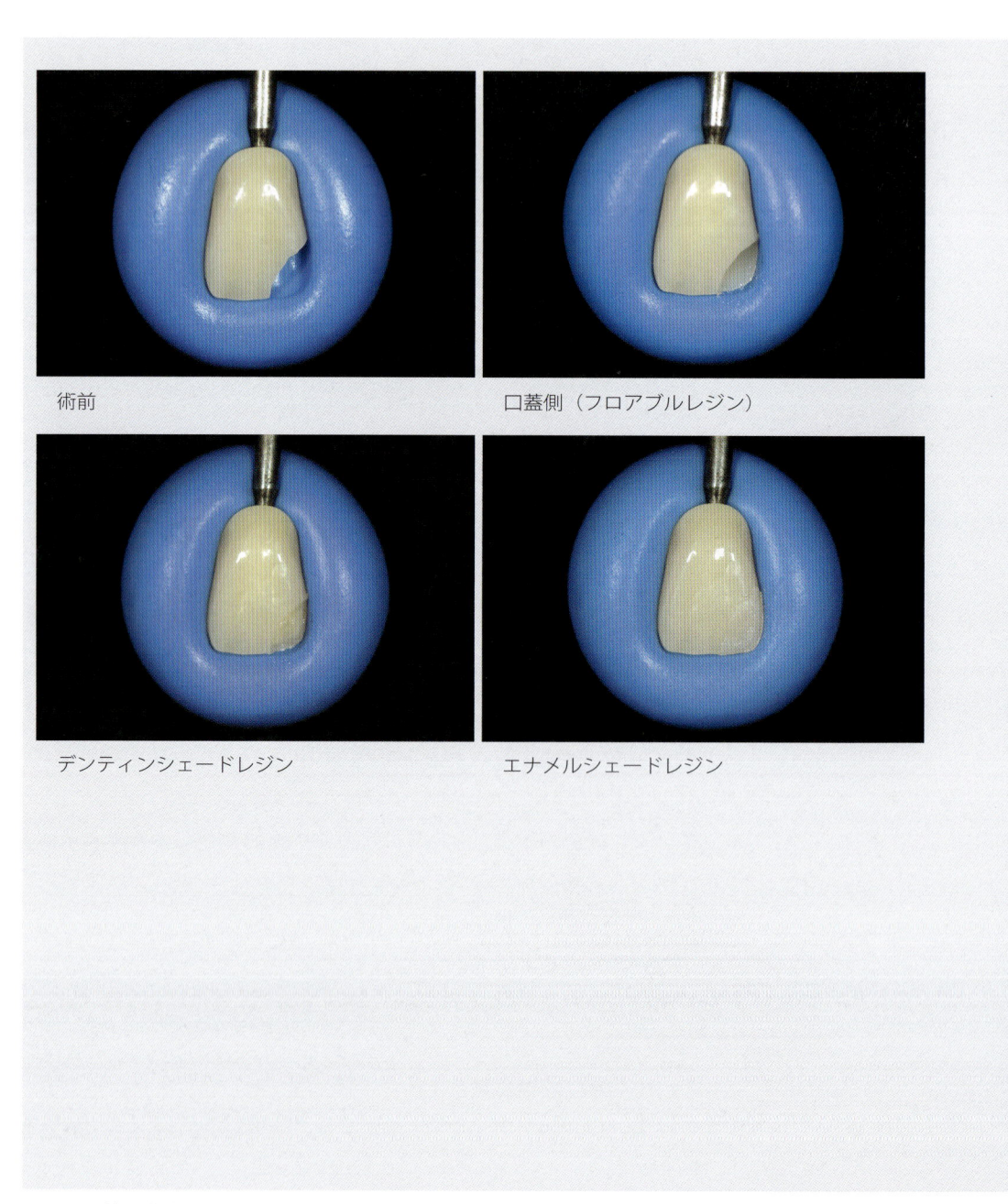

図2　積層充填による明度の変化（義歯用人工歯への4級窩洞充填）Veracia SA A2 使用

(CASE 4).

　象牙質相当部には光拡散性が高い（透明性が低い）デンティンシェードレジンを厚さ2.0mm程度で使用して歯冠部色調の明るさ（明度）を確保し，エナメル質相当部には光透過性が高い（透明性が高い）エナメルシェードレジンを厚さ1.0mm以内で使用して歯冠部の立体感を再現する．この内部構造による明度の確保と，表層部透明感のバランスにより，歯冠部の自然な色調再現が可能となり，臨床的に難易度の高い4級修復の色調再現を規格化することが可能となる（**図2**）．

　象牙質相当部への光拡散性の高いデンティンシェードレジン使用時は，レジンの光透

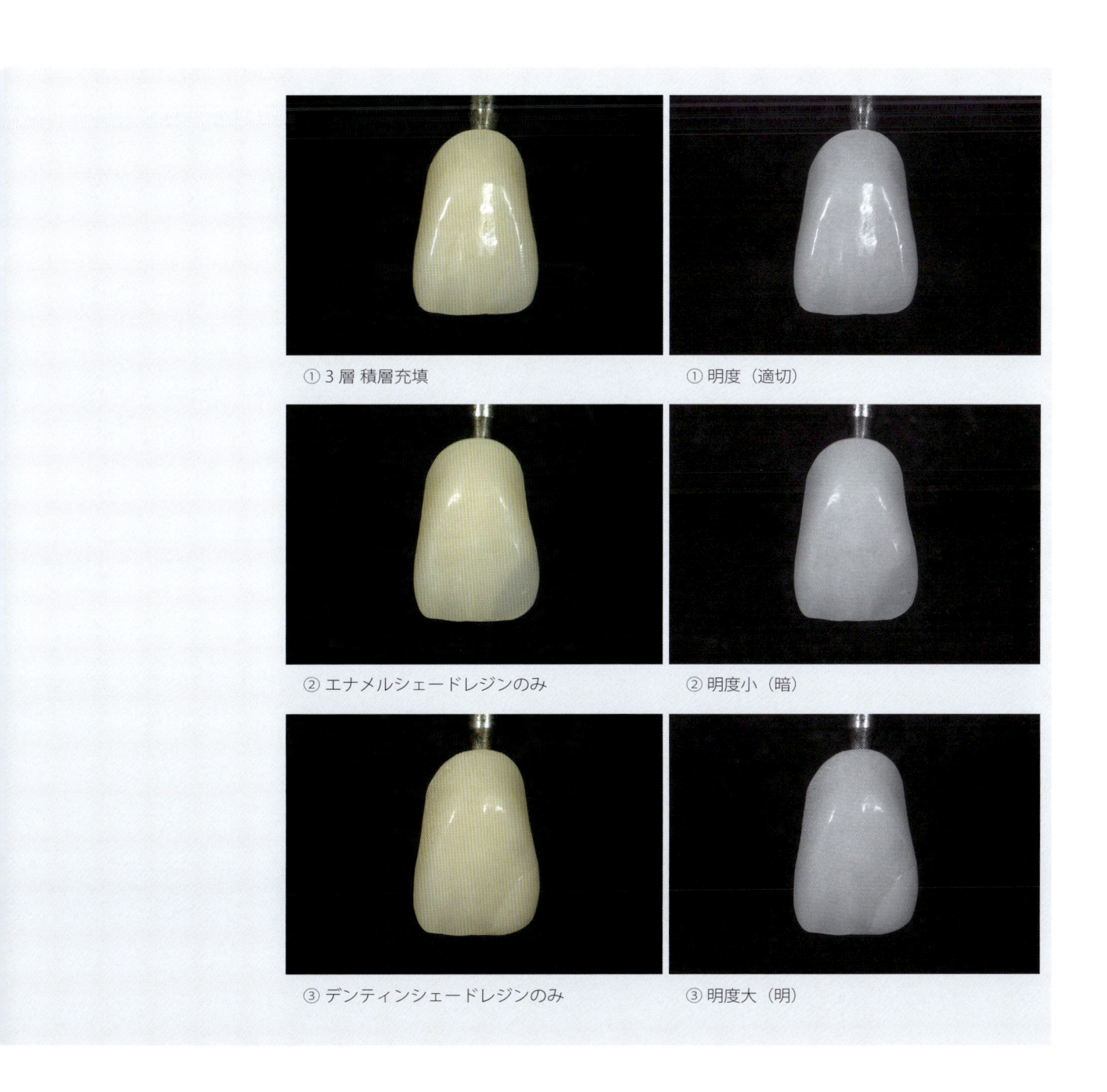

① 3層 積層充填　　　　　　　　　　① 明度（適切）

② エナメルシェードレジンのみ　　　② 明度小（暗）

③ デンティンシェードレジンのみ　　③ 明度大（明）

過性と重合深度に配慮した光照射を行う必要があり，厚さ 2.0mm 程度のボリューム確保には厚さ 1.0mm ずつで 2 回に分割した充填操作を行う．これにより，最終的に同じ 2.0mm のデンティンシェードレジンでも，2 回に分割した場合の 2 層構造では，2 層の界面での光の反射と，層内部での光の散乱・吸収の効果により，光透過性が抑制された「明度の高い」内部構造の構築が可能となる[10]．

ただし，この 2 種類の色調のコンポジットレジンを使用する充填操作に先立ち，残存歯質との接着界面には薄層のフロアブルレジンを第 1 層目として使用し，歯質との接着強度を高次元で確保することは言うまでもない．

CASE 3　前歯小規模 3 級修復

$\overline{2 \mid 2}$ の 3 級修復窩洞．最小限の切削で旧修復材料を除去し，窩縁部に約 1.0mm 幅のベベル形成と，周囲の未切削エナメル質への酸処理を行う．窩洞形態や咬合状態から，本修復に求められる接着強度は一般的なワンステップタイプ接着材で十分に獲得されると考えられ，セルフエッチングプライマー塗布後の放置時間を必要としないタイプの接着材により短時間で接着操作を完了．

$\overline{2 \mid 2}$ の隣接面形態は直線的で，歯頸部から隣在歯との接触点（切縁側 1/5 程度）までの 3 次元的豊隆の再現には，湾曲特徴の小さな 3D 透明マトリックスを選択する．必要に応じて歯間部鼓形空隙にくさびを挿入し，マトリックスの窩洞辺縁への適合性を向上させることで，注入するフロアブルレジンの歯肉側への流出を完全に制御する必要がある．注入されるフロアブルレジンは光透過性と光拡散性のバランスに優れたタイプを選択することで，「周囲歯質色調との移行的調和」と「明度の確保」とを同時に達成可能である．モノクロ写真による術前後比較により，明度を基準とした色調再現の確認作業を行う．

Chapter 2

CASE 3　前歯3級修復

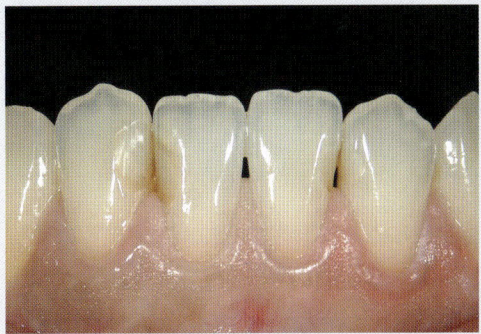

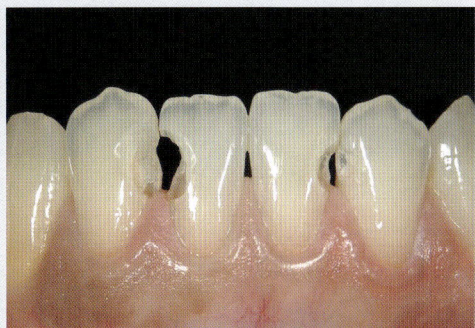

3-1　術前
3-2　窩洞形成終了

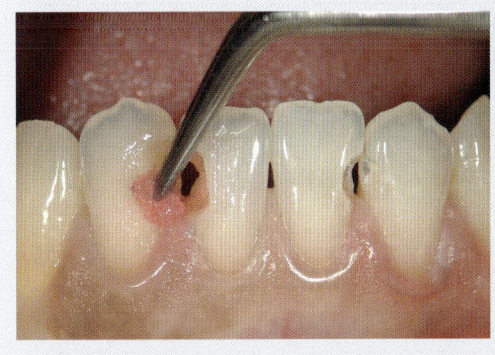

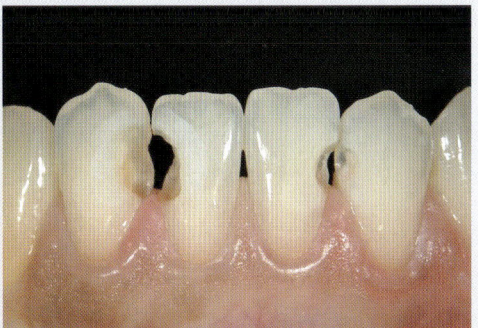

3-3　未切削エナメル質への酸処理
3-4　水洗・乾燥後

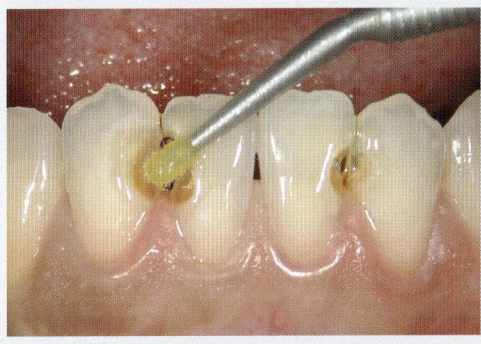

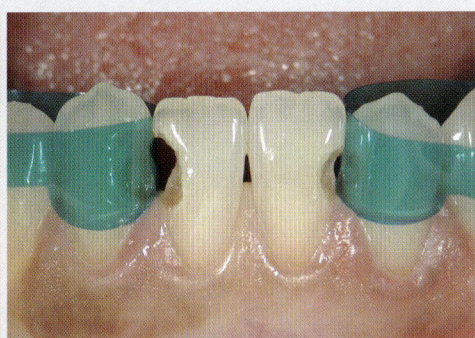

3-5　ワンステップタイプ接着材の塗布
3-6　3D透明マトリックスの試適

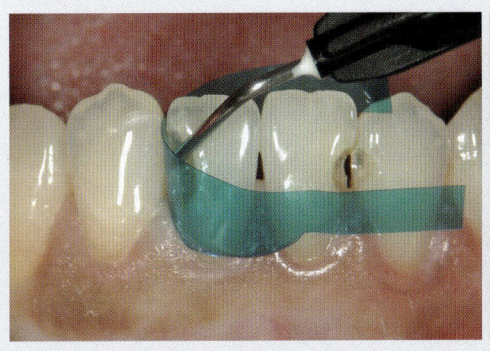

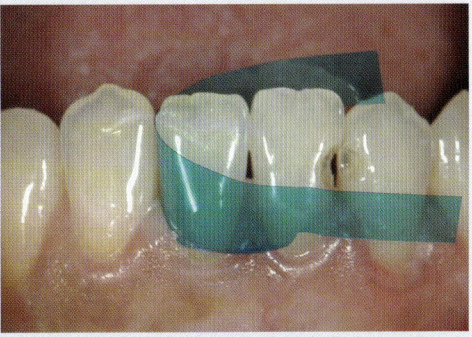

3-7　フロアブルレジンの注入
3-8　光照射

49

CASE 3　前歯3級修復

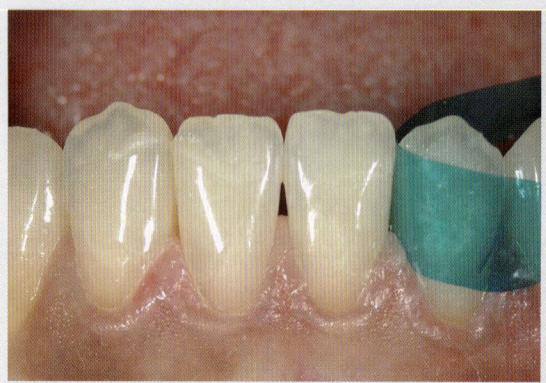

3-9　マトリックス内へのレジン注入

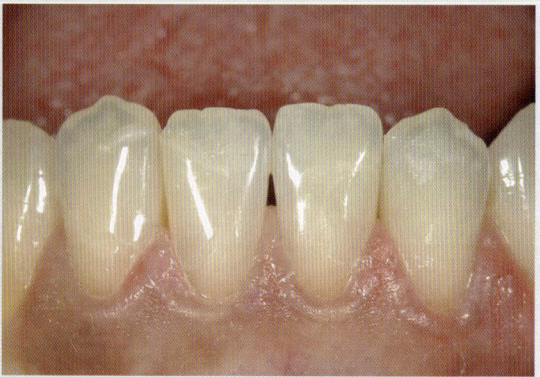

3-10　充填操作終了

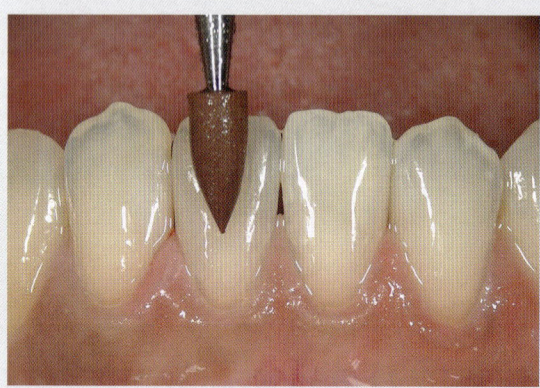

3-13　形態修正・荒研磨

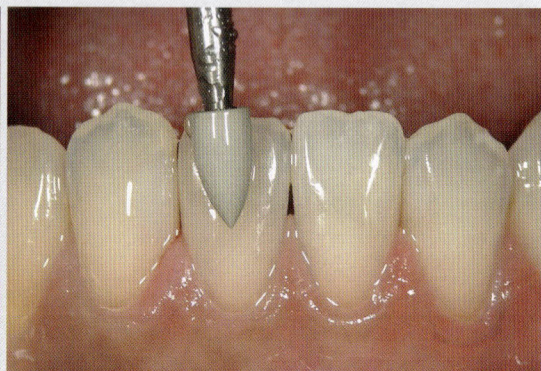

3-14　仕上げ研磨・艶出し

明度比較用モノクロ写真

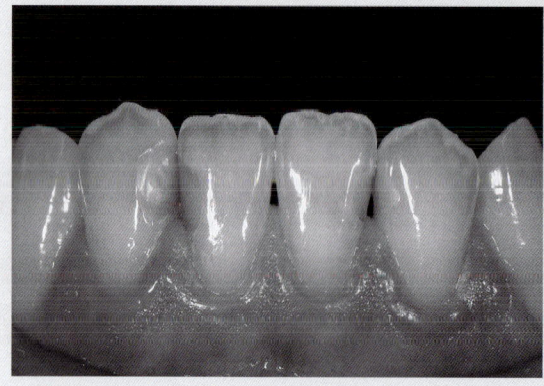

3-16　術前

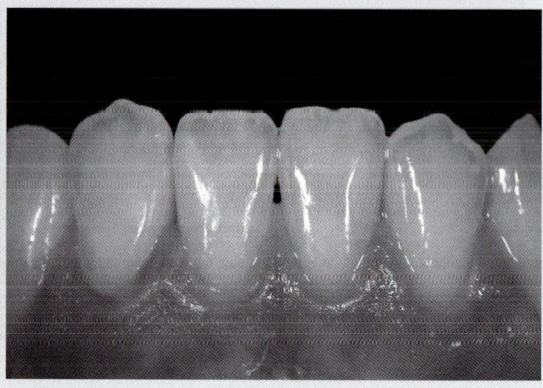

3-17　術後

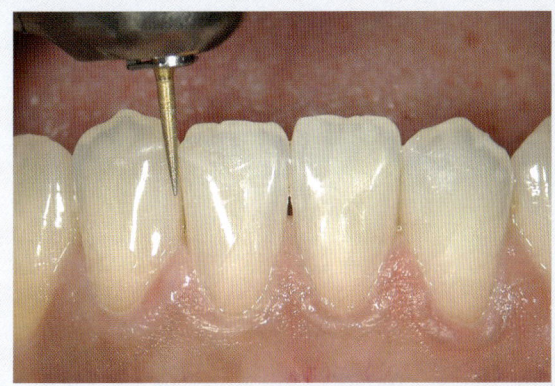

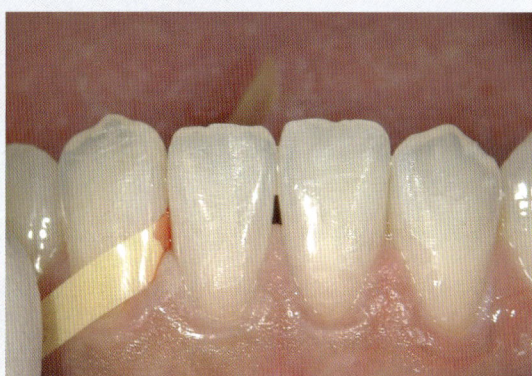

3-11 形態修正

3-12 研磨ストリップスの使用

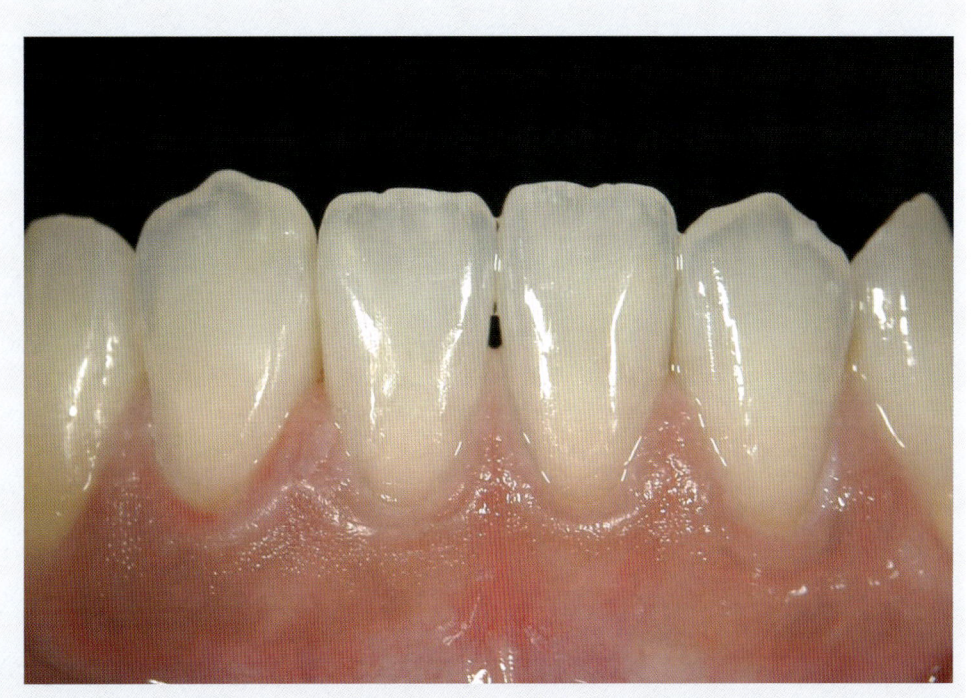

3-15 術後

使用材料
① エッチング材：K エッチャント GEL（クラレノリタケデンタル）
② ボンディング材：クリアフィルトライエスボンド ND クイック（クラレノリタケデンタル）
③ フロアブルレジン：クリアフィルマジェスティ ES フロー A2（クラレノリタケデンタル）
④ 3D 透明マトリックス：コンポジタイト 3D クリアー（モリタ）

CASE 4　前歯大規模4級修復

　2|2 の4級修復窩洞．旧修復材料除去後の歯冠部再現領域は大規模で，コンポジットレジンの選択と積層充填方法に依存する色調再現の難易度は非常に高い．窩洞周囲の実切削エナメル質の酸処理後，2ステップのセルフエッチングプライマー処理にて接着操作を完了．シリコーンガイドと3D透明マトリックスを使用した口蓋側面および隣接面の形態回復には，主にフロアブルレジンを使用し，設定された充填範囲にレジンを塗布・注入して形態付与を行う．この際の注意事項はフロアブルレジン内部への気泡混入であり，探針を使用した脱泡操作を必要とする場合もある．

　本症例における隣接面形態の3次元的豊隆再現には，湾曲特徴の比較的大きな3D透明マトリックスを選択する．必要に応じて歯間部鼓形空隙にくさびを挿入し，マトリックスの窩洞辺縁への適合性を向上させる．フロアブルレジンによる歯冠部外側面形態の構築後，内部構造としてのデンティンシェードレジンを厚さ2.0mm程度で充填し，歯冠部レジンに色調的基盤の「明度」を確立する．唇側面の最終構造として透明度の高いエナメルシェードレジンを充填し，内部構造を透過反映した立体感を表現することが可能となる．

Chapter 2

CASE 4　前歯4級修復

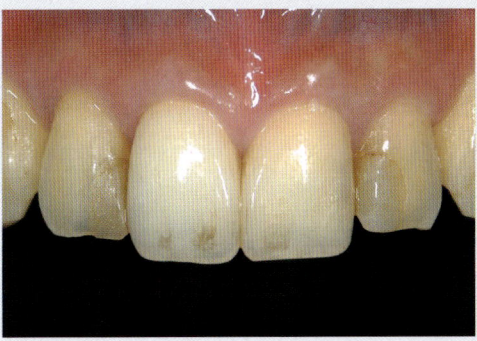

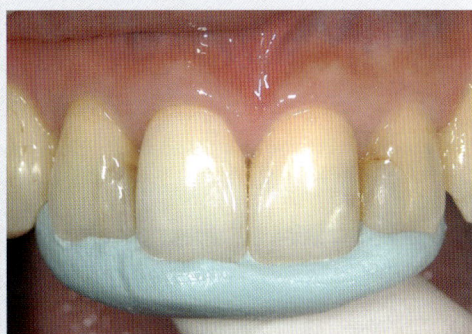

4-1　術前
4-2　シリコーンガイドの準備

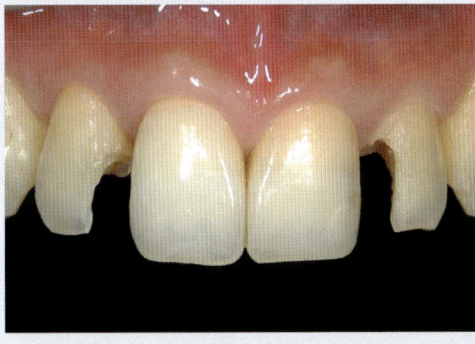

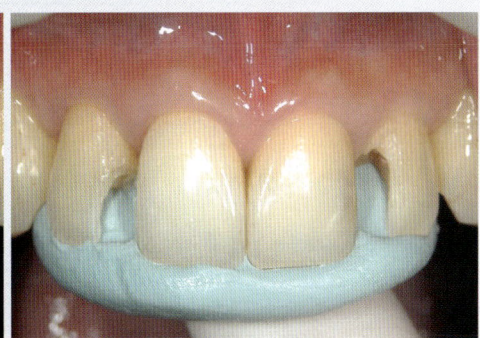

4-3　旧修復材料の除去・ベベル付与
4-4　シリコーンガイドの試適

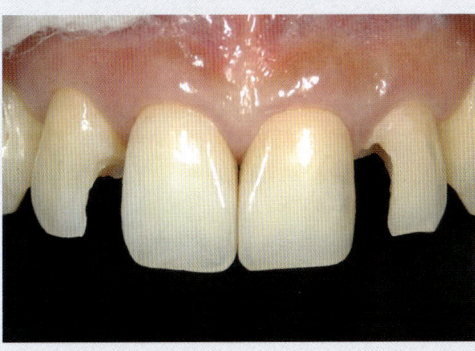

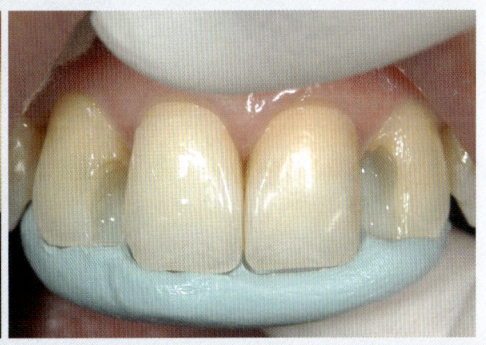

4-5　唇面未切削エナメルへの酸処理・接着操作
4-6　ガイド上でのフロアブルレジン充填

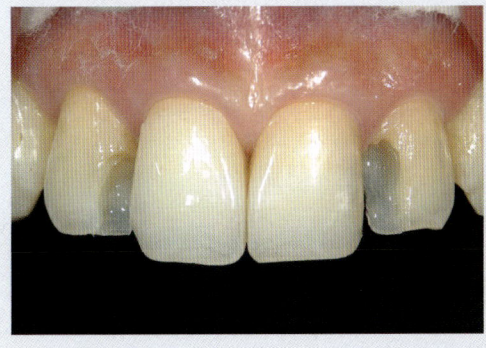

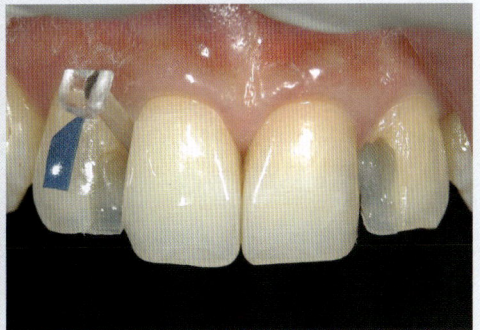

4-7　口蓋側面形態の完成
4-8　隣接面3Dマトリックスの試適

53

CASE 4　前歯4級修復

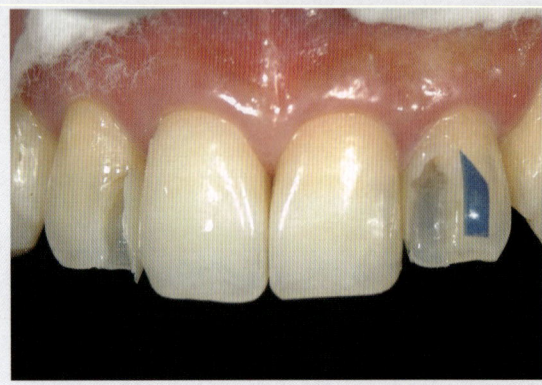

4-9　マトリックス内へのレジン注入

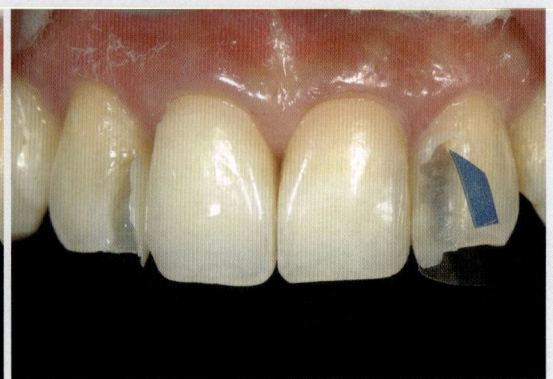

4-10　隣接面形態の完成

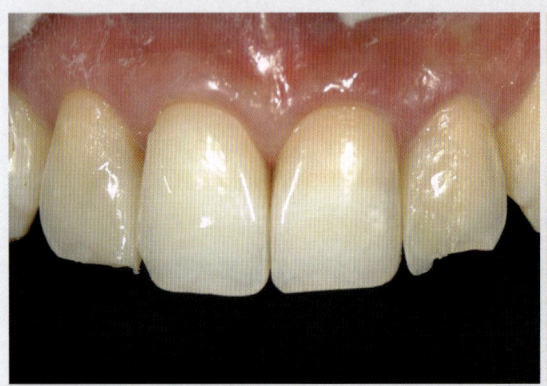

4-13　エナメルシェードレジンの充填

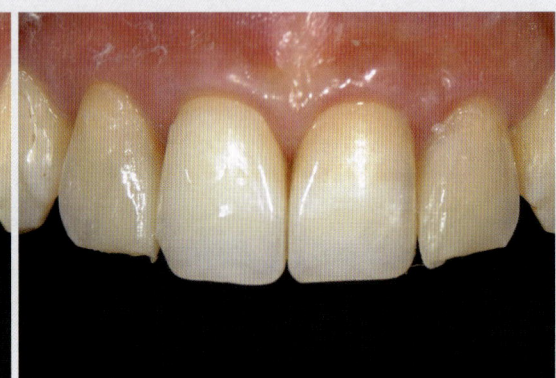

4-14　充填完了

明度比較用モノクロ写真

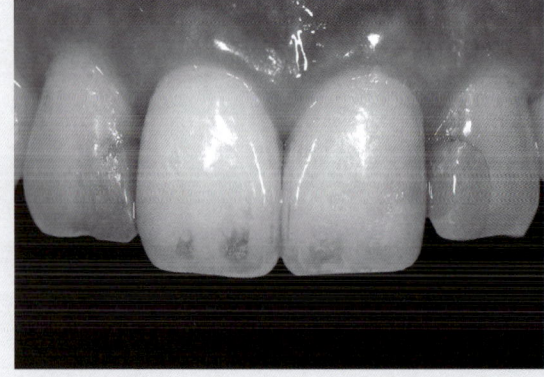

4-16　術前

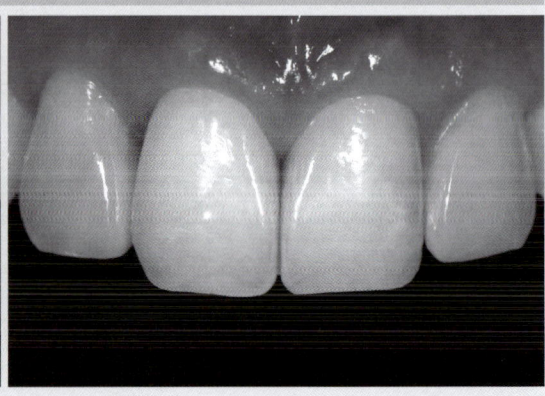

4-17　術後

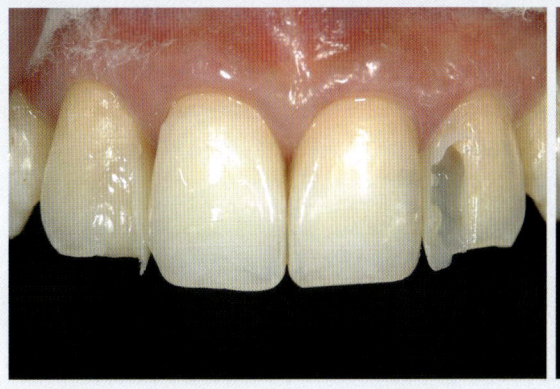

4-11 デンティンシェードレジンの充填

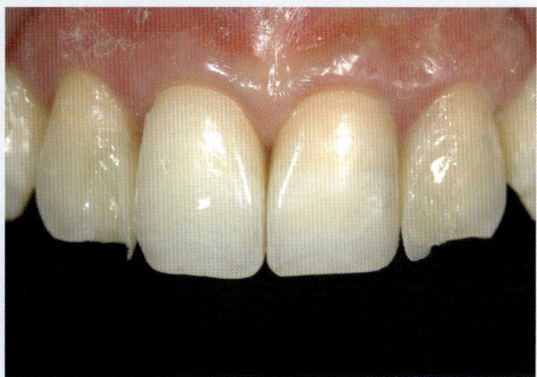

4-12 明度を重視した色調選択

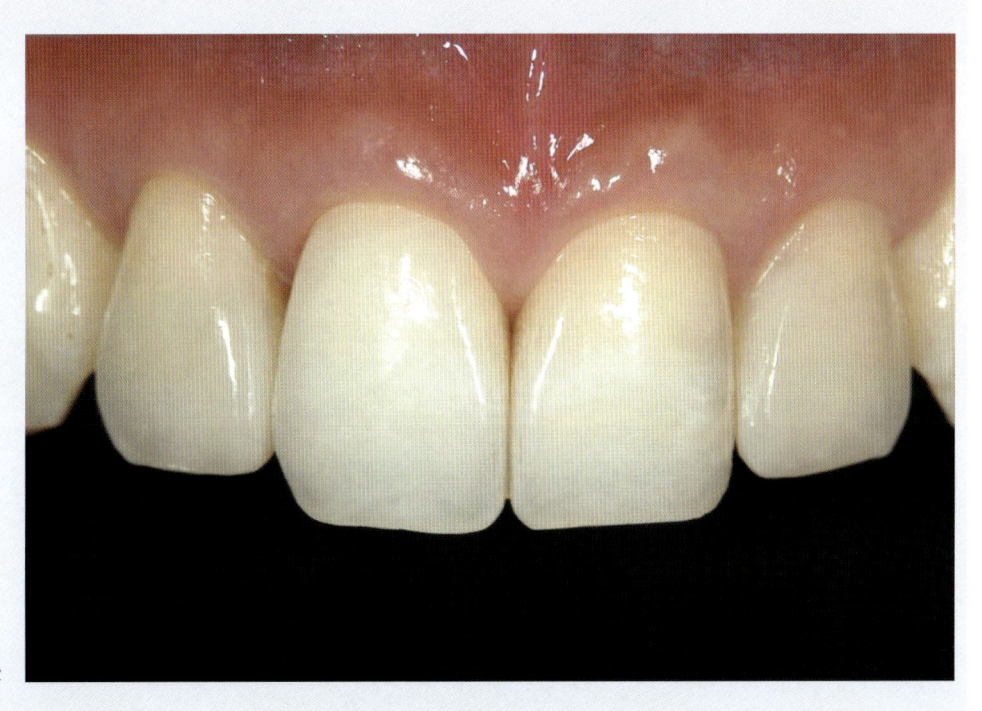

4-15 術後

使用材料
① エッチング材：K エッチャント GEL（クラレノリタケデンタル）
② ボンディング材：クリアフィルメガボンド（クラレノリタケデンタル）
③ フロアブルレジン：クリアフィルマジェスティ ES フロー A2（クラレノリタケデンタル）
④ デンティンシェードレジン：クリアフィルマジェスティ ES-2 Premium A2D（クラレノリタケデンタル）
⑤ エナメルシェードレジン：クリアフィルマジェスティ ES-2 Premium A2E（クラレノリタケデンタル）
⑥ 3D 透明マトリックス：アダプトセクショナルマトリックス（kerr）

Chapter 3
破折歯へのコンポジットレジン修復

前歯部破折症例への接着修復対応

　前歯部の外傷・打撲による歯科医院受診は，若年者を中心として一定頻度で発生し，その背景には交通事故・転倒・スポーツなどがある．歯の外傷では迅速かつ適切な対応によって良好な治療結果が得られることが多いため，歯科医師は何時でも対応可能な準備をしておく必要がある．

　すなわち，受傷した患者が来院した場合には，ただちに診察・検査・診断し，外傷の程度と自身の治療オプション・経験とに基づいて，治療または専門機関への紹介など適切な対応を行う責任がある．前歯部の機能的・審美的な障害を，即日に一定レベルまで回復することで，患者の精神的な負担を軽減することも歯科医師として重要な責務である．

　日本外傷歯学会では『歯の外傷治療ガイドライン』において，歯冠部歯質の破折時の初期対応としてコンポジットレジン修復を積極的に推奨している．露髄の有無により暫間的な間接覆髄の必要性や予後確認の期間を考慮し，接着修復による歯冠形態の回復を第一選択としている．対象となる患者の年齢層は圧倒的に若年者が多く，補綴治療による期間限定の高審美を求めるよりも，長期的に残存歯冠部歯質を活かした自然感の高いコンポジットレジン修復が，患者にとって最も受け入れやすい選択肢となっていると考える．しかし，この患者の期待に応えるためには，接着歯学や歯冠部解剖学などへの深い理解に基づく修復技術の習得が必要である．

> 歯冠部歯質の部分破折修復のポイント
> 1. 破折断面歯質への緊急対応
> 2. 仮充填による暫間的審美回復と機能性評価
> 3. 仮充填形態を活用した充填用ガイド作製

1）破折断面歯質への緊急対応

　破折範囲がエナメル質に限局する場合には，象牙細管露出による疼痛発現や細菌感染のリスクは低い．X線診査により脱臼や歯根破折を認めない場合，欠損範囲が小規模であればエナメルシェードレジン単体による歯冠形態回復により修復は完了する．

　修復ステップとしては，

① 残存健全エナメル質へのエッチング処理
　② セルフエッチングシステムでの接着操作
　③ エナメルシェードレジンの充填操作

の順となる．

　破折範囲が象牙質に及ぶ場合には，齲蝕窩洞と異なり，象牙細管内への結晶沈着が存在しない状態の健全象牙質が突如として露出する状況であり，同部位では細管内液滲出の可能性が考えられる．この場合，コンポジットレジン修復の接着操作はきわめて困難な環境となり[1]，象牙細管の接着操作前封鎖を試みることが重要であると考える．

　最近の「象牙質知覚過敏抑制材」のなかには，象牙質への接着性能を妨げることなくハイドロキシアパタイトの結晶を象牙細管内に生成し，刺激伝達を抑制する材料も登場している．こうした外部からの細管内結晶の生成は，強固に象牙質と結合するという形態ではなく，細管内を無機結晶で物理的に封鎖するのみの緩やかな効果が特徴である．

　また，破折部位の象牙質内での歯髄腔との位置関係は，コンポジットレジンの接着操作に少なからず影響を及ぼすことになる．エナメル-象牙境付近で直径$1\mu m$の象牙細管直径は，歯髄腔付近では直径$3\mu m$程度まで拡大し，結果として管間象牙質量は浅部から深部にかけて減少し，コンポジットレジンの接着対象部位縮小と接着力低下の傾向が現れる．よって，破折部位が象牙質深部に及ぶ場合には，太い象牙細管断面の露出と細管内液の流出傾向は顕著となり，コンポジットレジンの接着環境は過酷な状況となる[2〜4]．このような場合の対応として，新規の知覚過敏抑制材による象牙細管開口部への結晶生成による一時的封鎖と，これを覆う樹脂含浸層形成による接着層の確立が，破折歯修復の予後に良好な影響を及ぼすと考えられる．

　象牙細管に侵入した無機結晶の沈着状況を示す（図1）．電子顕微鏡像より，象牙細管内のハイドロキシアパタイト結晶は象牙質表面より$5\mu m$程度の深さまで生成されており，知覚過敏抑制効果と同時に細管内液の流出抑制に貢献していると考えられ，コンポジットレジンの管間象牙質への接着力向上に寄与すると推察される．また，象牙細管

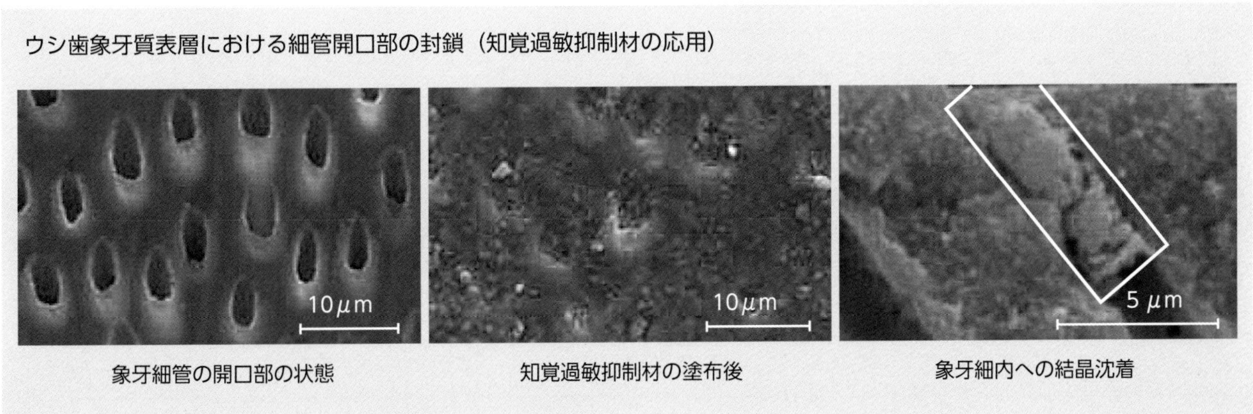

ウシ歯象牙質表層における細管開口部の封鎖（知覚過敏抑制材の応用）

| 象牙細管の開口部の状態 | 知覚過敏抑制材の塗布後 | 象牙細管内への結晶沈着 |

図1　破折断面における象牙細管開口部への対応（写真提供：クラレノリタケデンタル）

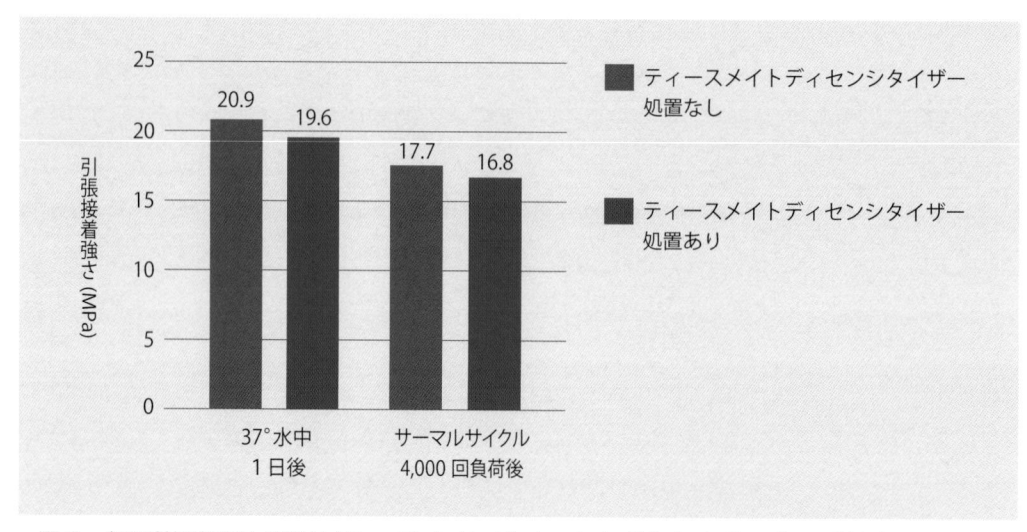

図2 象牙質知覚過敏抑制材（ティースメイト ディセンシタイザー）とボンディング材（クリアフィル メガボンド）の併用（クラレノリタケデンタル測定）
ウシ歯象牙質：#1000研磨面，被着面積：3mm φ

内液の流出を考慮する必要のない，失活歯への同知覚過敏抑制材塗布によるコンポジットレジンの象牙質接着への影響を示す（**図2**）．この結果より，知覚過敏抑制材の塗布が象牙質表層へのボンディング材の浸透を阻害する可能性は，きわめて低いと考えられる．

以上より，修復ステップとしては，

① 象牙質表層の細管開口部の封鎖（知覚過敏抑制材の応用）
② セルフエッチングシステムでの接着操作
③ フロアブルレジンの塗布
④ デンティンシェードレジンの充填操作
⑤ エナメルシェードレジンの充填操作

の順に行われる（**CASE 1**）．

CASE 1　破折歯への修復（歯冠形態の大規模復元）

知覚過敏抑制材（ティースメイト ディセンシタイザー）の破折断面への応用

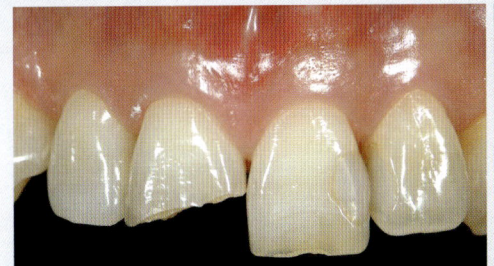

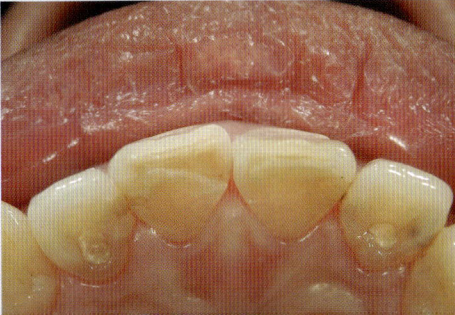

1-1　術前
1-2　術前（口蓋側の破折面）

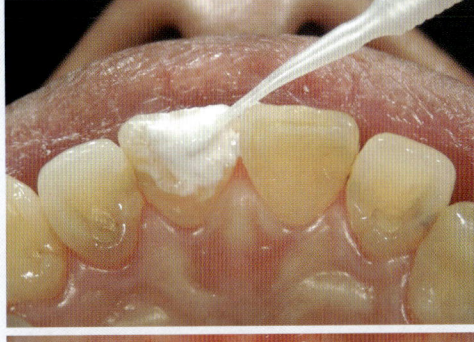

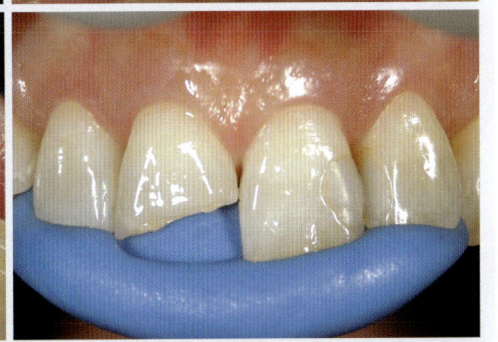

1-3　破折面への知覚過敏抑制材塗布
1-4　接着操作・充填準備

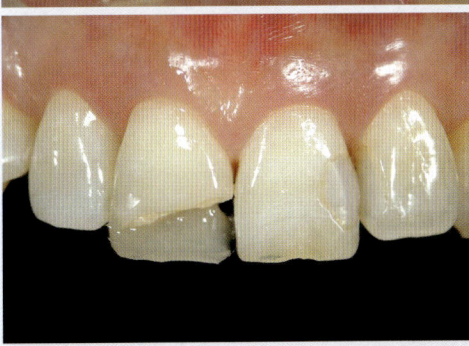

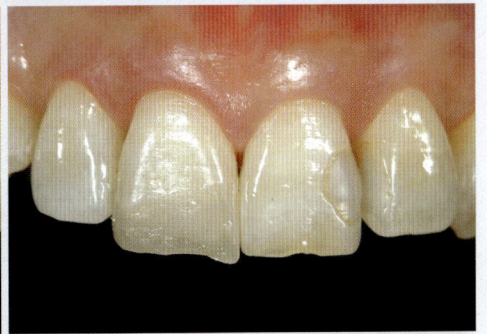

1-5　口蓋側第1層目
1-6　デンティンシェードレジンの充填

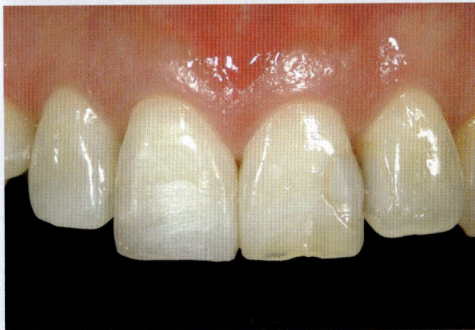

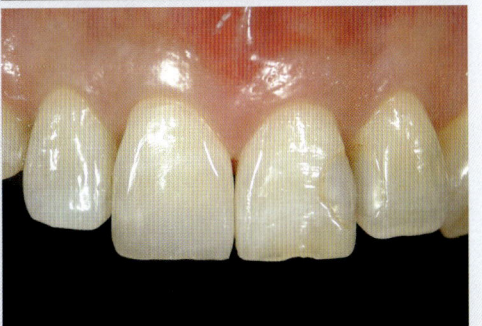

1-7　エナメルシェードレジンの充填
1-8　術後

使用材料
① エッチング材：K エッチャント GEL（クラレノリタケデンタル）
② ボンディング材：クリアフィル メガボンド（クラレノリタケデンタル）
③ フロアブルレジン：クリアフィル マジェスティ ES フロー A2（クラレノリタケデンタル）
④ デンティンシェードレジン：クリアフィル マジェスティ ES-2 Premium A2D（クラレノリタケデンタル）
⑤ エナメルシェードレジン：クリアフィル マジェスティ ES-2 Premium A2E（クラレノリタケデンタル）

2）仮充填による暫間的審美回復と機能性評価

　破折歯への緊急対応として，破折面への接着処理・フロアブルレジンによる象牙質露出部分の保護を最優先とし，歯冠形態の審美的最終回復は次回来院時に行う．破折部への接着操作完了後，厚さ1mm以内のフロアブルレジンによる象牙質コーティング，それ以降は歯冠形態を単一色のコンポジットレジンにより速やかに仮充填し，暫間的に形態回復して当日の処置を終了する．

　仮充填に使用されるコンポジットレジンと象牙質コーティングレジンとの間には分離材を塗布し，次回来院時の撤去を前提とする．仮充填の期間は，咬合状態や歯冠形態の左右対称性などを患者自身が試用確認を行う（**CASE 2**）．

3）仮充填形態を活用した充填用ガイド作製

　仮充填での試用確認で問題がなければ，この状態をシリコーン印象材によって記録し，最終的な積層充填による審美性回復のガイドとして使用する．ガイド作製は通常，口蓋側からのシリコーン印象採得によって行い，最終充填時の口蓋側第1層目のコンポジットレジン形態を仮充填時と同様に再現することが可能となる．

　仮充填除去後の修復ステップとしては，
　① 破折部位周囲の健全エナメル質へのリン酸エッチング処理
　② 象牙質をコーティングしたフロアブルレジン面へのシランカップリング処理
　③ セルフエッチングシステムでの接着操作
　④ 最終充填用レジンの充填操作
の順に行われる．最終充填の際には，
　① 口蓋側面・隣接面へのフロアブルレジン
　② 象牙質相当部へのデンティンシェードレジン
　③ エナメル質相当部へのエナメルシェードレジン
の順に3次元的な積層充填を行い，高い審美性の獲得を目指す．

CASE 2　破折歯への修復（歯冠形態の小規模復元）

診療1日目

　⌐ 小規模破折歯への緊急対応として，破折断面における象牙細管開口部の速やかな封鎖を最優先とする．破折象牙質面への知覚過敏抑制材塗布，細管内への結晶沈着・滲出液抑制後の接着操作，フロアブルレジンによる強固な保護層の形成を行う．フロアブルレジンによる象牙質コーティングは厚さ1mm以内とし，薄層フロアブルレジンへの光照射では透過光がボンディング層に到達し，ボンディング材の接着性能を向上させる効果をもつ．確実な露出象牙質の保護が受傷当日に必要不可欠な内容であり，それ以降は歯冠形態を仮充填により一時的に回復して当日の処置を終了する．

診療2日目

　再度診査を行い，自発痛・打診痛の有無を確認のうえ，シリコーンガイドを作製して

仮充填したコンポジットレジンを除去する．分離材の効果によってコーティングレジン面と仮充填用レジンとは容易に剥離が可能である．さらに唇側，口蓋側のエナメル質辺縁部に約5.0mm幅のベベル形成を行い，コーティングレジン面も一層削除して新鮮面を露出させる．レジン面とエナメル質とにリン酸処理を行い，さらにレジン面へのシランカップリング処理を行う．

被着面への前処理後，ボンディング材にて接着操作を完了する．以降，シリコーンガイド上での積層充填操作に移行する．

CASE 2　破折歯への修復（歯冠形態の小規模復元）

第1日目：破折面の保護・仮充填

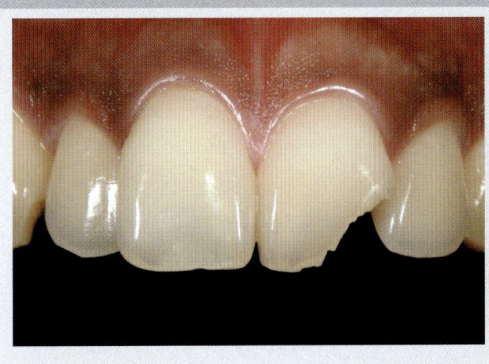

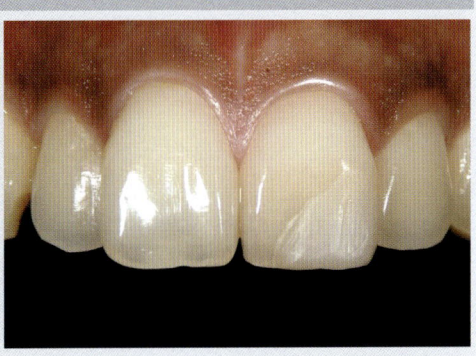

2-1　術前
2-2　象牙質保護・仮充填

第2日目：仮充填の除去・接着操作・積層充填操作

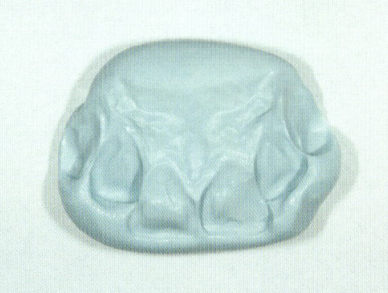

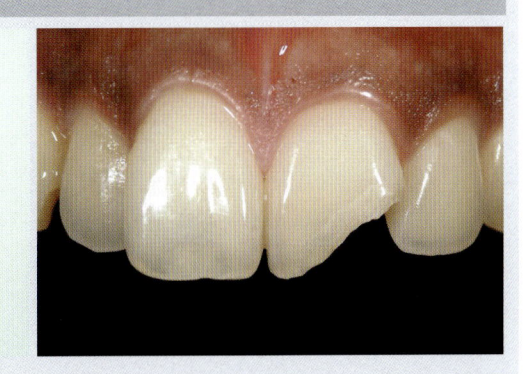

2-3　シリコーンガイド作製
2-4　仮充填の除去

| CASE 2 | 破折歯への修復（歯冠形態の小規模復元） |

第2日目：仮充填の除去・接着操作・積層充填操作

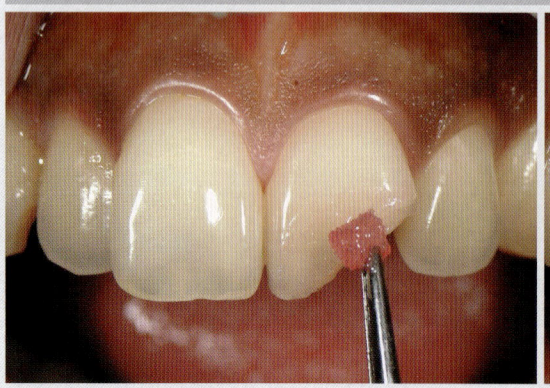

2-5　エッチング処理

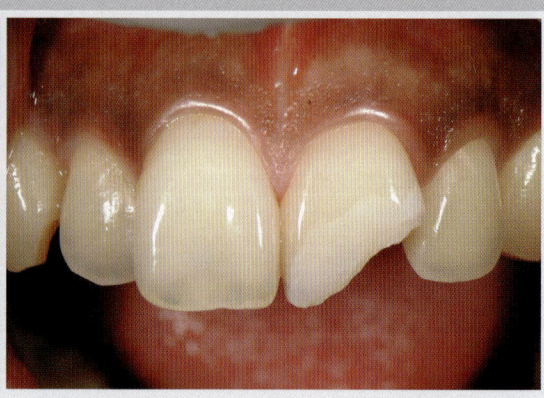

2-6　水洗・乾燥

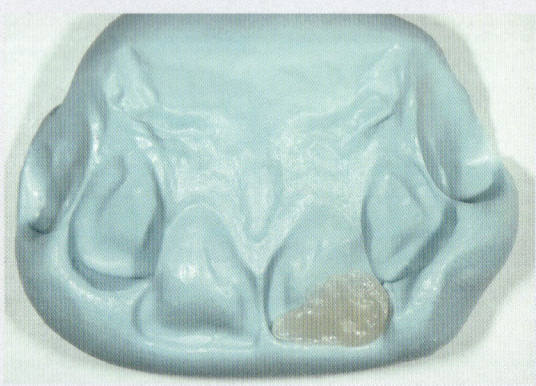

2-9　口蓋側面 第1層目レジンの準備

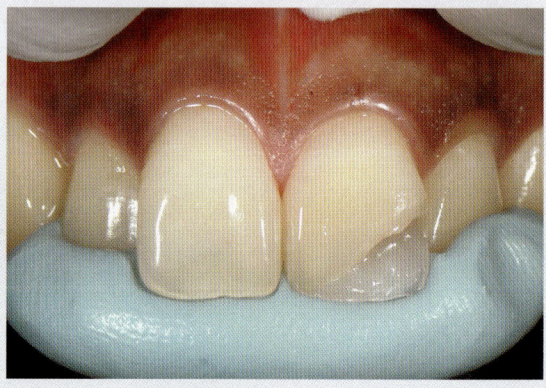

2-10　口蓋側歯質への圧接

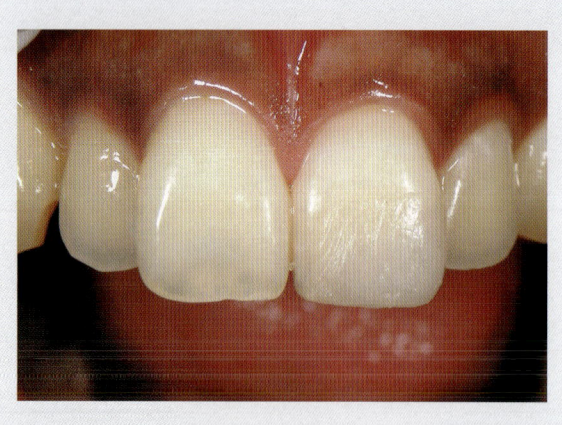

2-13　エナメルシェードレジンの充填

使用材料
① エッチング材：エッチング ゲル（トクヤマデンタル）
② ボンディング材：ボンドフォース（トクヤマデンタル）
③ フロアブルレジン：エステライト フロー クイック OA2（トクヤマデンタル）
④ デンティンシェードレジン：エステライト プロ A2B（トクヤマデンタル）
⑤ エナメルシェードレジン：エステライト プロ A2E（トクヤマデンタル）

Chapter 3

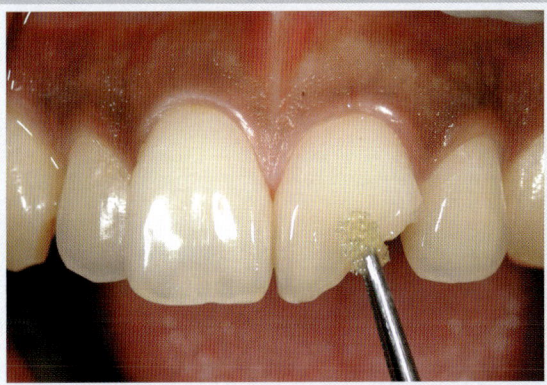

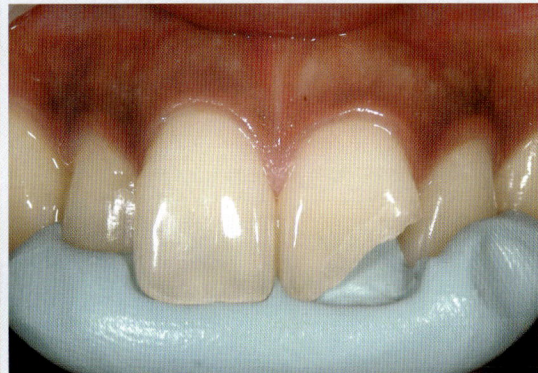

2-7 接着操作

2-8 シリコーンガイドの試適

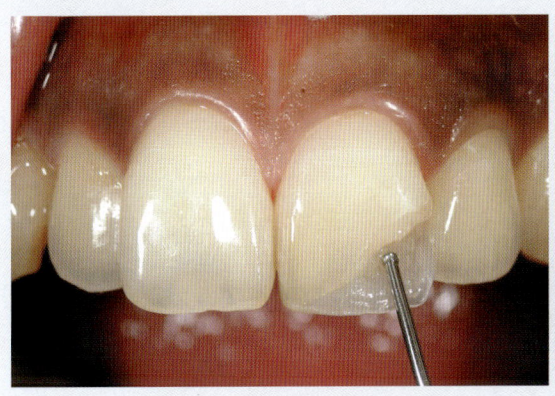

2-11 狭小空間へのフロアブルレジン注入

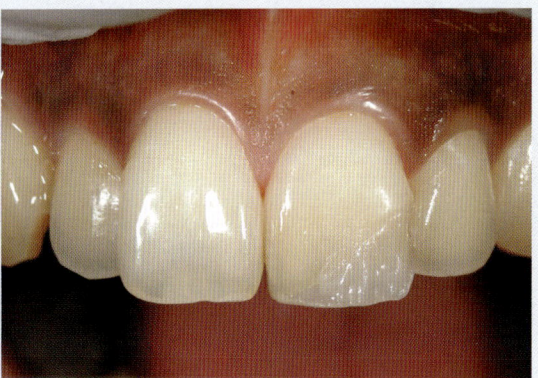

2-12 デンティンシェードレジンの充填

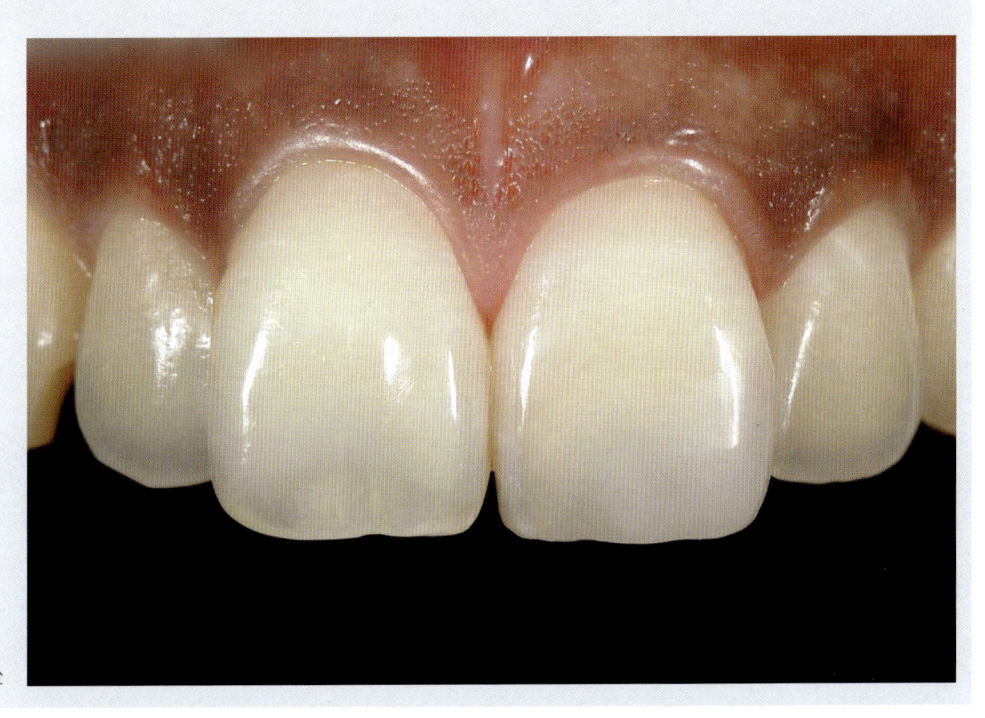

2-14 術後

63

CASE 3　破折歯への修復(歯冠形態の審美的修正)

　1| の審美改善を主訴に来院．3年前に歯冠の約1/2を外傷による破折で欠損した．コンポジットレジン修復による一次対応で機能的には問題なく時間が経過したが，徐々に修復材料の変色が顕著となり，再修復による審美改善が必要な状況となった．また，患者は 1| の切縁を含む歯冠全体が唇側傾斜し，1|1 の切縁位置が頬舌的に不揃いである点の改善も希望．

　歯頚部から歯冠中央までの健全な残存歯質を温存した状態で，切縁位置のみ口蓋側に傾斜させて歯冠形態を部分修正することを計画．歯頚部から歯冠全体を補綴・修復する場合には，歯肉側辺縁での長期的な審美性維持を患者に約束することはきわめて困難であり，経時的な歯肉退縮への追加対応は必要不可欠である．一方で，コンポジットレジンによる破折部分のみの接着修復では，本症例のように修復部分の変色・劣化による定期的な交換を必要とするが，歯冠の歯頚側約1/2は治療介入のない状態で解剖学的歯頚線と歯周組織との関係が維持される．

　唇側傾斜した残存歯質の歯軸方向を口蓋側に向けて移行的に変更し，歯頚部と切縁部とで傾斜方向を変化させて天然歯とは異なる唇面形態に修正することで，歯冠全体として審美的な唇側面観を獲得することが可能となった．この状況では，1| の歯肉縁形態は周辺部位と同歩調で自然に経時的変化し，特別な維持管理対応を必要としない．

CASE 3 破折歯への修復（歯冠形態の審美的修正）

術前段階での仮充填による歯冠形態修正・ガイド作製

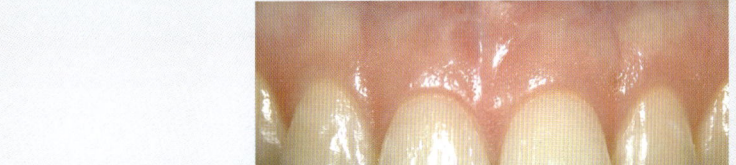

3-1 術前
3-2 切縁位置の頬舌的不一致

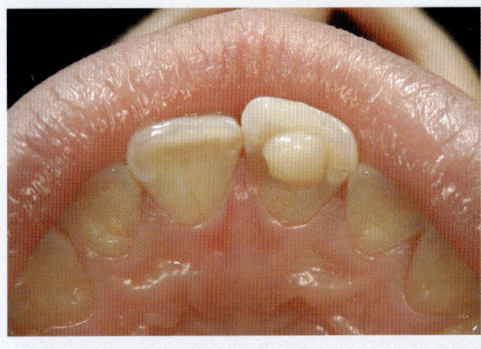

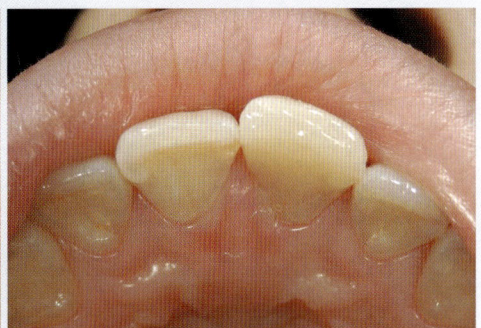

3-3 口蓋側面への仮充填用レジン添加
3-4 仮充填による切縁位置の修正

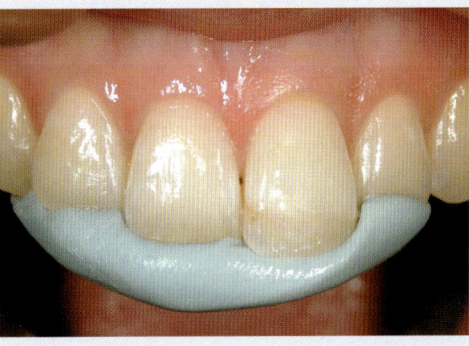

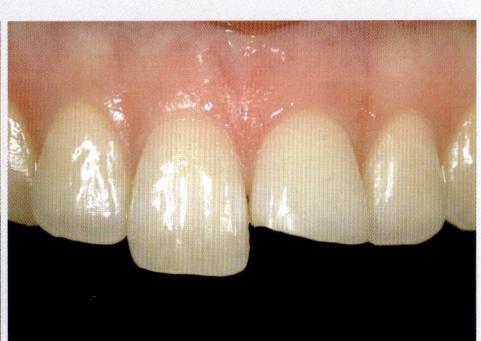

3-5 仮修正後の口蓋側ガイド作製
3-6 旧修復材料・仮充填レジンの除去

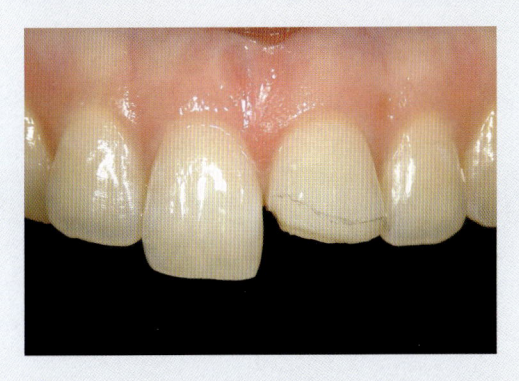

3-7 ベベルの形成

CASE 3　破折歯への修復（歯冠形態の審美的修正）

接着操作・積層充填操作

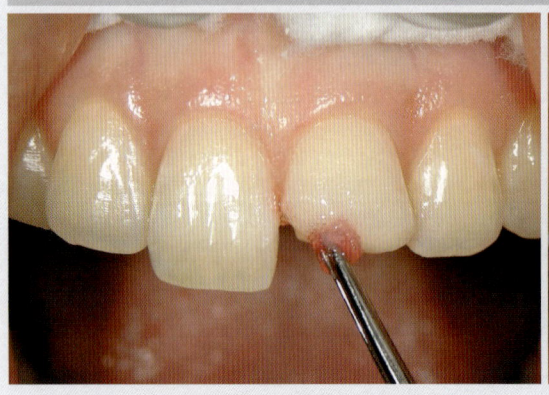

3-8　健全エナメル質へのエッチング処理

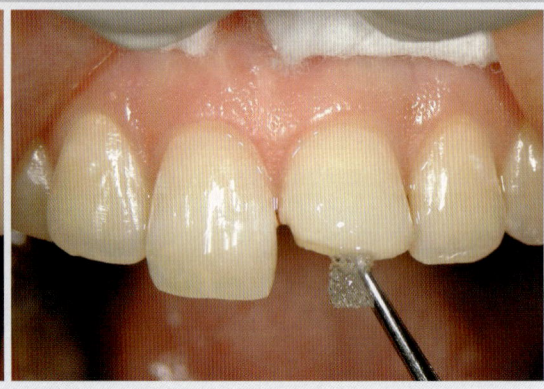

3-9　プライマー処理

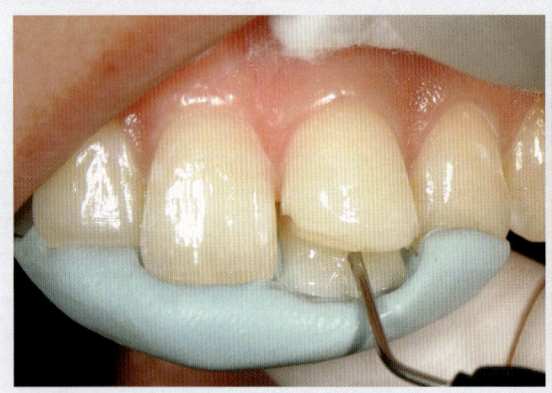

3-12　口蓋側第1層目のフロアブルレジン注入

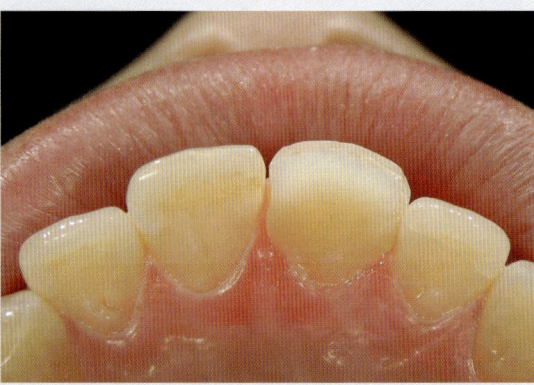

3-13　口蓋側面の切縁一致を確認

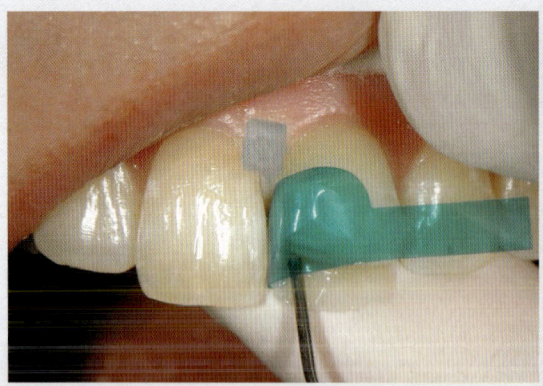

3-16　近心隣接面部へのフロアブルレジン注入

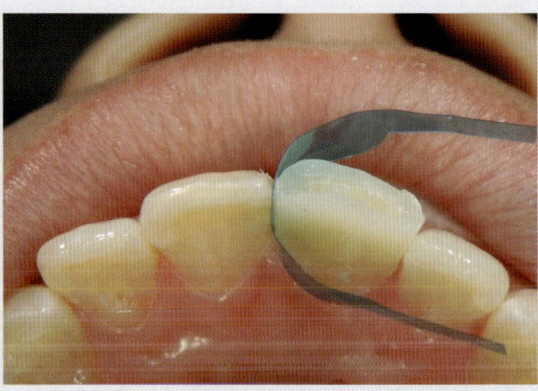

3-17　マトリックスによる隣接面形態付与

Chapter 3

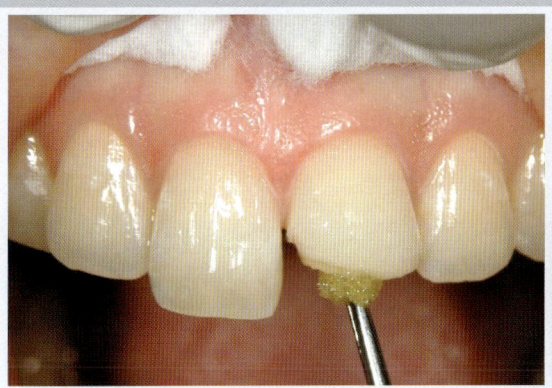

3-10 ボンディング処理

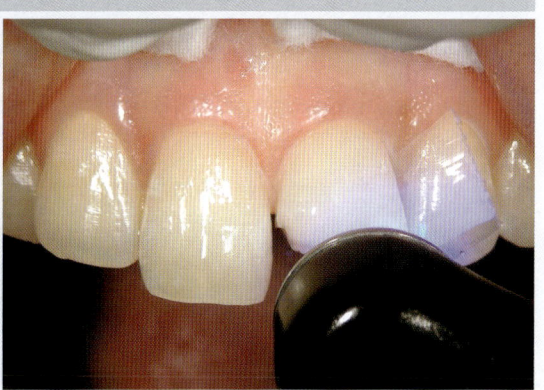

3-11 光照射

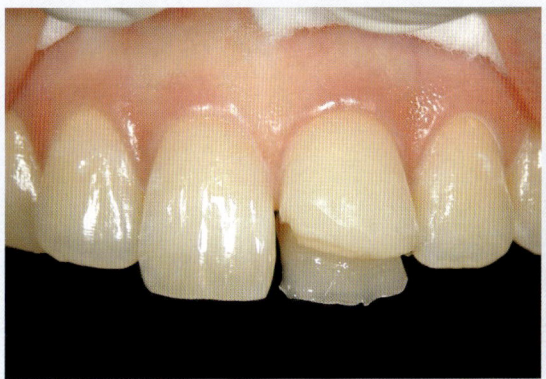

3-14 口蓋側第1層目

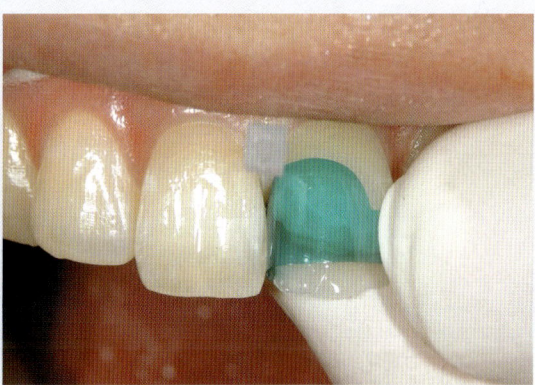

3-15 隣接面部へのマトリックス試適

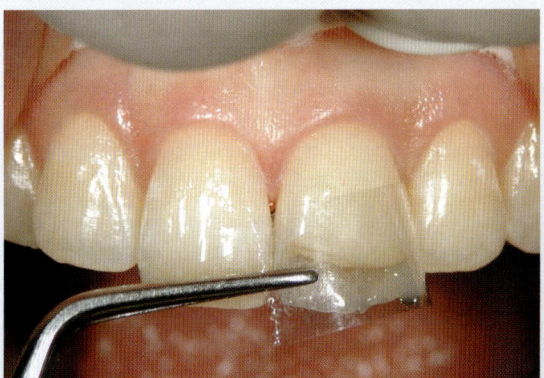

3-18 遠心隣接面部へのフロアブルレジン注入

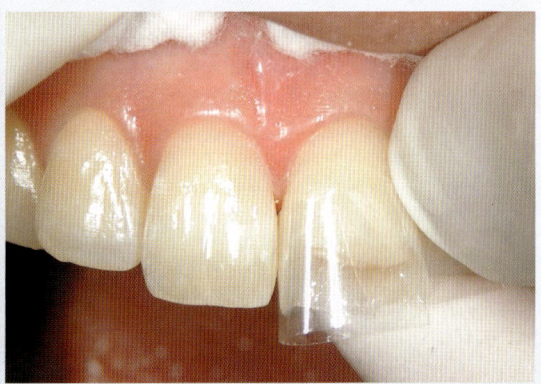

3-19 近心隣接面部へのフロアブルレジン追加

| CASE 3 | 破折歯への修復（歯冠形態の審美的修正） |

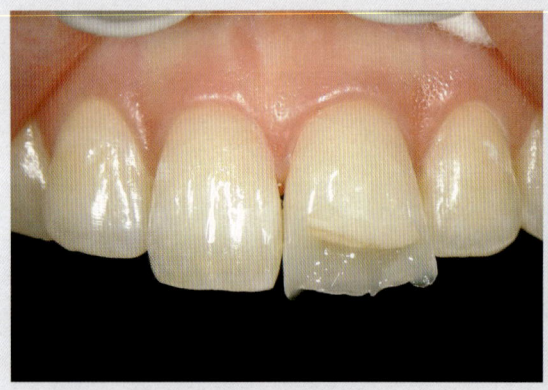

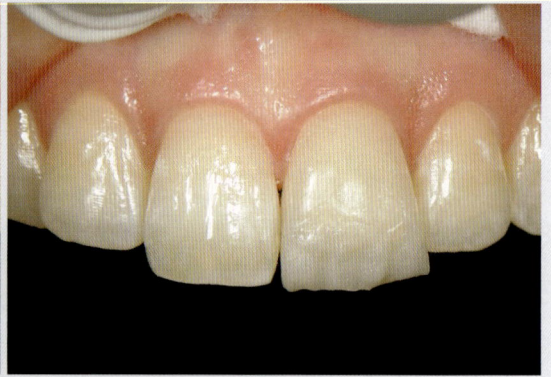

3-20 口蓋側面・隣接面の完成

3-21 デンティンシェードレジンの充填

形態修正・研磨操作

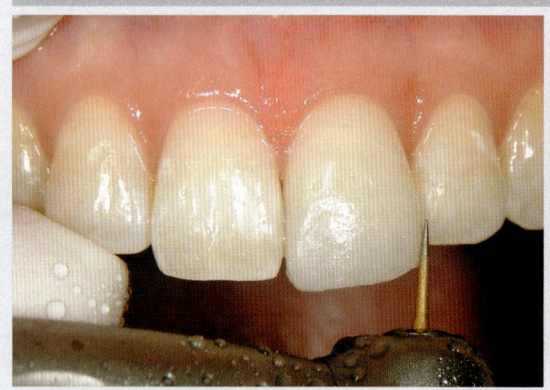

3-24 遠心切縁隅角の設定

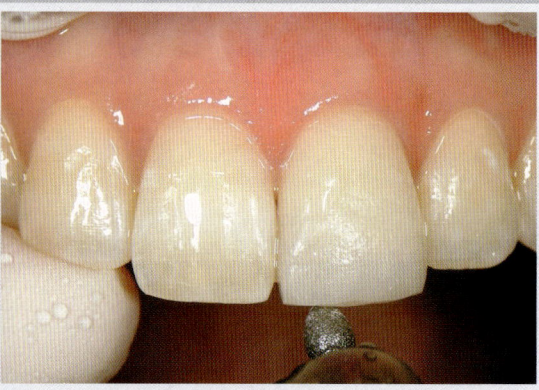

3-25 切縁の設定

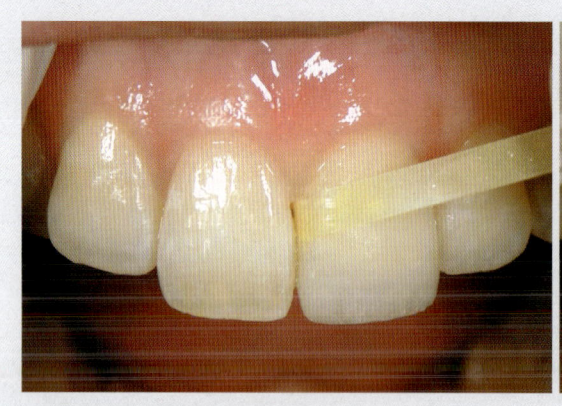

3-28 歯肉側移行部の研磨操作

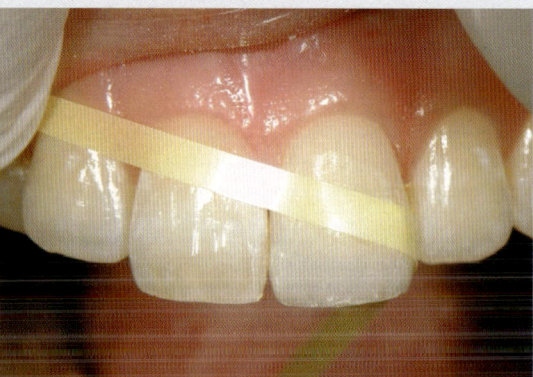

3-29 遠心隣接面部の研磨操作

Chapter 3

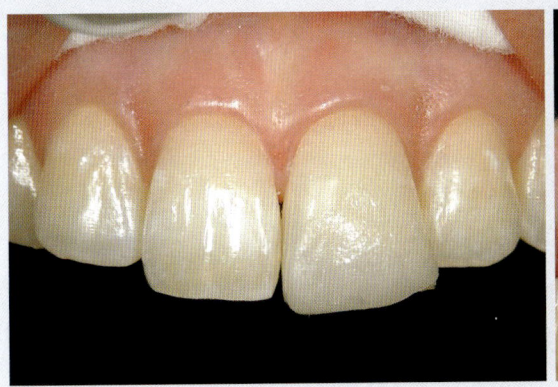

3-22 エナメルシェードレジンの充填

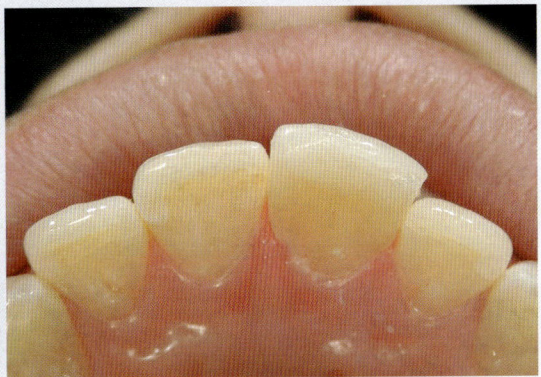

3-23 充填操作後の口蓋側面

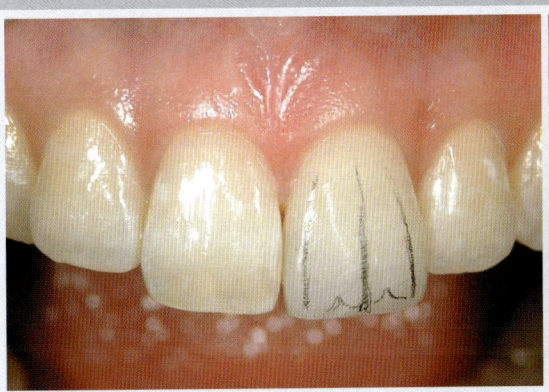

3-26 唇面隆線の設定

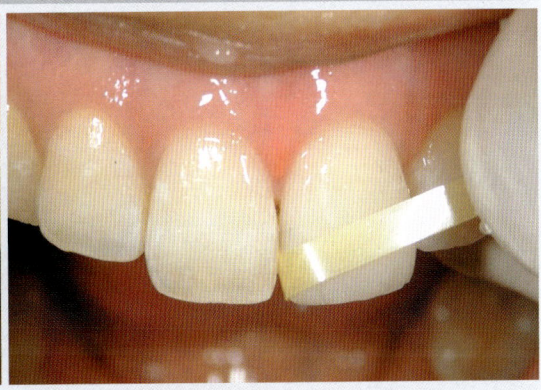

3-27 近心切縁隅角の設定

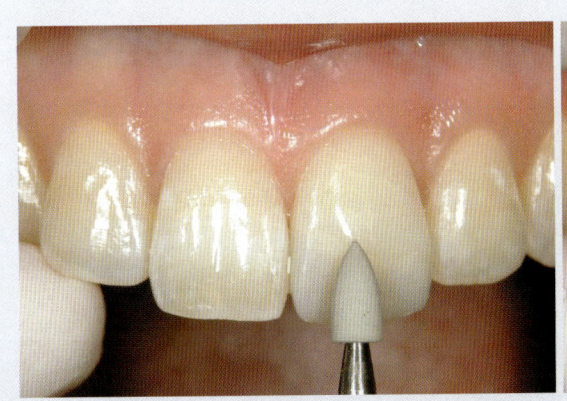

3-30 唇側面の仕上げ研磨

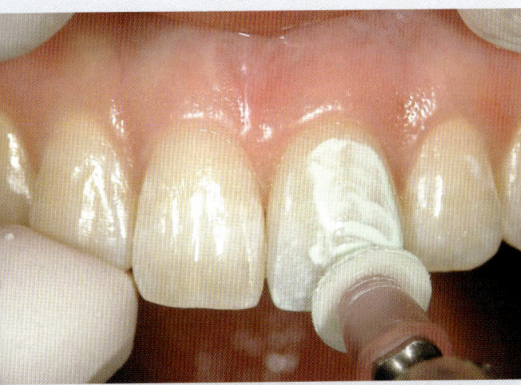

3-31 唇側面の艶出し

CASE 3　破折歯への修復（歯冠形態の審美的修正）

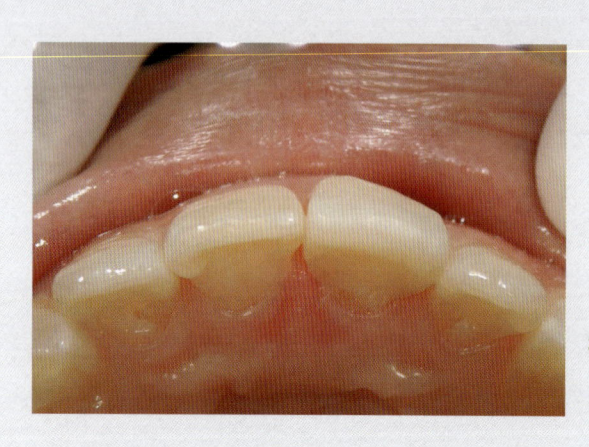

3-32 唇側傾斜した歯軸方向を歯冠中央付近から切縁にかけて口蓋側方向に傾斜させて修正し，切縁位置を隣在歯と一致させた

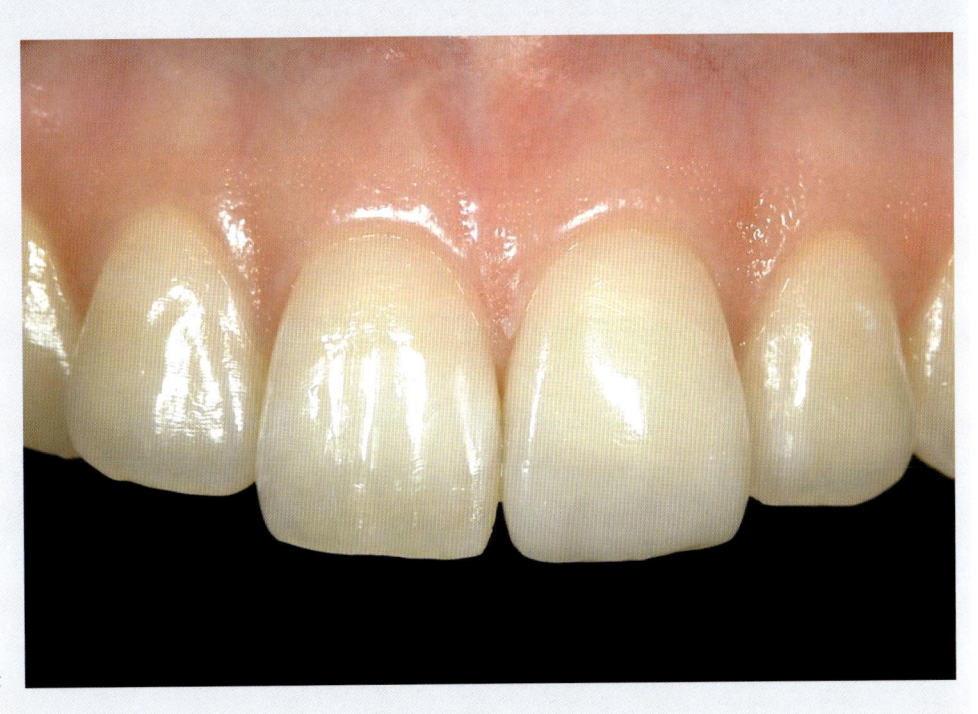

3-33 術後

使用材料
① エッチング材：K エッチャント GEL（クラレノリタケデンタル）
② ボンディング材：クリアフィル メガボンド（クラレノリタケデンタル）
③ フロアブルレジン：クリアフィル マジェスティ ES フロー A2（クラレノリタケデンタル）
④ デンティンシェードレジン：クリアフィル マジェスティ ES-2 Premium A2D（クラレノリタケデンタル）
⑤ エナメルシェードレジン：クリアフィル マジェスティ ES-2 Premium A2E（クラレノリタケデンタル）

Chapter 4
離開歯列へのコンポジットレジン修復

離開歯列への低侵襲対応

　前歯部の離開歯列に対するコンプレックスを長期間にわたりもち続けている患者は，意外に多い．

　DRC.HAMAMATSUの2012年調査では，約6％（61人/1,000人）の割合で前歯部の天然歯列に歯間離開が存在することがわかった．矯正治療・補綴処置によってすでに歯間離開を解消した患者も含めれば，その割合はさらに大きくなると考えられる．前歯部の歯間離開歯列の発現には，以下のような原因が考えられる．

1．顎骨歯列弓全体に対する歯冠幅径総和の不足
2．側切歯の先天欠如または矮小歯
3．上唇小帯の付着位置異常
4．埋伏過剰歯の存在

　これらの原因による歯間離開歯列に対する審美性改善の対応策は，外科処置・矯正処置・補綴処置・修復処置など原因に対する根本的対応を含めて，多くの選択肢が存在する．

　離開歯列を構成する各歯牙の歯冠部が健全状態を維持している場合には，矯正治療による根本的対応が最善策であることも多いと考える．特に歯軸傾斜などにより歯冠部が歯列弓から外れている歯牙が存在する場合には，歯冠部歯質を完全に温存する審美的対応策は矯正治療以外には存在しない（表1）．しかし，全顎的な歯列矯正治療へのさまざまな負担感から積極的な治療に踏み込めない患者にとって，最小限の部分矯正治療により歯列弓内での各歯牙の歯冠部ポジションを小規模に修正し，最終的に歯間離開距離が縮小した時点でコンポジットレジン修復により微調整，トータルとして患者が納得する審美性を比較的低負担で確保するという考え方も存在する．

　また，ポーセレンラミネートベニア修復の窩洞形成に伴う大規模な唇側健全歯質の削除に抵抗を感じる患者も多い．ポーセレンラミネートベニアという修復物の特性を考えると，均一な厚さで一定の色調を再現することが重要であり，唇面歯質の部分削除ではなく全面削除が必要となる（表2）．可能なかぎりエナメル質の範囲内での窩洞形成とし，歯肉縁下へのマージン設定を回避することで使用するレジンセメントの接着性能を最大限引き出すことが重要である[1]．しかし，この修復物マージンの設定は，経時的な歯肉変化により歯頸部の審美性が低下する傾向は避けられないと考える．また，レジン

表1 離開歯列への矯正治療 利点と欠点

利点	歯冠部天然歯質を完全に温存可能
	臼歯部咬合状態も含めた全顎的な歯列改善治療
	歯軸方向の修正による適正な歯頸部カントゥアの再現
欠点	審美性獲得までの長期的な治療期間
	経済的負担が大きな治療費用
	口腔清掃困難な治療装置装着
	歯牙移動時の疼痛
	埋伏歯存在の場合には歯牙移動困難

表2 離開歯列へのポーセレンラミネートベニア修復 利点と欠点

利点	最短2回の治療期間
	咬合器上での下顎運動を考慮した修復物作製可能
	唇面全体を覆う均一で審美的な修復物装着
欠点	健全エナメル質の表層削除（0.5～1.0mm）
	歯頸部マージンにおける審美的適合の経時的劣化
	装着レジンセメントの経時的な接着力低下
	経済的負担が大きな治療費用（技工物作製費用含む）

表3 離開歯列へのコンポジットレジン修復 利点と欠点

利点	歯冠部天然歯質をほぼ完全に温存
	最短1回の治療期間
	歯冠部歯質への接着による部分的追加修復により天然の歯肉縁環境を維持
	直接法コンポジットレジン修復用接着材の信頼できる歯質接着性を活用
欠点	難易度の高い歯冠部形態の口腔内直接再現が必要
	幅径増大による歯冠形態バランスの維持困難
	経時的なコンポジットレジン辺縁薄層部の劣化

セメントの改良が進んだとはいえ，その接着性能は直接法の接着に比較して改善の余地があり[2]，脆性材料使用による破折・脱離のリスクを常に意識する必要がある[3]．

一方で，コンポジットレジンによる接着修復対応を中心に考えた場合，必要に応じた最小限の部分的切削による歯冠形態の微調整とコンポジットレジンによる離開部限定封鎖で審美性を向上させる修復方法に，患者の共感が得られる場合も多い（**表3**）．つまり，従来の術者主体の高審美追求よりも，患者主体の低侵襲な審美性確保を優先するという，柔軟な発想による治療計画の提案が求められる時代であり，それに応える材料が多く存在する恵まれた環境であると考える．

主に，正常歯列での歯冠幅径の不足による空隙発生に対しては，コンポジットレジンによる接着修復対応が最も患者負担の少ない審美性回復手段となる可能性が高く，その離開距離や歯冠傾斜程度により修復手法・使用器材を選択し臨機応変に問題解決する術者の姿勢が必要とされる．

離開部封鎖のためのコンポジットレジン充填では，多くの場合その離開距離の1/2ずつを離開部両側の歯質にレジンを添加して，封鎖することになる．離開距離によって使用器材・修復術式は変化し，その距離に比例して難易度も上昇する（**表4**）．

表4 歯間離開距離による修復器材の選択

離開距離	使用器材	コンポジットレジン	使用部位
1mm以下	全湾曲3Dマトリックス 直線的透明マトリックス	フロアブルレジン	全層
1〜2mm	全湾曲3Dマトリックス 直線的透明マトリックス	フロアブルレジン	口蓋・歯肉側
		デンティンシェードレジン	象牙質相当部
		エナメルシェードレジン	エナメル質相当部
1〜2mm（切縁位置変更）	全湾曲3Dマトリックス 直線的透明マトリックス シリコーンガイド	フロアブルレジン	口蓋・歯肉側
		デンティンシェードレジン	象牙質相当部
		エナメルシェードレジン	エナメル質相当部

以下に，前歯部離開歯列に対するコンポジットレジン直接修復を規格化するための重要事項を整理する．

1. 歯周組織・咬合状態の確認
2. 離開距離の計測・歯軸方向の確認
3. 仮充填による離開部封鎖（シリコーンガイドの準備）
4. 圧排糸使用による歯肉排除
5. 3Dマトリックスの選択・試適
6. 無切削エナメル質への接着（酸処理併用）
7. 3Dマトリックス内側へのフロアブルレジン注入
8. 歯肉縁下マージン部分の研磨マトリックス使用

1）歯周組織・咬合状態の確認

臼歯部咬合状態の変化・崩壊に伴う前歯部フレアアウトの症例では，コンポジットレジン修復による空隙封鎖で一時的な審美性を獲得することができるが，継続的な機能性・審美性を担保するには臼歯部への対応が必要不可欠である．

インプラント治療などを併用して臼歯部咬合支持を回復したうえで，前歯部には補綴処置ではなくコンポジットレジン修復を選択する．前臼歯部と一体化して大規模補綴装置を装着する従来の治療方針からの発想転換で，部分的にコンポジットレジン修復による歯冠形態変更を活用することは，患者の負担を軽減する有効な手段となる可能性がある．

ただし，歯肉縁下への接着操作を必要とする本手法において，修復操作刺激に耐え得る，健全な歯周組織の構築が前提条件となることは言うまでもない．

2）離開距離の計測・歯軸方向の確認

前歯部のすべての離開歯列への審美的封鎖が，コンポジットレジン修復によって可能であるとは考えない．しかし，離開距離を計測して2mm以下の場合には，3Dマト

リックスを応用した歯頸部から接触点までのカントゥアの修正により，審美的歯冠形態への修正が十分に可能である．

2mm以上の離開距離が存在する場合には，下部鼓形空隙が大きく残存し，ブラックトライアングルを残す可能性が高くなる．しかし，日常臨床でたびたび遭遇する離開歯列患者にとって重要なのは，健全歯質への切削介入をしない再現可能な審美的封鎖である場合が多い．患者個々の審美的要求レベルと切削介入への抵抗感との両者に折り合いをつけた修復方法として，術者と患者との相互理解を前提とする必要がある．

3）仮充填による離開部封鎖

離開歯列への仮充填による術後イメージの患者確認は非常に重要である．接着操作を行わずにペーストタイプのコンポジットレジンを離開部に充填し，形態付与して光照射する．咬合状態の確認・調整を行い，問題がなければ口蓋側のシリコーン印象を採得して，充填用シリコーンガイドを作製する．

シリコーンガイドに必要な要件としては，厚さ5mm程度の変形耐性と患歯を含め4歯程度の支持範囲である．離開距離が1mm以下の場合には，フロアブルレジンのみで修復可能な場合が多く，シリコーンガイドを必要としない．

4）圧排糸使用による歯肉排除

離開部封鎖のためのコンポジットレジン修復では，歯肉縁下から接触点への滑らかなカントゥアの修正が必要であり，その接着対象は歯肉縁下歯質に及ぶ．この場合，可能な限り歯肉縁下歯質と遊離歯肉とは隔絶され，また遊離歯肉が一時的に収縮・乾燥した状態であることが望ましい．

伸縮性に富む圧排糸を歯肉溝に挿入して十分な物理的距離を獲得するとともに，血管収縮作用をもつ止血剤を圧排糸に滴下して使用し，遊離歯肉の末梢血管を収縮させて，接着操作にとって理想的な環境を獲得する必要がある．具体的には，綿100％でループ状に編み込まれた圧排糸（ウルトラパックコード #0，ウルトラデントジャパン）を必要に応じて複数本使用し，止血剤（ボスミン外用液0.1％，第一三共）を滴下して，5～10分程度放置する．ボスミンを作用させた後に水洗された歯面は，被着体としてセルフエッチングタイプのボンディング材の接着強度を劣化させる傾向がないことが示されている[4]．

5）3Dマトリックスの選択・試適

コンポジットレジン修復での適正な接触点の構築には，その離開距離に応じたマトリックスとコンポジットレジンの種類を選択する必要がある．離開部へのレジン築盛では，歯肉縁下から接触点への滑らかなカントゥアの修正が必要であり，この湾曲面を再現するためには三次元的豊隆が付与された透明マトリックスの使用が必要不可欠である．この3Dマトリックスの湾曲程度によって形成されるカントゥアの強弱が決定され，マトリックス内へのフロアブルレジン注入前の試適操作が重要である．

歯肉溝に挿入するマトリックスの歯肉側のみに部分的に豊隆が付与されている部分湾

曲タイプ（コンポジタイト 3D クリアシステム クリアバンド，モリタ）や，マトリックス幅全体に豊隆が付与されている全湾曲タイプ（アダプトセクショナル マトリックス 透明タイプ，Kerr）のなかで，適切なマトリックスの高さや湾曲程度を選択して使用する必要がある．

6）無切削エナメル質への接着

窩洞形成の必要がない離開歯列へのコンポジットレジン修復症例では，無切削エナメル質に対する確実な接着操作を理解する必要がある．

近年，修復に際して使用されるボンディング材は1ステップまたは2ステップのセルフエッチングタイプが一般的で，これらの材料の酸性度（pH2.5程度）は，リン酸エッチング材の酸性度（pH1.5程度）と比較して緩やかであり，無切削エナメル質への脱灰能力には差がある．図1より，無切削のエナメル質表面は切削したエナメル質表面と比較して，リン酸処理・セルフエッチングプライマー処理の両者において脱灰による表層の凹凸形成の規模が小さく，接着材浸透による機械的嵌合能力に劣ると考えられる．この脱灰能力・嵌合能力の差は接着力の差として現れるため，コンポジットレジンの無切削エナメル質への確実な接着には，適切な作用時間のリン酸エッチングとセルフエッチングタイプのボンディング材との併用が推奨される[5]．

7）3Dマトリックス内側へのフロアブルレジン注入

離開部封鎖のためのコンポジットレジン充填では，多くの場合その離開距離の1/2ずつを離開部両側の歯質にレジンを添加して封鎖することになる．この際，両側からのコンポジットレジンによる接触点は，3Dマトリックスの滑らかな形状を利用して構築され，歯質とマトリックスとの間の狭小空間への充填操作を必要とする．

このような部位への充填操作は流動性の高いフロアブルレジンを注入する形で行い，注入から光照射までの間，マトリックスの位置を手指により適正に保持することが最大のポイントである．また，この狭小空間に注入されたフロアブルレジンが，速やかに細部まで過不足なく行き渡ることが重要であり，**Chapter 2 図1** の流動性比較のなかで「HIGH フロータイプ」を選択することで，この操作が可能となる．

8）歯肉縁下マージン部分の研磨マトリックス使用

隣接面歯肉縁下部のレジンと歯質との滑らかな移行形態の確立は，術後の健全な歯周組織の維持管理にきわめて重要であり，研磨用ストリップスを使用しての移行部研磨操作は徹底的に行われる必要がある．3Dマトリックスを使用して構築された滑らかな接触点部分への研磨ストリップス使用は回避し，接触点下のレジンと歯質との移行部のみ集中的に研磨操作を行う．

研磨ストリップスの使用は中研磨（#600）から仕上げ研磨（#1000）に順次移行し，研削範囲を限定しやすい幅の狭いタイプ（幅2.5mm）を使用する（ニッシン プラスチックストリップス，NISSIN）．

無切削エナメル質への歯面処理の表面性状 SEM 観察像

| 無切削エナメル質 | リン酸処理後 | セルフエッチングプライマー処理後 |

切削エナメル質への歯面処理後の表面性状 SEM 観察像

| 切削エナメル質 | リン酸処理後 | セルフエッチングプライマー処理後 |

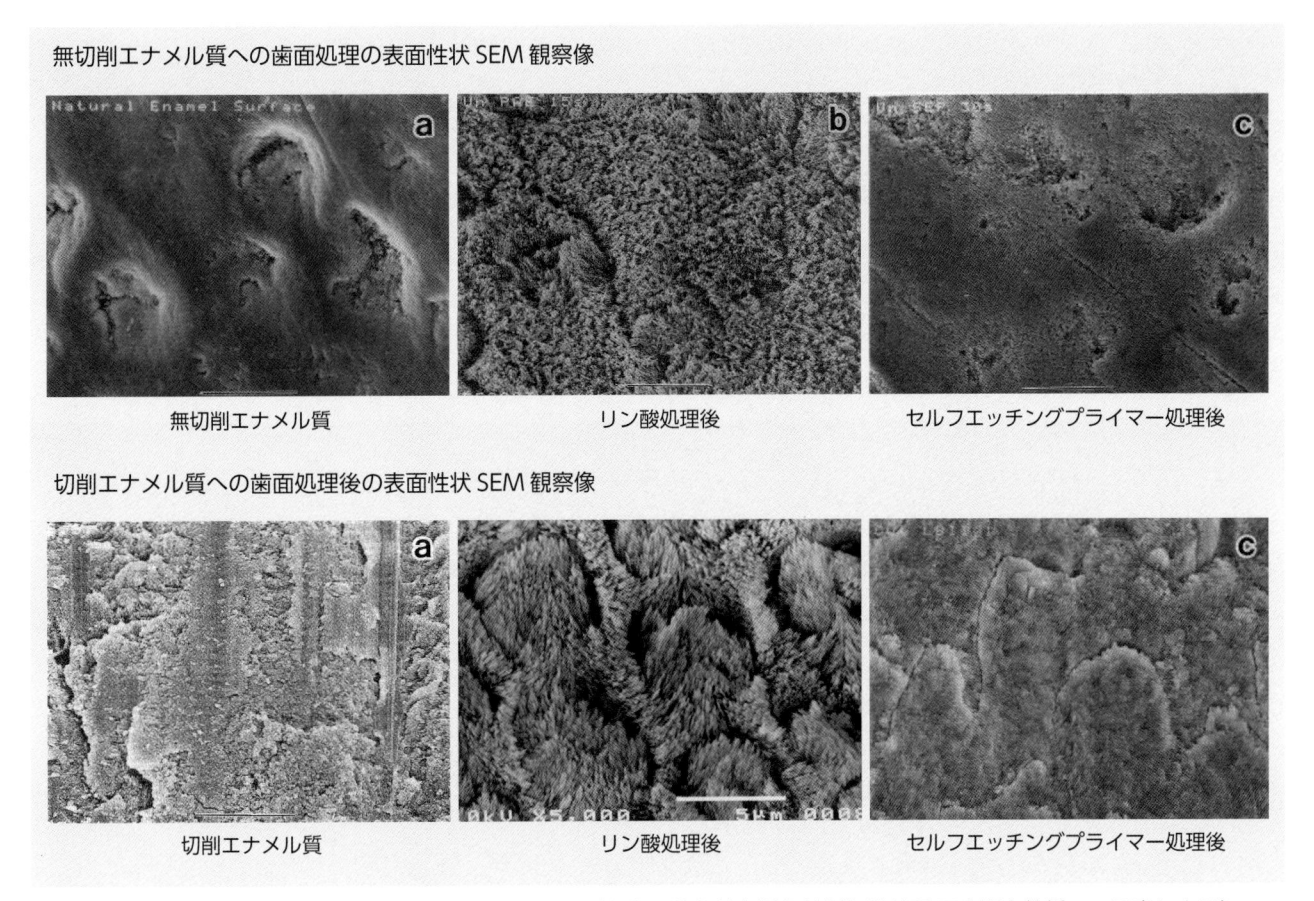

図1　歯面処理方法によるエナメル質表面性状の変化（東京医科歯科大学う蝕制御学分野 田上順次教授のご厚意による）

CASE 1　部分的離開歯列への修復（下部鼓形空隙）

　1|1 の下部鼓形空隙の部分離開症例．同部位に齲蝕・旧修復材料はなく，健全歯質への切削介入を必要としない．

　綿 100％でループ状に編み込まれた圧排糸（ウルトラパックコード #0）をそれぞれの歯肉溝に 2 本ずつ使用し，止血剤（ボスミン外用液 0.1％）を滴下して，10 分程度放置．圧排糸の除去後，止血と組織の乾燥を確認し，すみやかに接着操作を行う．未切削エナメル質へのリン酸処理，2 ステップのセルフエッチングタイプ接着材を使用して接着操作を完了し，3D マトリックスの試適・充填操作に移行する．

　本症例では，根尖部がやや強く遠心傾斜して接触点の位置が切縁側に移動しているため，歯肉側から接触点までの弱湾曲形態を強湾曲形態に修正し，接触点位置を歯頸側に移動してブラックトライアングルの縮小を図る．最初に全湾曲の湾曲特徴の大きなタイプのマトリックス（高さ 6.5mm）を使用して接触点位置を歯頸側に移動させ，次に高さの異なる全湾曲タイプ（高さ 5.0mm）を使用してさらに強いカントゥアを形成する．

　手指によるマトリックスの辺縁部適合を確実に行い，注入するフロアブルレジンの歯肉側への流出を完全に制御する必要がある．また，注入されるフロアブルレジンには HIGH フロータイプを選択することで，繰り返し行われる狭小空間への均一な充填が可能となる．

CASE 1　部分的離開歯列への修復（下部鼓形空隙）

全湾曲タイプマトリックスの使用

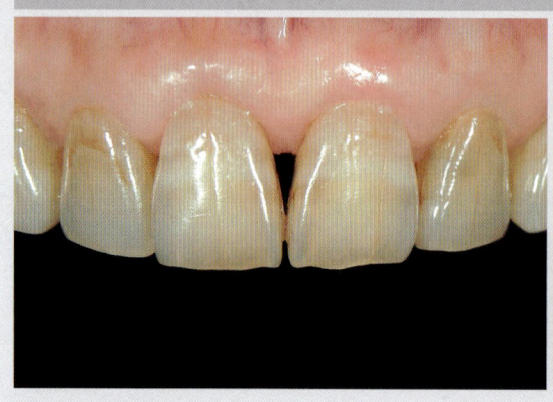

1-1　術前

1-2　歯肉排除・止血剤使用

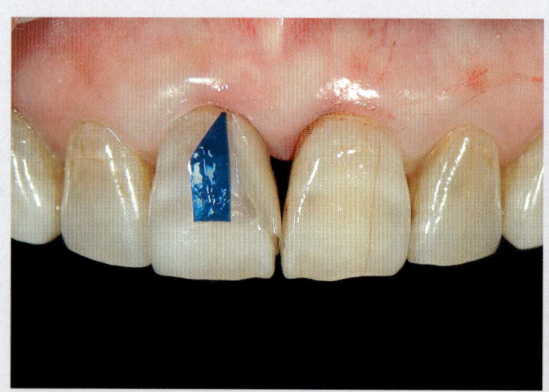

1-5　歯肉縁下から接触点までの隣接面形態構築

1-6　接触点から切縁部までの隣接面形態構築

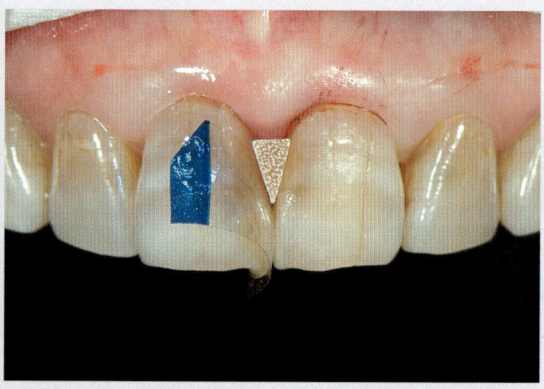

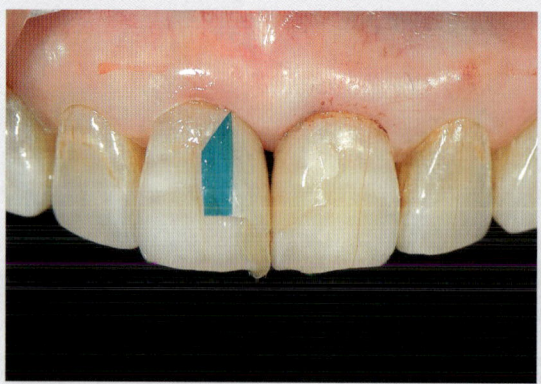

1-9　隣接面形態の仕上げ

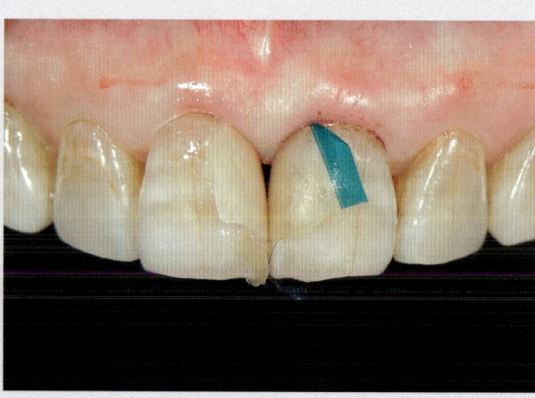

1-10　左右対称性の確認

Chapter 4

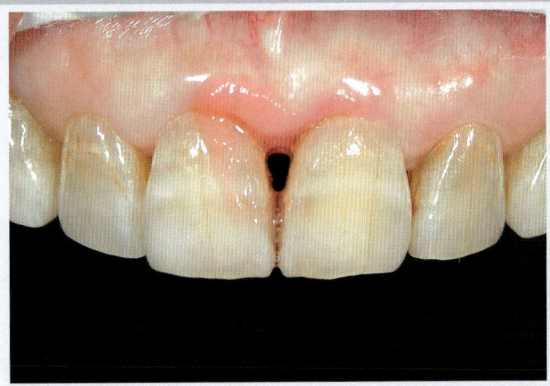

1-3 未切削エナメル質へのリン酸処理

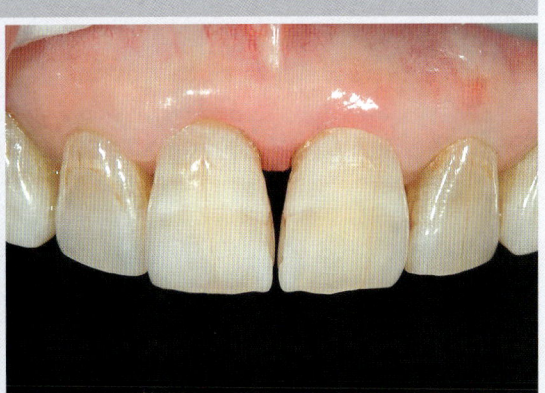

1-4 水洗・乾燥

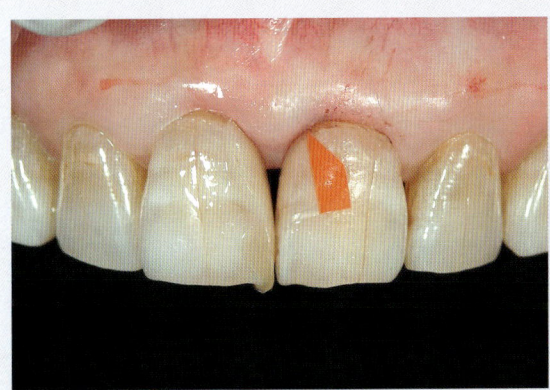

1-7 接触点下のカントゥア追加

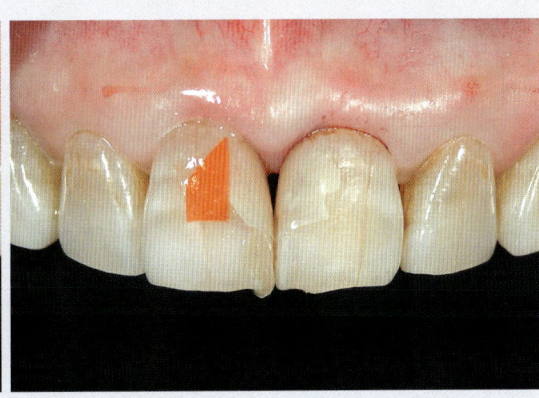

1-8 ブラックトライアングルの縮小

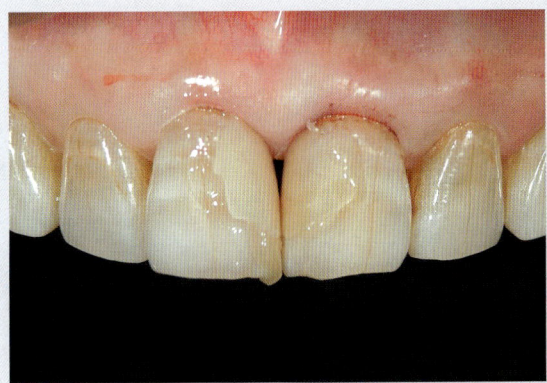

1-11 充填操作終了

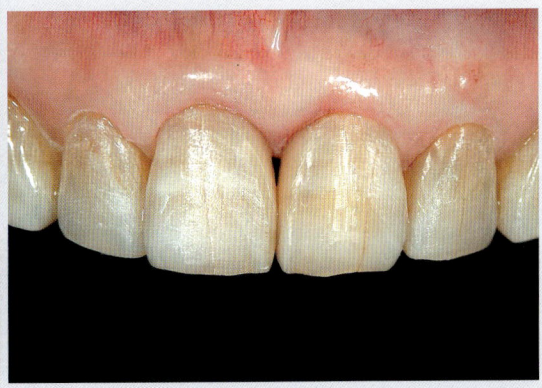

1-12 形態修正・荒研磨

| CASE 1 | 部分的離開歯列への修復（下部鼓形空隙） |

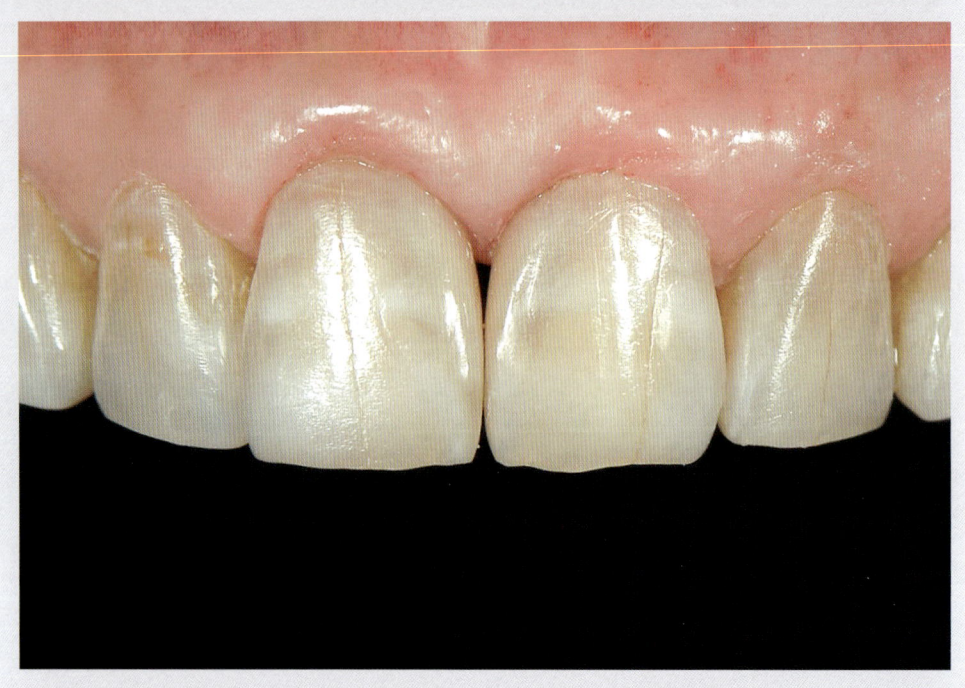

1-13 術後

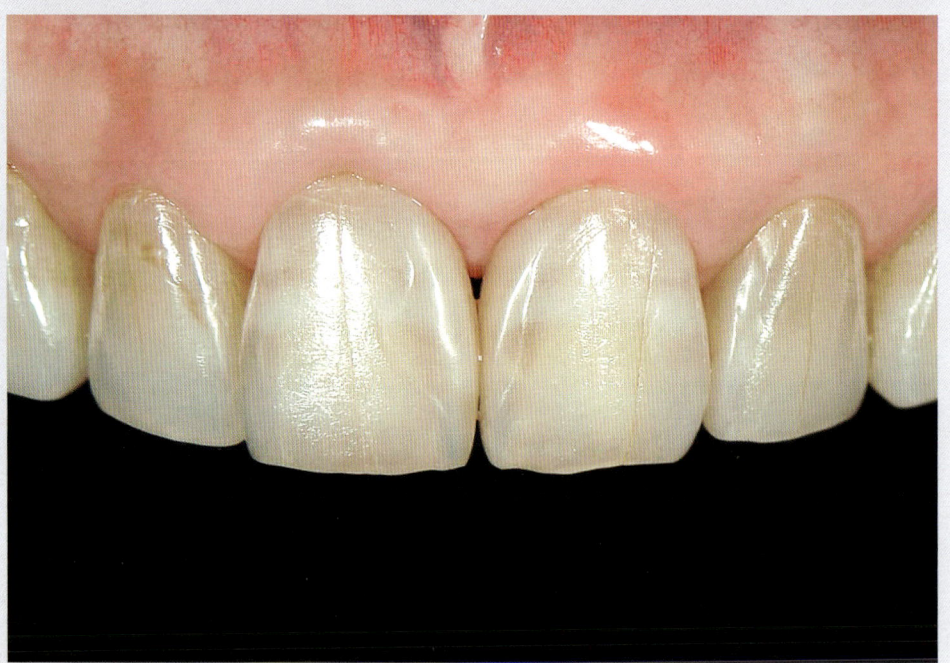

1-14 6カ月後

使用材料
① エッチング材：K エッチャント GEL（クラレノリタケデンタル）
② ボンディング材：クリアフィル メガボンド（クラレノリタケデンタル）
③ フロアブルレジン：クリアフィル マジェスティ ES フロー [HIGH] A3D（クラレノリタケデンタル）

CASE 2　部分的離開歯列への修復 (上部鼓形空隙)

　1│1 の上部鼓形空隙の部分離開症例．仮充填により術後イメージと使用コンポジットレジンの色調適合性を確認．接触点部の旧修復材料のみを除去し，健全歯質への切削介入を回避する．

　圧排糸をそれぞれの歯肉溝に1本ずつ挿入し，未切削エナメル質へのリン酸処理，2ステップのセルフエッチングタイプ接着材を使用して接着操作を完了．3Dマトリックスの試適・充填操作に移行する．

　本症例では 1│1 根尖部が強く近心傾斜して接触点の位置が歯頚側に移動しているため，歯間部の上部鼓形空隙が広い．低位の接触点を適切な位置まで移動させることで，歯軸方向の擬似的修正を図る．この際3Dマトリックスとしては，歯肉側のみ部分的に豊隆が付与され，残りの部分は直線的な部分湾曲タイプを使用し，上部鼓形空隙を縮小する形態にマトリックスを保持してフロアブルレジンを注入する．さらに 1│1 それぞれの遠心部が唇側に変位した捻転状態であるため，近心唇側部にペーストタイプのコンポジットレジンを築盛して唇側面切縁ラインを揃え，歯軸傾斜と捻転との同時解決を図る．

| CASE 2 | 部分的離開歯列への修復（上部鼓形空隙） |

部分湾曲タイプマトリックスの使用

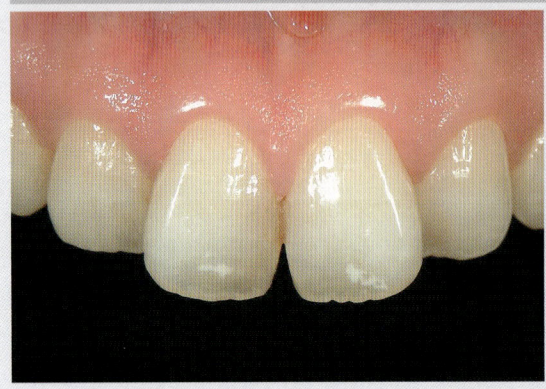

2-1 術前

2-2 仮充填

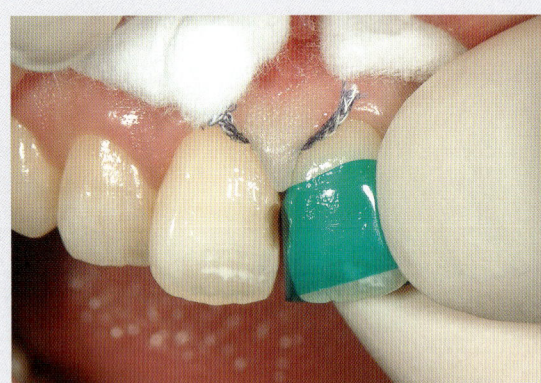

2-5 3Dマトリックスの試適

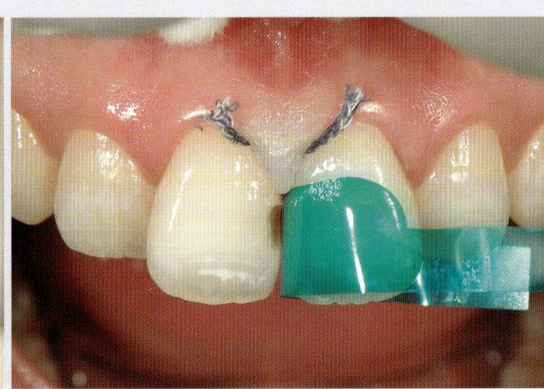

2-6 |1 フロアブルレジンの注入

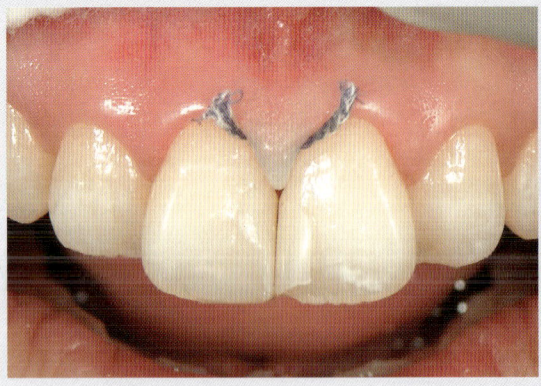

2-9 上部鼓形空隙を縮小

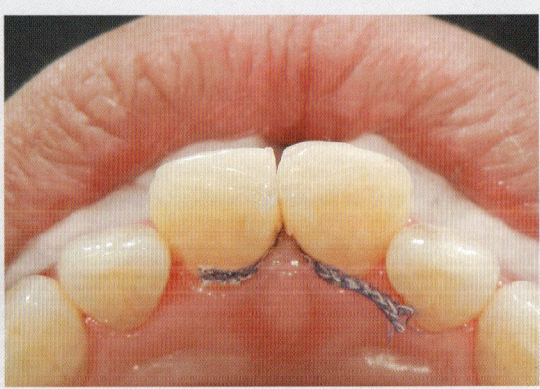

2-10 エナメルシェードレジン添加による唇側面形態の修正

Chapter 4

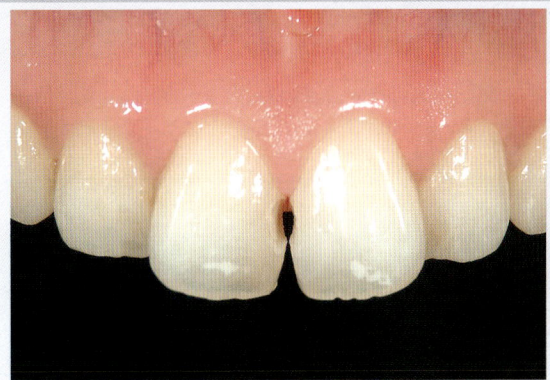

2-3 旧修復材料の除去

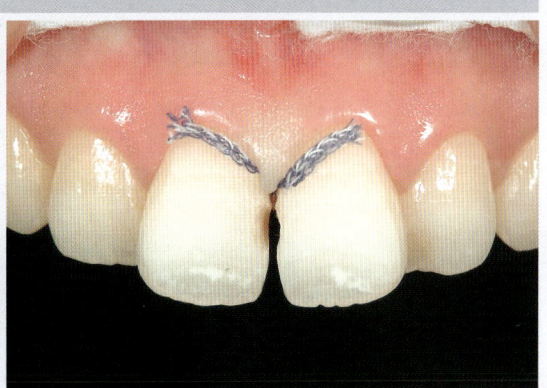

2-4 歯肉排除・接着操作

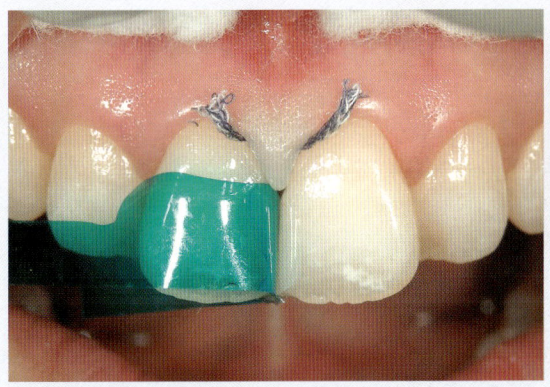

2-7 1| フロアブルレジンの注入

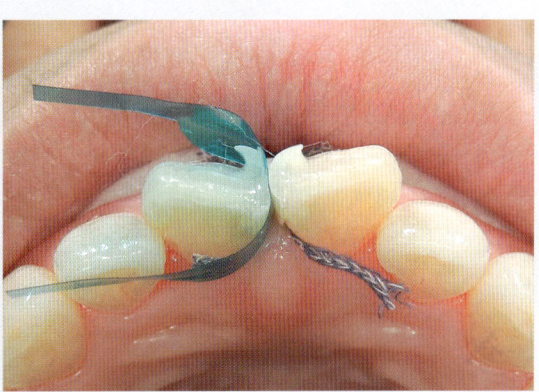

2-8 隣接面接触関係の構築

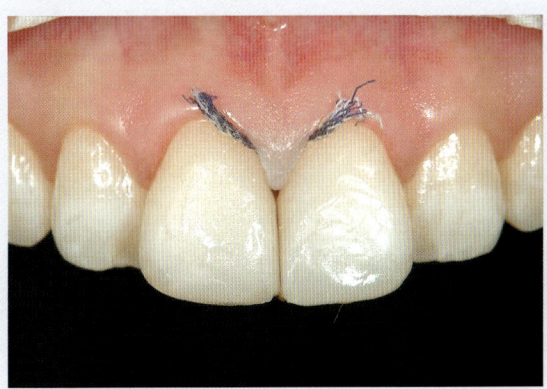

2-11 充填操作終了

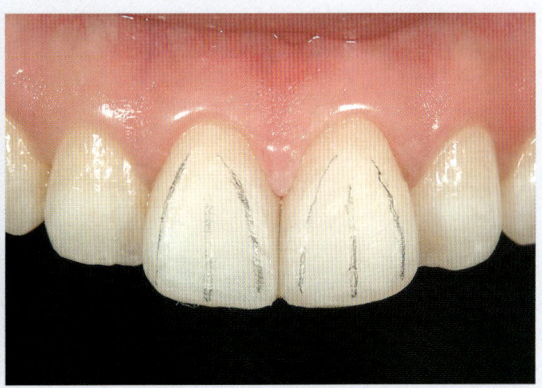

2-12 形態修正のガイドライン描記

83

| CASE 2 | 部分的離開歯列への修復（上部鼓形空隙） |

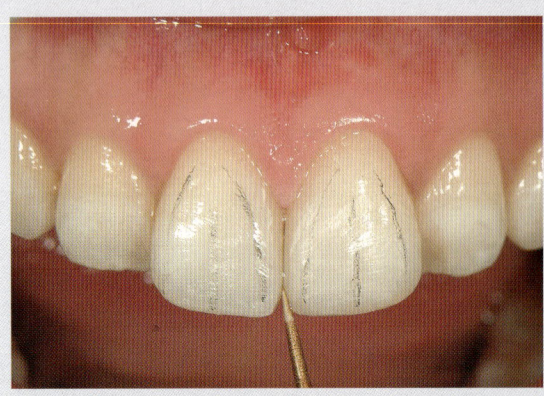

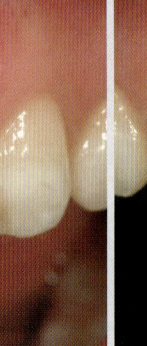

2-13 近心切縁隅角の設定

2-14 形態修正終了

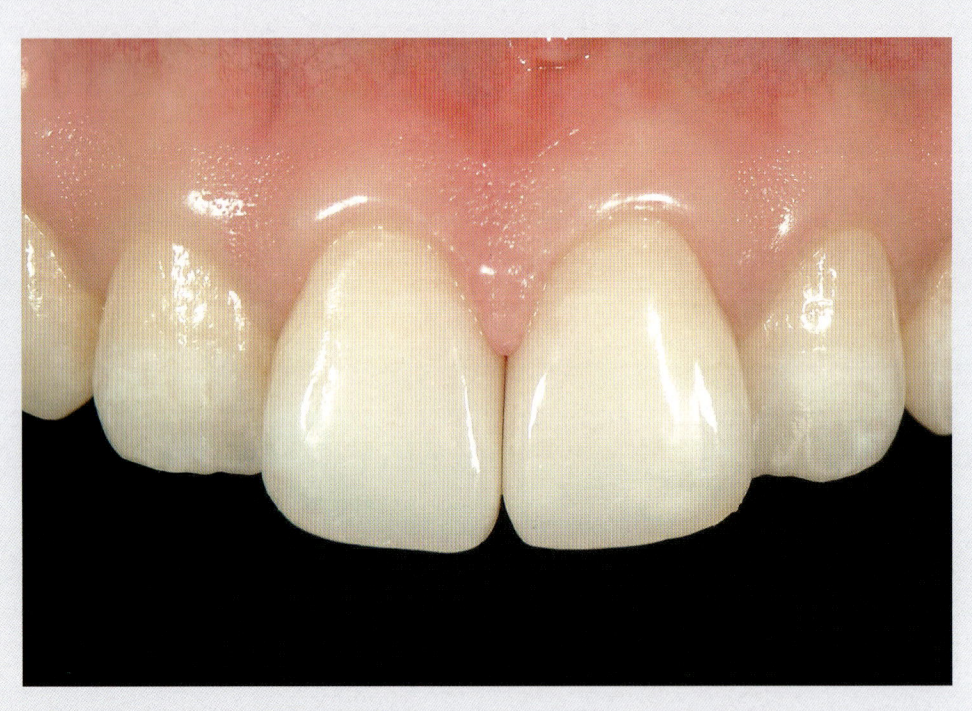

2-16 術後

Chapter 4

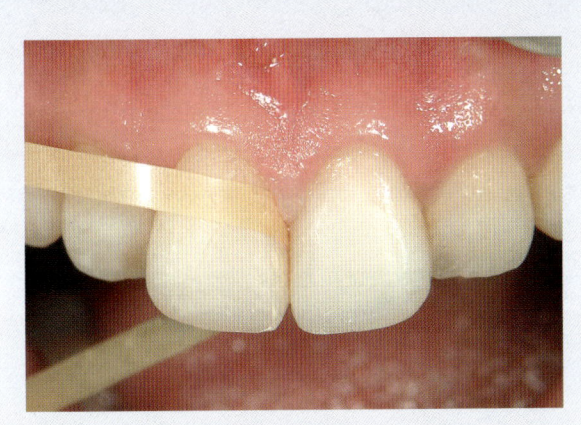

2-15　歯肉縁下部の研磨操作

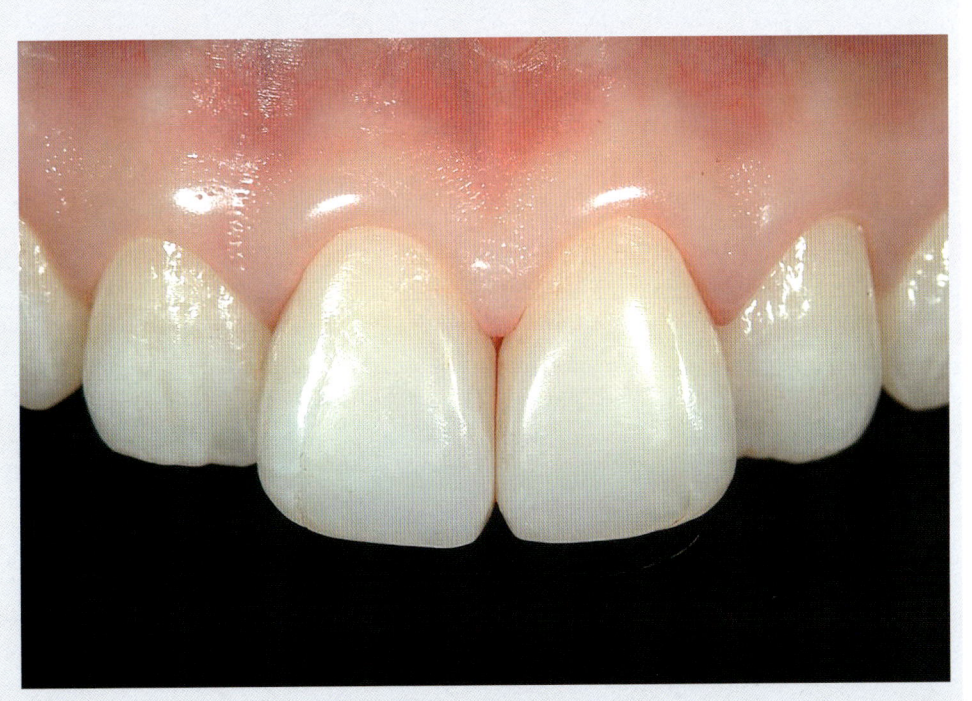

2-17　2年後

使用材料
① エッチング材：K エッチャント GEL（クラレノリタケデンタル）
② ボンディング材：クリアフィル メガボンド（クラレノリタケデンタル）
③ フロアブルレジン：クリアフィル マジェスティ ES フロー A2（クラレノリタケデンタル）
④ コンポジットレジン：クリアフィル マジェスティ ES-2 A2（クラレノリタケデンタル）

CASE 3　離開歯列への修復 (離開距離 1mm 以下)

　　離開距離が 1.0mm 以下の場合には，両側からのコンポジットレジンによる接触点は 3D マトリックスの滑らかな形状を利用して構築され，歯質とマトリックスとの間の狭小空間への充填操作を必要とする．このような部位への充填操作は，流動性の高いフロアブルレジンを注入する形で行い，注入から光照射までの間，マトリックスの位置を手指により適正に保持することが重要である．また，この狭小空間に注入されたフロアブルレジンが速やかに細部まで過不足なく行きわたる必要があり，フロアブルレジンのなかでもその流動性に違いがあることを認識すべきである．

　　図 2 に狭小部へのフロアブルレジン注入時の流動性比較を示す．「HIGH フロータイプ」と「LOW フロータイプ」を平面上に設置した 3D マトリックス内に同程度の注入圧で充填した際，その細部への流入性能には大きな差が生じる．臨床状況では手指により 3D マトリックスが保持され，可能なかぎりその位置を変位させないように弱い注入圧で，細部までフロアブルレジンが流入することが理想である．「HIGH フロータイプ」では 3D マトリックス内の隅々までフロアブルレジンが行きわたり，臨床での隣接面狭小空間への応用に適していると考えられる．

3D マトリックス内の狭小部位への使用を想定

3D マトリックス設置	ES フロー (HIGH) 注入	ES フロー (LOW) 注入

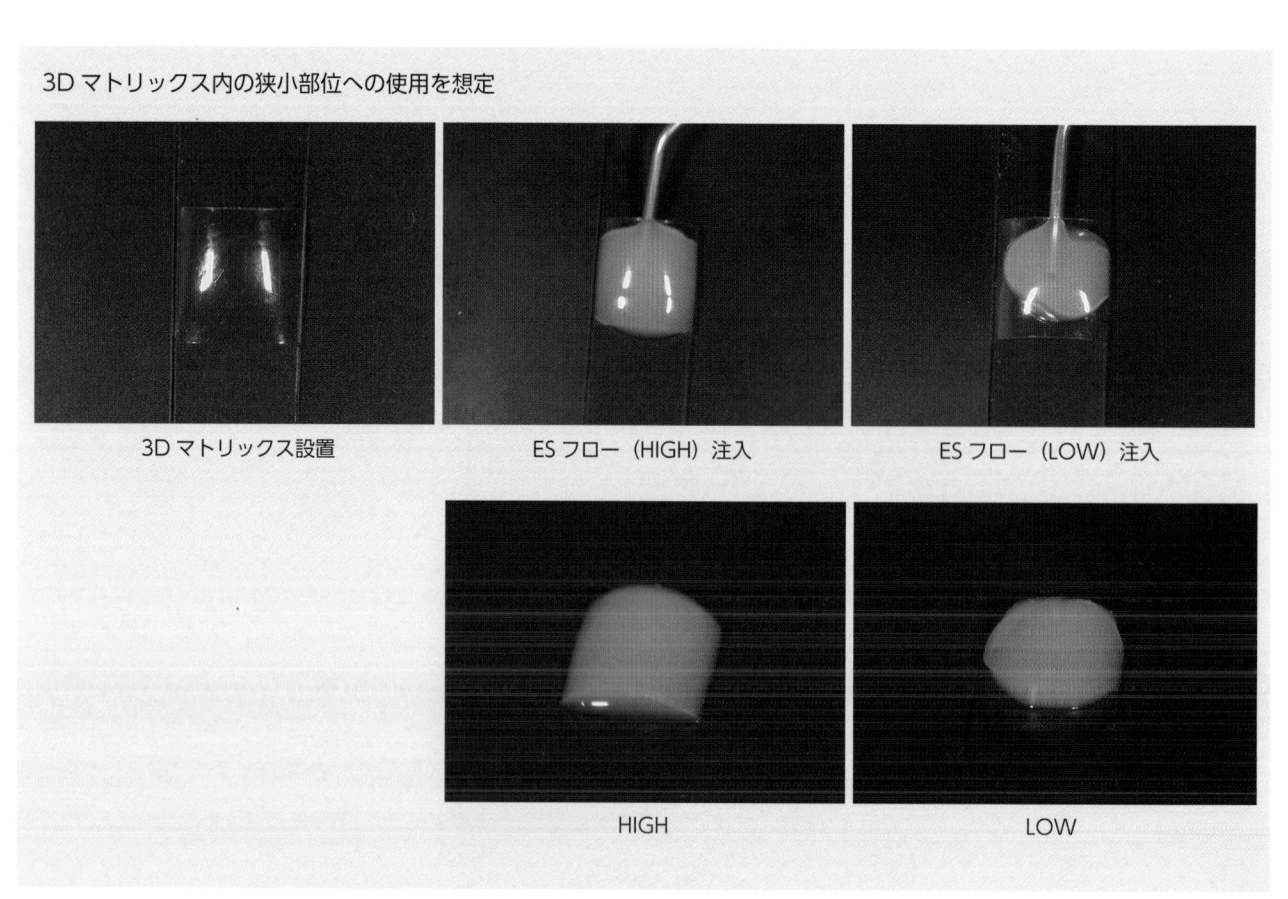

HIGH	LOW

図 2　フロアブルレジン流動性の違いによる窩洞内細部再現性の差

Chapter 4

CASE 3　離開歯列への修復（離開距離1mm以下）

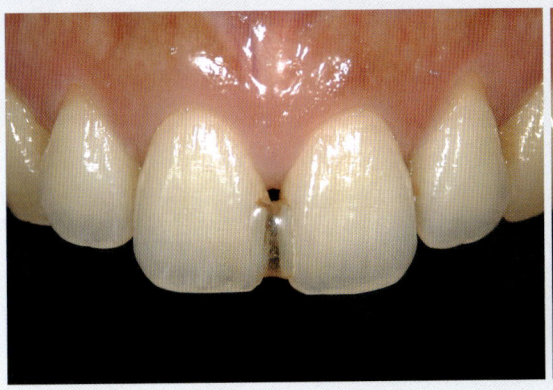

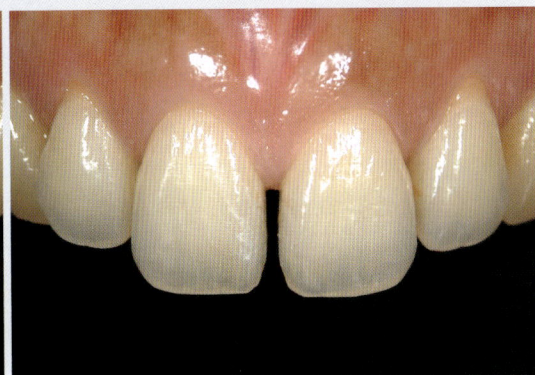

3-1　術前

3-2　被着面整備

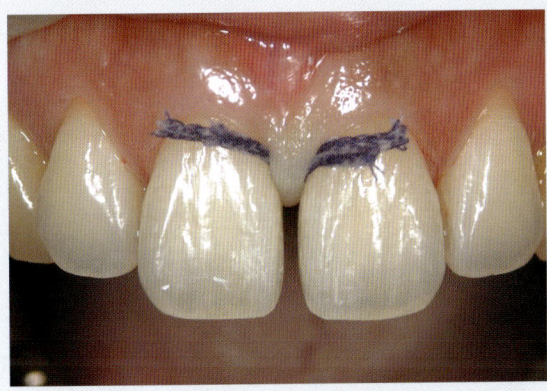

3-3　歯肉排除・止血剤使用

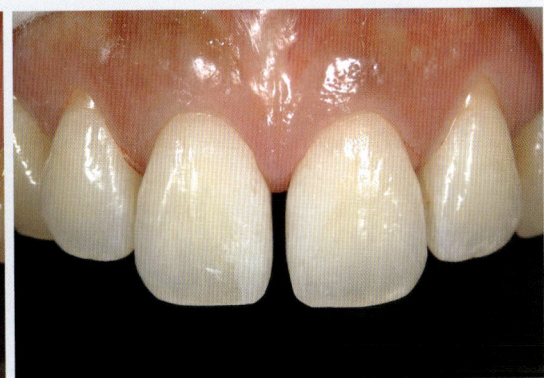

3-4　未切削エナメル質へのリン酸処理

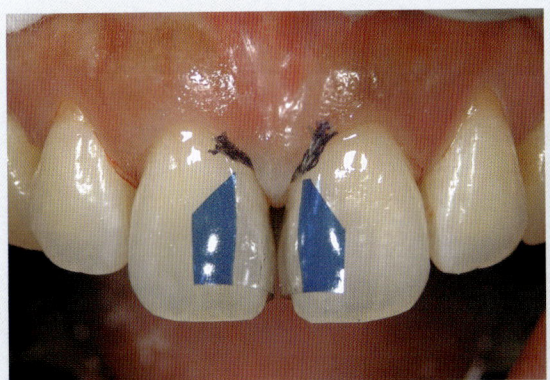

3-5　3Dマトリックスの試適

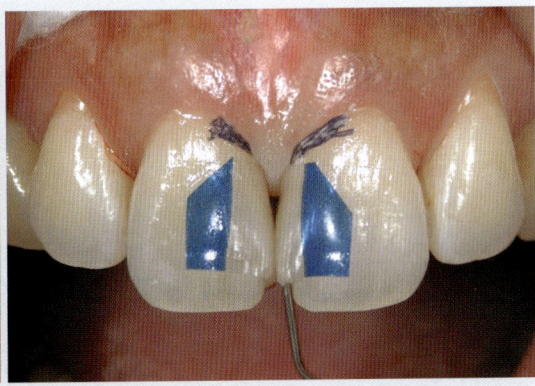

3-6　フロアブルレジンの注入充填

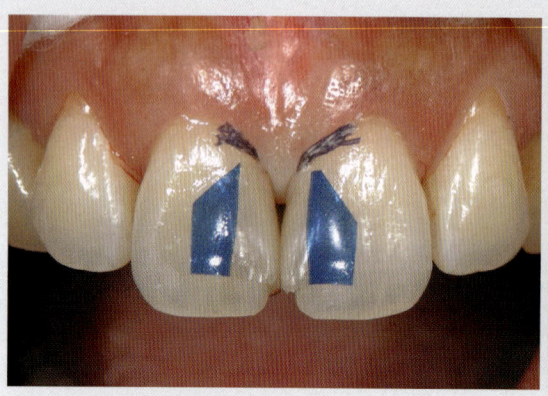

| CASE 3 | 離開歯列への修復（離開距離1mm以下） |

3-7 接触点の構築

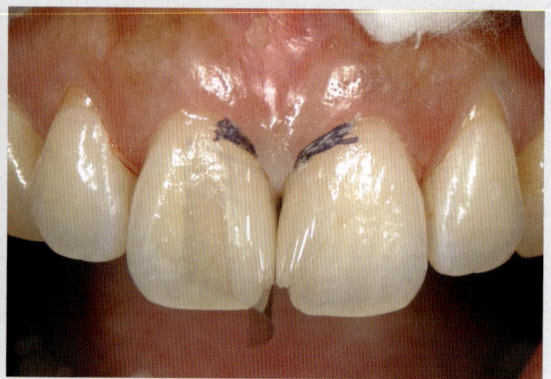

3-8 1｜隣接面切縁側の充填

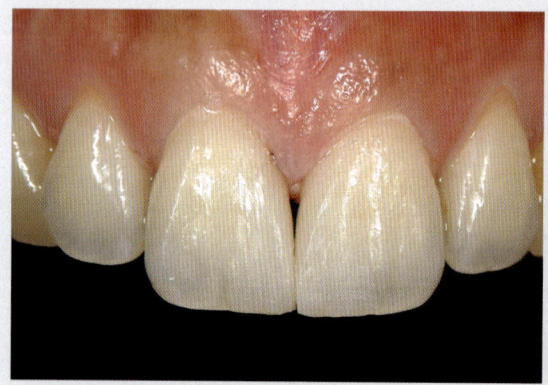

3-11 切縁形態の整備

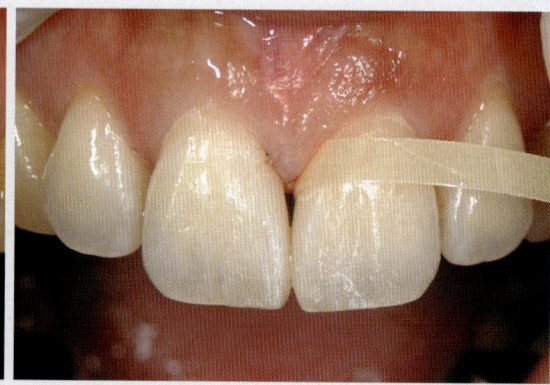

3-12 歯肉縁下部の研磨操作

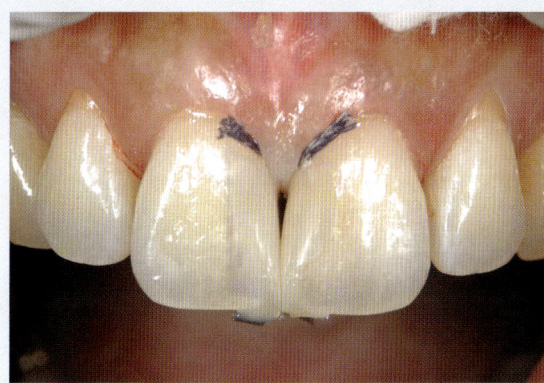

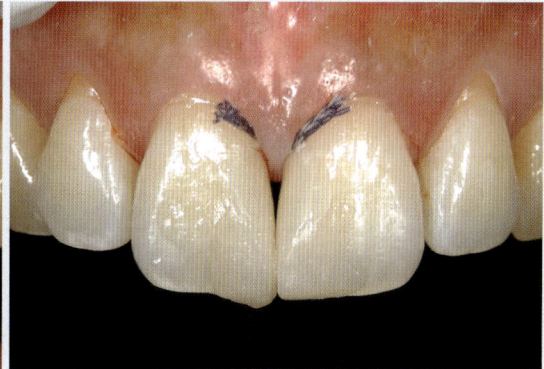

3-9 |1 隣接面切縁側の充填

3-10 充填操作終了

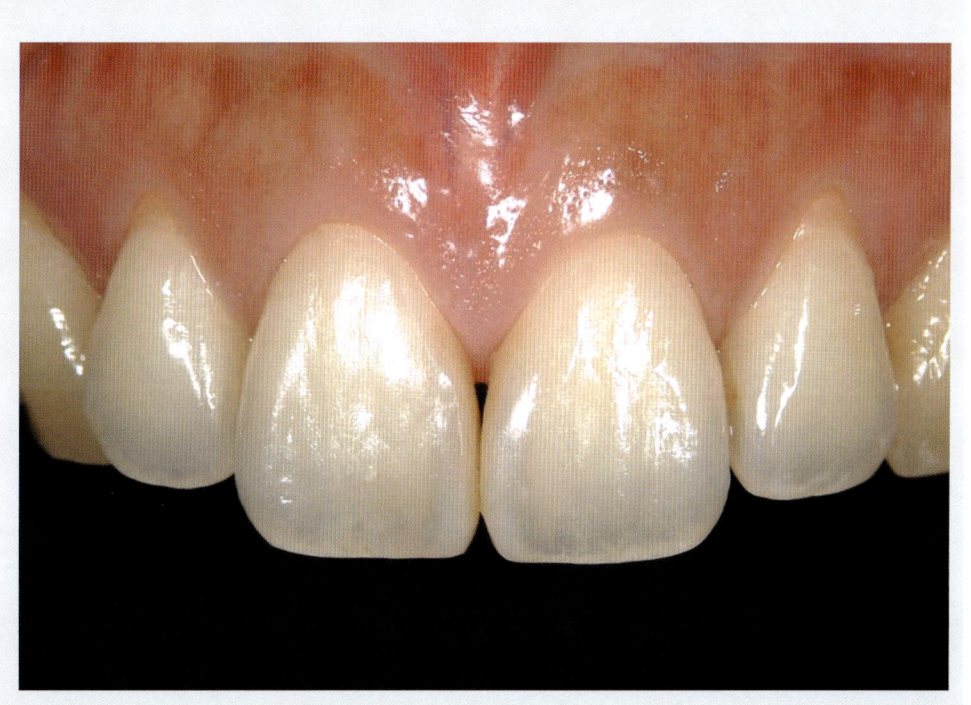

3-13 術後

使用材料
① エッチング材：K エッチャント GEL（クラレノリタケデンタル） ② ボンディング材：クリアフィル メガボンド（クラレノリタケデンタル） ③ フロアブルレジン：クリアフィル マジェスティ ES フロー [HIGH] A2（クラレノリタケデンタル）

CASE 4　離開歯列への修復 (離開距離 1～2mm・歯軸方向偏位)

　<u>1│1</u> の歯軸方向の偏位を伴う離開症例．同部位に齲蝕・旧修復材料はなく，健全歯質への切削介入を基本的には必要としない．

　綿100％でループ状に編み込まれた圧排糸（ウルトラパックコード＃0）をそれぞれの歯肉溝に2本ずつ使用し，止血剤（ボスミン外用液0.1％）を滴下して10分程度放置．圧排糸の除去後，止血と組織の乾燥を確認し，速やかに接着操作を行う．未切削エナメル質へのリン酸処理，2ステップのセルフエッチングタイプ接着材を使用して接着操作を完了し，3Dマトリックスの試適・充填操作に移行する．

　本症例では，根尖部が強く近心偏位して歯軸が遠心側に傾斜しているため，歯肉側から切縁までの弱湾曲形態を強湾曲形態に修正し，理想的な接触点を新規に構築する．最初に全湾曲の湾曲特徴の大きなタイプのマトリックス（高さ6.5mm）を使用して接触点を仮設定し，次に高さの異なる全湾曲タイプ（高さ5.0mm）を使用してさらに強いカントゥアを形成する．接触点より切縁側には直線的なマトリックスを使用して，隣接面形態を完成させる．手指によるマトリックスの辺縁部適合を確実に行い，注入するフロアブルレジンの歯肉側への流出を完全に制御する必要がある．また，注入されるフロアブルレジンにはHIGHフロータイプを選択することで，繰り返し行われる狭小空間への均一な充填が可能となる．

　歯冠部唇面の唇舌的位置関係は遠心側がやや唇側に偏位していることから，唇面近心側へのコンポジットレジン添加による <u>1│1</u> の唇面ラインの平坦化が必要であり，離開部封鎖と同時にエナメルシェードレジンを使用したパーシャルベニア修復が並行して行われる．

Chapter 4

CASE 4　離開歯列への修復（離開距離 1 〜 2mm・歯軸方向偏位）

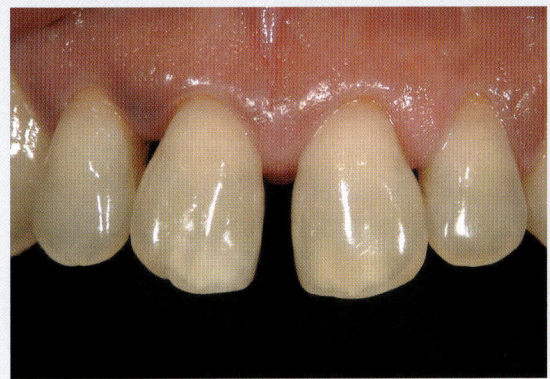

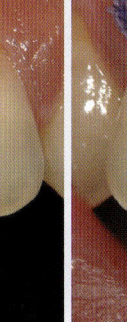

4-1　術前

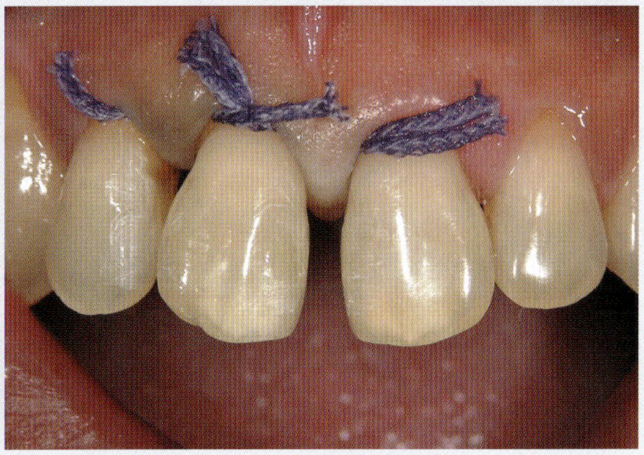

4-2　歯肉排除・止血剤の併用

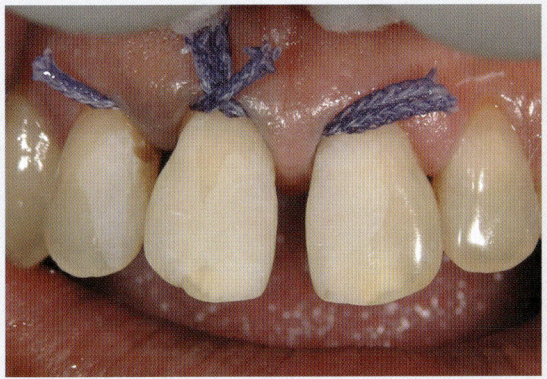

4-3　未切削エナメル質への酸処理

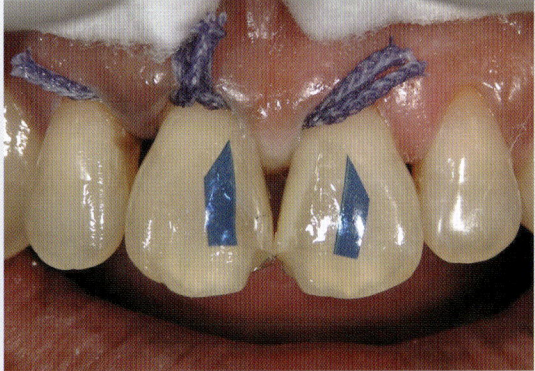

4-4　1|1 近心歯頸部へのフロアブルレジン注入

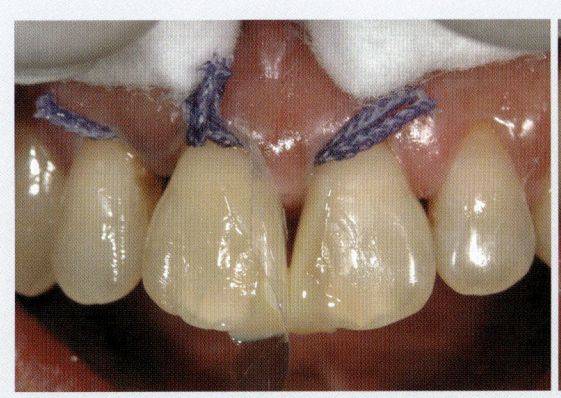

4-5　1|1 近心切縁部へのフロアブルレジン注入

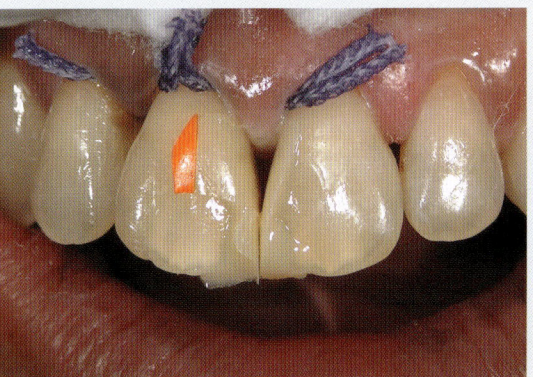

4-6　1| 近心歯頸部豊隆の追加フロアブルレジン注入

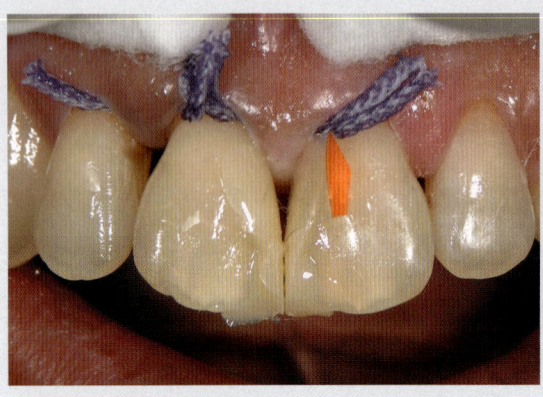

| CASE 4 | 離開歯列への修復（離開距離1〜2mm・歯軸方向偏位） |

4-7　|1 近心歯頸部豊隆の追加フロアブルレジン注入

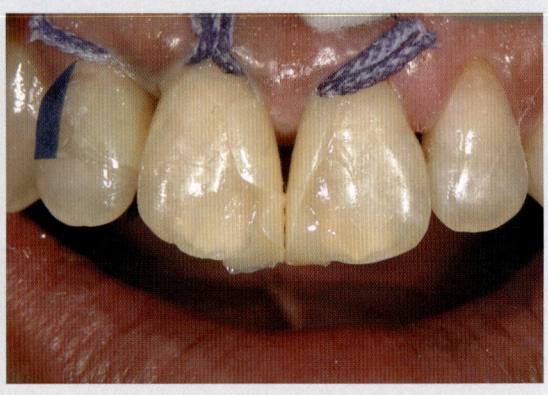

4-8　2| 近心歯頸部へのフロアブルレジン注入

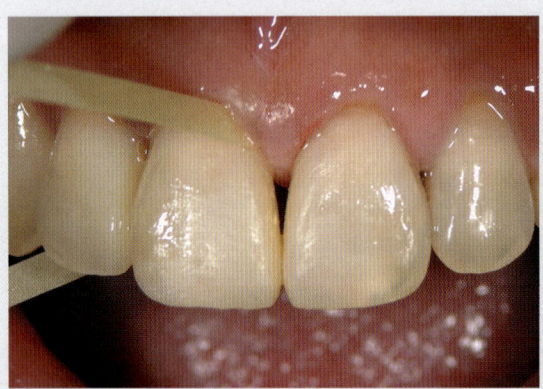

4-11　歯肉縁下部の研磨操作

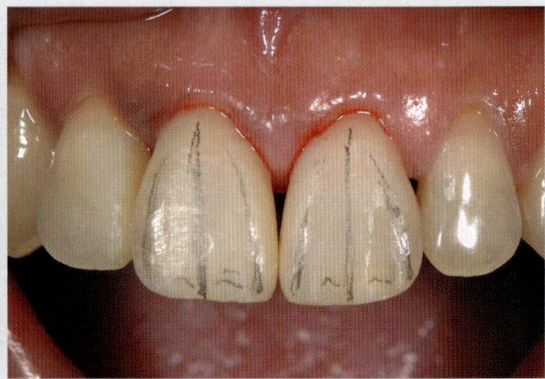

4-12　唇面隆線の位置確認

Chapter 4

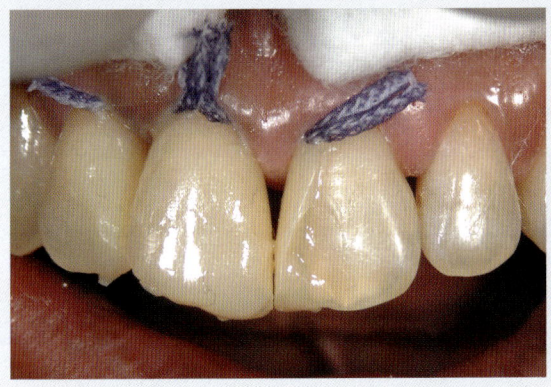

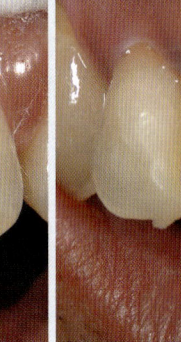

4-9　唇側面へのペーストタイプレジンの充填　　4-10　充填操作終了

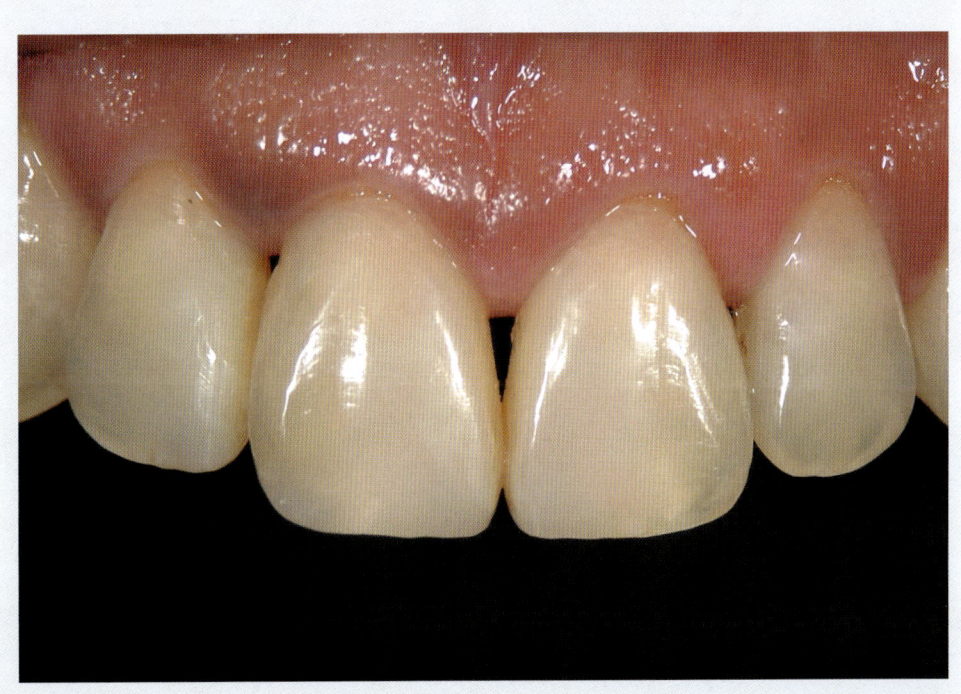

4-13　術後

使用材料
① エッチング材：エッチング ゲル（トクヤマデンタル）
② ボンディング材：ボンド フォース（トクヤマデンタル）
③ フロアブルレジン：エステライト フロー クイック OA2（トクヤマデンタル）
④ ペーストタイプレジン：エステライト Σ クイック A2（トクヤマデンタル）

CASE 5　離開歯列への修復 (離開距離 1～2mm・切縁位置変更)

　<u>1|1</u> の切縁位置の不一致を伴う離開症例．同部位に齲蝕・旧修復材料はなく，健全歯質への切削介入を基本的には必要としない．仮充填を2パターン行い，患者の選択に従って修復方法を決定する．修復第1案は離開部の封鎖に限定して修復処置を行い，唇面へのコンポジットレジン被覆を最小限にとどめることを優先する案．修復第2案は離開部の封鎖と同時に唇面のより広い範囲をコンポジットレジンで覆い切縁位置の統一を行うことで，高い審美性を追求する案．この2つの案の仮充填状況を写真撮影し，患者に同一画面上での比較検討する機会を与えた．患者が選択した修復第2案の仮充填状況を口蓋側よりシリコーン印象採得し，充填時ガイドとして活用する．

　綿100％でループ状に編み込まれた圧排糸（ウルトラパックコード#0）をそれぞれの歯肉溝に2本ずつ使用し，止血剤（ボスミン外用液0.1％）を滴下して，10分程度放置．圧排糸の除去後，止血と組織の乾燥を確認し，速やかに接着操作を行う．未切削エナメル質へのリン酸処理，2ステップのセルフエッチングタイプ接着材を使用して接着操作を完了し，3Dマトリックスの試適・充填操作に移行する．

　本症例では，仮充填で確認した切縁位置の変更と歯冠幅径の計測に従い，シリコーンガイド上での口蓋側部のフロアブルレジン充填操作を優先する．ガイド上で決定された切縁隅角位置と歯頚部とを結ぶ隣接面曲線部分の構築には，湾曲特徴の大きな3D透明マトリックスを選択．フロアブルレジンによる歯冠部外側面形態の構築後，内部構造としてのデンティンシェードレジンを厚さ2.0mm程度で充填し，歯冠部レジンに色調的基盤の「明度」を確立する．唇側面の最終構造として透明度の高いエナメルシェードレジンを充填し，内部構造を透過・反映した立体感を表現することが可能となる．

Chapter 4

CASE 5　離開歯列への修復（離開距離 1〜2mm・切縁位置変更）

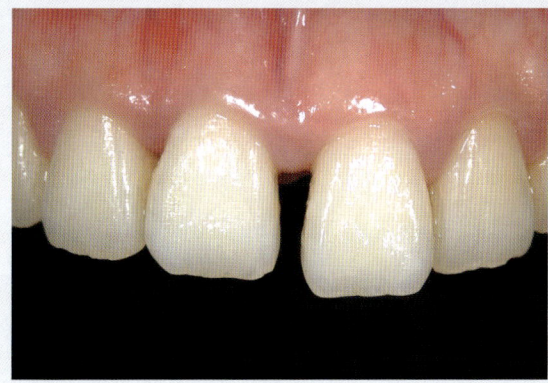

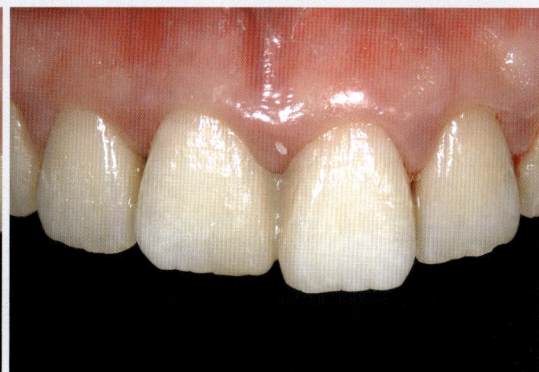

5-1　術前

5-2　仮充填パターン①

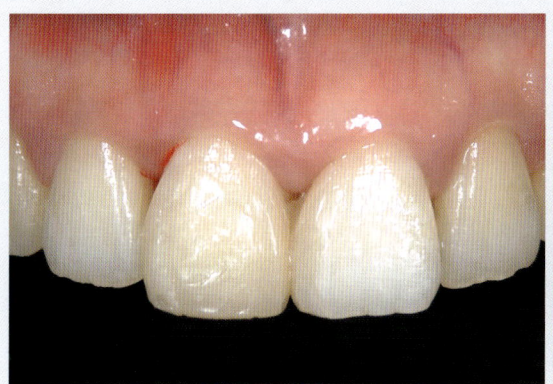

5-3　仮充填パターン②

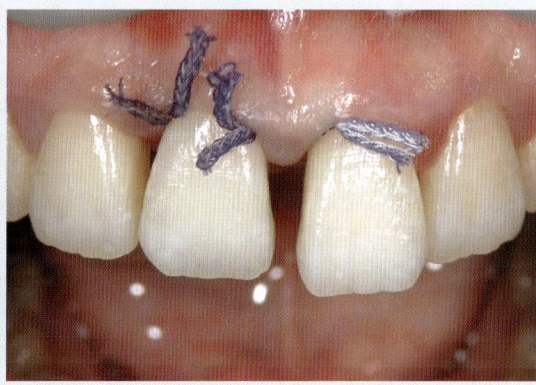

5-4　歯肉排除・止血剤の併用

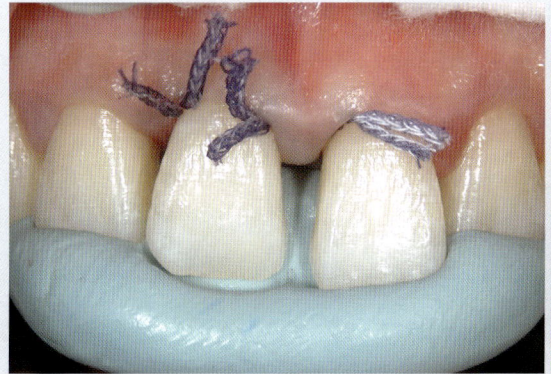

5-5　シリコーンガイド試適

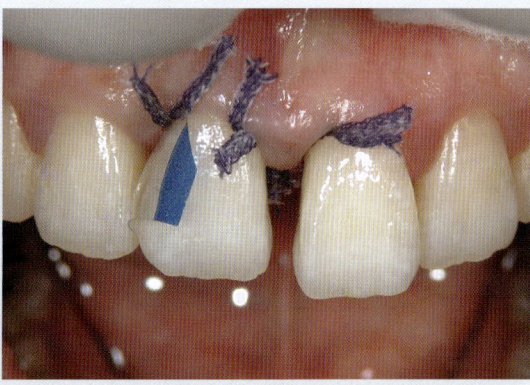

5-6　1| 遠心側へのフロアブルレジン充填

CASE 5　離開歯列への修復（離開距離 1～2mm・切縁位置変更）

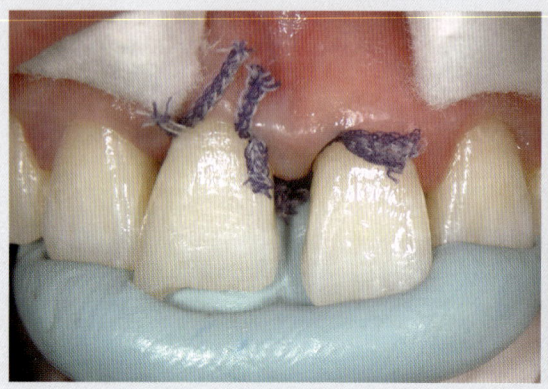

5-7　1| 遠心切縁部へのフロアブルレジン充填

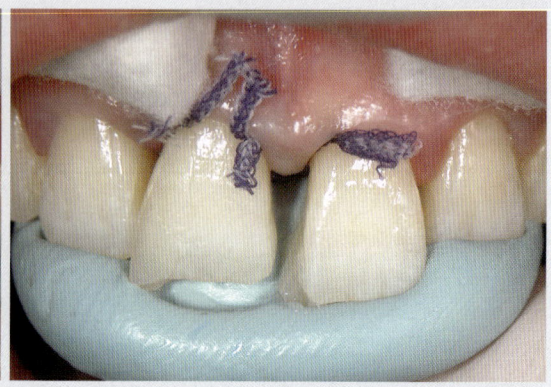

5-8　|1 近心側へのフロアブルレジン充填

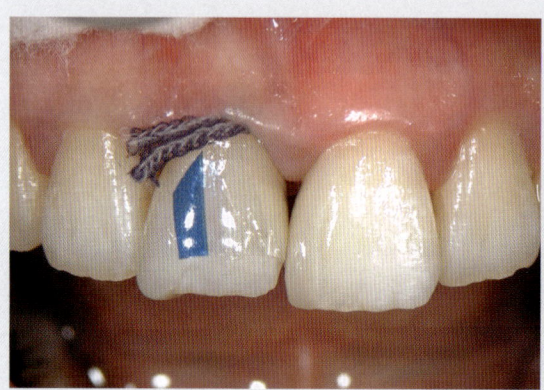

5-11　1| 近心側へのフロアブルレジン注入

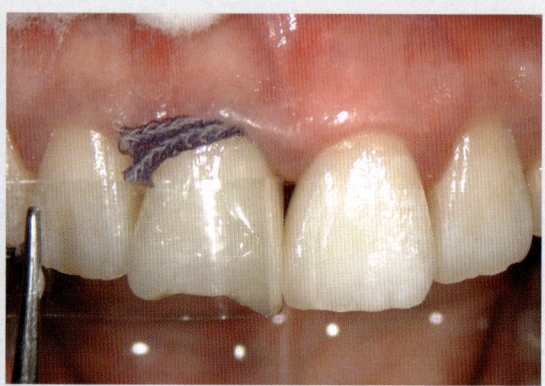

5-12　1| 近心切縁部へのフロアブルレジン充填

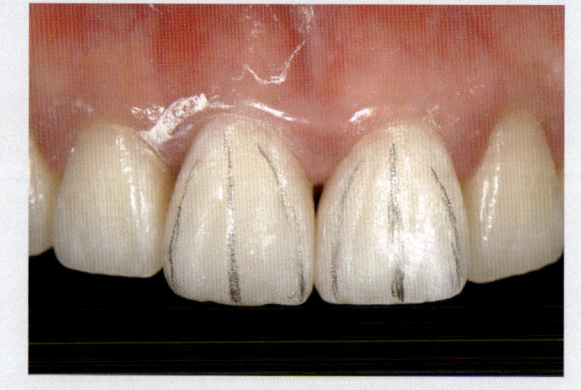

5-15　形態修正のガイドラインの描記

使用材料
① エッチング材：K エッチャント GEL（クラレノリタケデンタル）
② ボンディング材：クリアフィル メガボンド（クラレノリタケデンタル）
③ フロアブルレジン：クリアフィル マジェスティ ES フロー A2（クラレノリタケデンタル）
④ デンティンシェードレジン：クリアフィル マジェスティ ES-2 Premium A2D（クラレノリタケデンタル）
⑤ エナメルシェードレジン：クリアフィル マジェスティ ES-2 Premium A2E（クラレノリタケデンタル）

Chapter 4

5-9 マトリックス内へのフロアブルレジン注入

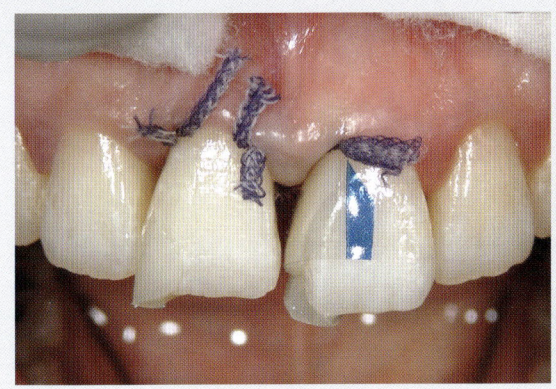

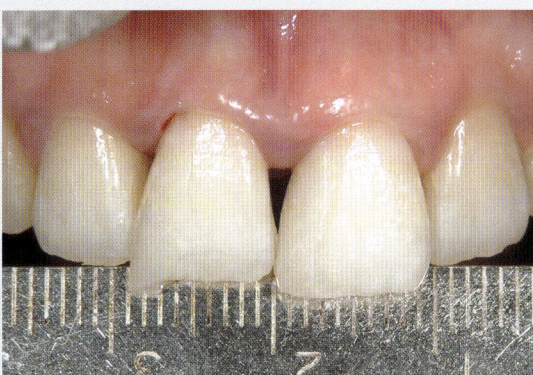

5-10 歯冠幅径のバランス確認

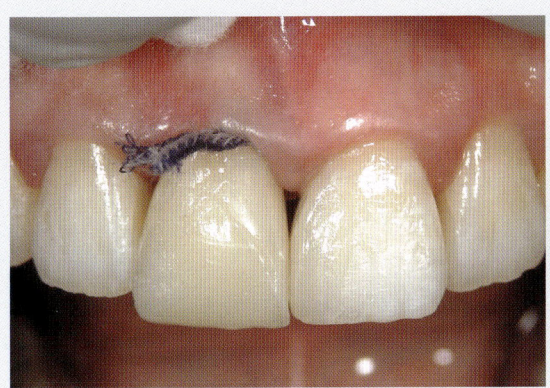

5-13 1| 切縁部ペーストタイプレジン充填

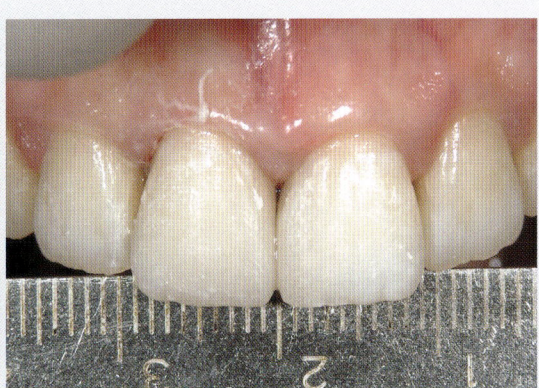

5-14 歯冠幅径のバランス再確認

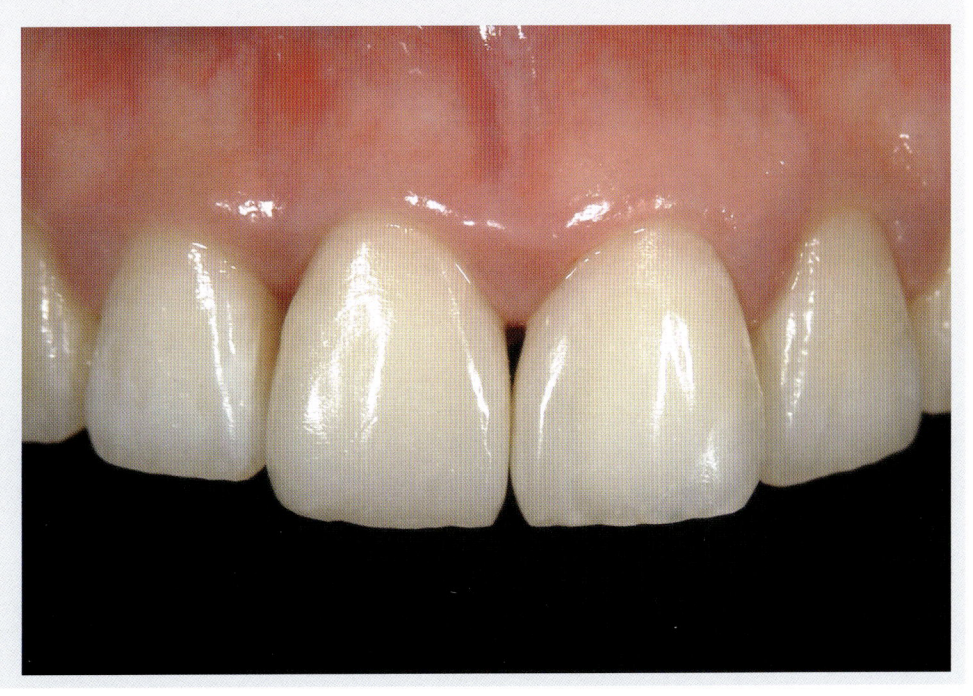

5-16 術後

97

Chapter 5
ホワイトニングとコンポジットレジン修復

ホワイトニング併用のコンポジットレジン修復

　コンポジットレジン修復によって主に前歯部の形態的な審美改善を求める患者では，歯冠部の色調改善への興味も非常に高い傾向にあり，両方の要求を同時に解決する必要がある場面は多い．色調的審美を追求する「歯の漂白」という治療内容に対する患者満足度はきわめて高く[1]，歯質保存的に歯冠部の形態的審美を追求するコンポジットレジン修復との相性は非常に良いと考える（表1）．

　前歯部の審美改善に際し，コンポジットレジン修復の前段階でホワイトニング処置を先行した場合には，漂白後の歯冠部色調に合わせたレジンのシェード選択をすることになる．近年では，各社のコンポジットレジンシリーズの色調選択肢に「ホワイトニングシェード」が用意され，フロアブルレジン・デンティンシェードレジン・エナメルシェードレジンなど，それぞれのコンポジットレジンの流動性・光透過性・光拡散性などの特徴を維持した状態で，漂白後の独特の色調に適合させることも可能である．

　しかし一方で，本書で紹介しているさまざまな場面でのコンポジットレジン修復による歯冠形態の復元・修正・構築を通して，患者の口腔内審美への意識の高まりと同時に発生する修復後ホワイトニングの可能性も想定する必要があると考える．歯質やコンポジットレジン修復材料への漂白材の影響を考慮して，それぞれの場面での「ホワイトニング」と「コンポジットレジン修復」との関係性を整理する．

　まず前提として，ホワイトニング処置における歯質への漂白効果とはどのように発現するのかを簡単にまとめると，ホワイトニング材料の主成分である過酸化水素（または

表1　ホワイトニングとコンポジットレジン修復の良好な関係

1. 健全歯質を最大限保存しながら，形態的審美性と色調的審美性との調和が可能
2. ホワイトニング処置によるエナメル質へのコンポジットレジン接着性能低下は一定時間経過で解消
3. コンポジットレジンの接着性能を阻害しないホワイトニング処置後の知覚過敏抑制材の登場
4. ホワイトニング処置後の歯冠部色調に適合しやすいコンポジットレジンの色調選択肢の増加
5. コンポジットレジン修復用光照射器のホワイトニングへの有効活用可能なオプション設定
6. コンポジットレジン修復後の定期的ホワイトニングによる二次齲蝕・歯周病の抑制効果

過酸化尿素)から水・酸素への分解作用のなかで生じるフリーラジカルが，歯質の変着色の原因となっている有色の有機分子を分解することで発現する有色色素除去作用である．ホワイトニングには，失活変色歯が適応となる「WALKING BLEACH」，生活変色歯が適応となる「OFFICE BLEACH」「HOME BLEACH」とがある．

「WALKING BLEACH」には専用薬剤は用意されていないが，過ホウ酸ナトリウムを使用した簡便な術式が確立している．失活変色歯への「ホワイトニング」「コンポジットレジン修復」併用の審美性回復症例を示す（**CASE 1**）．

CASE 1　WALKING BLEACH 併用コンポジットレジン修復（失活歯への修復）

|1 の過去の打撲の既往による歯髄失活・変色を主訴に来院．

歯牙打撲などの外傷により，髄腔内に出血または循環障害を起こし歯髄組織が壊死した場合には，血中ヘモグロビンの鉄分と壊死組織の分解産物である硫化水素が象牙細管に侵入して反応し，硫化鉄となり歯の変色を引き起こすとされている[2]．歯髄失活の変色による審美障害が主訴の場合，歯冠部歯質の保存程度によりその対応策は変化するが，歯冠部健全歯質が十分に温存されている場合には緊密な根管充填操作後，「WALKING BLEACH」によるホワイトニング処置が適応となる可能性が高い．

本症例では根管治療終了後，根管口部充填材を歯肉縁相当部より根尖側方向に約3.0mm 程度まで除去し，グラスアイオノマーセメントにてスポット被覆．歯髄組織を完全に除去した歯髄腔内を短時間のリン酸処理，髄腔内スメア層を除去して象牙細管の歯髄側開口部を確保する．髄腔内に過ホウ酸ナトリウムと水との混和ペーストを充填し，グラスアイオノマーセメントにて仮封．過ホウ酸ナトリウムと水との反応により発生した過酸化水素は，さらに水・酸素へと分解される過程でフリーラジカルを生じ，象牙細管内の変色原因分子を分解・除去する．週1回程度の貼薬を約5週間継続し，「WALKING BLEACH」を終了．水硬性セメントによる約1週間の仮封期間を経て，コンポジットレジンによる修復操作に移行する．

さらに本症例では，旧修復材料の除去後，唇側の遊離エナメル質を温存して口蓋側よりオペーク色のフロアブルレジンを充填．唇側エナメル質を可能なかぎり保存することで，修復後の自然なエナメル質の表面性状が温存され，修復予後は良好に経過する．「WALKING BLEACH」の漂白効果は数年で徐々に失われる傾向にあるが，必要に応じて初期漂白操作と同様の内容を繰り返し行い，その効果を維持することも可能である．

CASE 1　WALKING BLEACH 併用コンポジットレジン修復

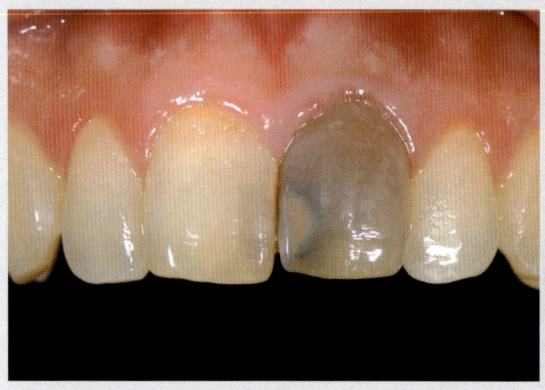

1-1　術前

1-2　WALKING BLEACH 3 週間

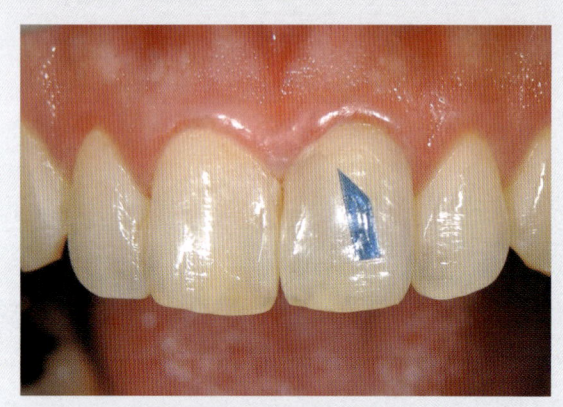

1-5　口蓋側のみフロアブルレジン充填

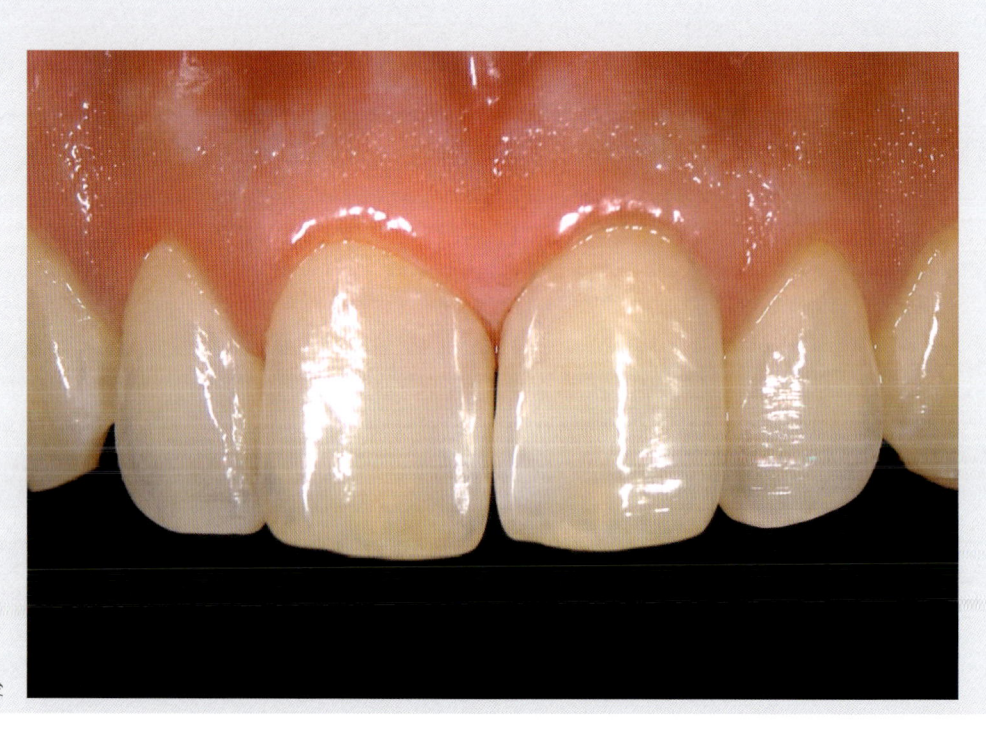

1-6　術後

1-3 WALKING BLEACH 5 週間. 旧修復材料の除去

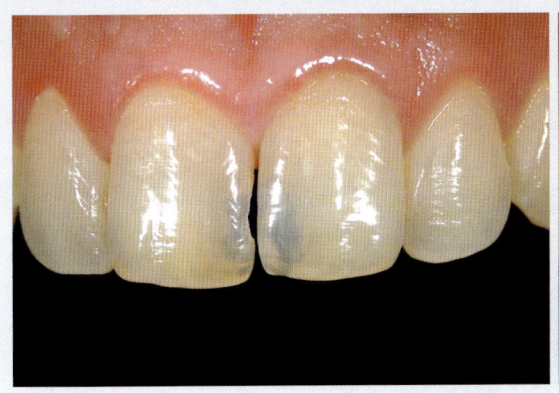

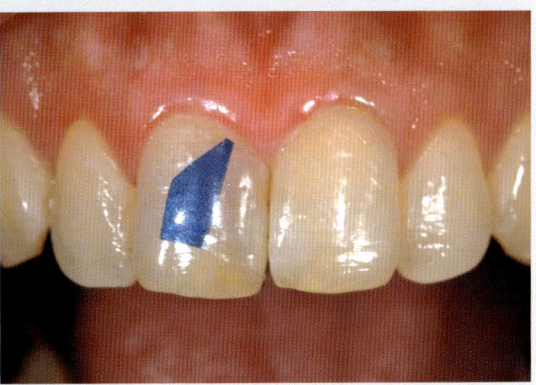

1-4 3D マトリックスの試適・充填

使用材料
① エッチング材：K エッチャント GEL（クラレノリタケデンタル）
② ボンディング材：クリアフィル メガボンド（クラレノリタケデンタル）
③ フロアブルレジン：クリアフィル マジェスティ A2（クラレノリタケデンタル）

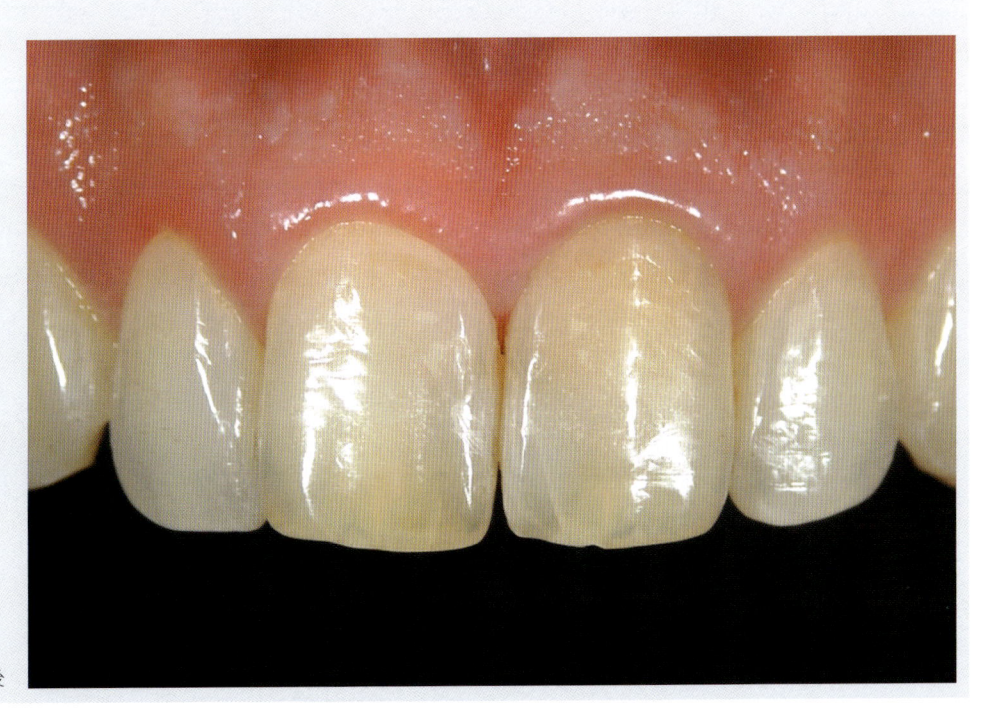

1-7 3 年後

ホワイトニング材料の分類と効果

　日本で承認されている「OFFICE BLEACH」材料には，ハイライト（松風），ピレーネ（モリタ），ティオンオフィス（ジーシー）の3種類がある．

　ハイライトは，35％過酸化水素水と触媒粉末の混合による化学反応と可視光線照射（照射光の波長域指示は特になし）による光反応によって漂白する．混和後の過酸化水素濃度は約35％を維持し，高濃度でpHは約4.0である．知覚過敏対策と歯周組織の保護処置が必要である．

　ピレーネは，約6％の過酸化水素と光触媒機能を有する二酸化チタンを主成分とする．混和後の過酸化水素濃度は約3.5％に低下し，pHは約6.0でエナメル質表面や歯周組織に与える影響はきわめて小さい．酸化チタン光触媒は波長380～420nmの可視光領域の照射光に反応してフリーラジカルを発生させ，漂白効果が発現する．この波長域は，コンポジットレジン修復で主に使用する青色LED光照射器の有効波長域（470～480nm付近）とは一致しないため，専用のオプションチップが用意され波長域をコントロール可能な光照射器（Pencure 2000，モリタ）を選択して使用することも可能である．または，ホワイトニングに特化して照射範囲を前歯部全体に拡大した専用光照射器（コスモブルー，ジーシー）の使用も効率的である．

　ティオンオフィスは，35％過酸化水素と30％過酸化尿素，光触媒機能を有する酸化チタンを主成分とする．混和後の過酸化水素濃度は約23％にやや低下するが，知覚過敏対策と歯周組織の保護処置は必要である．pHは約6.0である．採用されている可視光応答型光触媒（V-CAT）は，波長380～420nmの可視光領域の照射光に有効に反応してフリーラジカルを発生し，漂白効果が発現する．光照射器の選択については上記ピレーネの内容とほぼ同等である．

　また，日本で承認されている「HOME BLEACH」材料には，NITEホワイト エクセル（デンツプライIH），オパールエッセンス10％（ウルトラデントジャパン），松風ハイライト シェードアップ（松風），ティオンホーム（ジーシー）の4種類がある．

　これらのホームホワイトニング材料は，いずれも主成分が10％の過酸化尿素であり，これが全量分解した状態の過酸化水素の濃度は約3.7％に相当し低濃度で安全性が高い[3]．しかし一方で，触媒の添加や光照射がないため過酸化水素の反応速度が遅く，漂白効果は緩やかに発現し，処置完了までの時間経過は長い．

CASE 2　OFFICE BLEACH 追加併用コンポジットレジン修復（破折歯への修復）

診療 1 日目

 |1 大規模破折歯への緊急対応として，破折断面における象牙細管開口部の速やかな封鎖を最優先とする．破折象牙質面へのフロアブルレジンによる強固な保護層の形成を行い，それ以降は歯冠形態を仮充填により一時的に回復して当日の処置を終了する．

　仮充填に使用されるコンポジットレジンと象牙質コーティングレジンとの間には分離材を塗布し，次回来院時の撤去を前提とする．仮充填の期間は，咬合状態や歯冠形態の左右対称性などを患者自身が試用確認を行う．問題がなければ，この状態をシリコーン印象材によって記録し，積層充填による審美性回復のガイドとして使用する．

　ガイド作製は通常，口蓋側からのシリコーン印象採得によって行い，積層充填時の口蓋側第 1 層目のコンポジットレジン形態を仮充填時と同様に再現することが可能となる．

診療 2 日目

　再度診査を行い，歯髄症状の有無を確認のうえ，仮充填したコンポジットレジンを除去する．さらに唇側，口蓋側のエナメル質辺縁部に約 5.0mm 幅のベベル形成を行い，コーティングレジン面も一層削除して新鮮面を露出させる．レジン面とエナメル質とにリン酸処理を行い，さらにレジン面へのシランカップリング処理を行う．被着面への前処理後，ボンディング材にて接着操作を完了し，シリコーンガイド上での積層充填操作に移行する．

　残存歯質の歯冠部色調よりシェードガイドにて A2 SHADE 相当と判断し，口蓋側・隣接面部分にはフロアブルレジン（SHADE OA2），象牙質・エナメル質相当部にはそれぞれデンティンシェードレジン（SHADE A2B）・エナメルシェードレジン（SHADE A2E）を選択した．

診療 3 日目・4 日目

　破折部の修復完了後，患者に対して維持管理の重要性を啓発するなかで，口腔環境への意識の高まりとさらなる審美性獲得への意欲が発生し，前歯部へのホワイトニング処置へと移行することになった．ホワイトニング処置による歯冠部色調の変化は，すでに修復されたコンポジットレジンとの色調不一致が生じることを説明し，漂白後色調への再修復の必要性に同意を得た．

　 3⊥3 に対して，「OFFICE BLEACH」材料（ピレーネ，モリタ）を使用したホワイトニング処置を行い，歯冠部色調はシェードガイドにて A1 SHADE 相当に変化した．ホワイトニング処置によるコンポジットレジン部分への漂白効果はなく[4]，周辺より浸透した背景歯質への漂白効果のみでは色調の不一致は避けられない状況となり，コンポジットレジンの再修復へと移行した．

診療5日目

　ホワイトニング処置から約2週間が経過した時点で，1⌋ の色調の不一致が生じたコンポジットレジン修復部分の表層約2.0mmを削除し，数種類のホワイトニングシェードのコンポジットレジンを試適した．ホワイトニング処置の効果はエナメル質を透過して象牙質にも及ぶことが確認されており[5]，漂白されたエナメル質と象牙質とで形成される色調に調和したコンポジットレジンを選択する必要がある．光透過性と光拡散性のバランスが良く，独特の漂白後の歯冠部歯質色調に合致するコンポジットレジンが選択できた時点で，接着・充填操作に移行した．

　ホワイトニング処置後のエナメル質へのコンポジットレジンの接着強度は，使用するホワイトニング材料の過酸化水素の濃度に一定の影響を受けて低下するものの，24時間後には濃度にかかわらず回復することが確認されている[6]．本症例で使用した「OFFICE BLEACH」材料（ピレーネ，モリタ）は過酸化水素濃度が約3.5％と低く，ホワイトニング処置直後のコンポジットレジン修復でも接着強度は低下しないとの報告もあるが，ホワイトニング処置後の歯冠部色調の安定には2週間程度の期間が必要とされ[7]，この期間を考慮してコンポジットレジン修復を完了した．

Chapter 5

CASE 2 OFFICE BLEACH 追加併用コンポジットレジン修復（破折歯への修復）

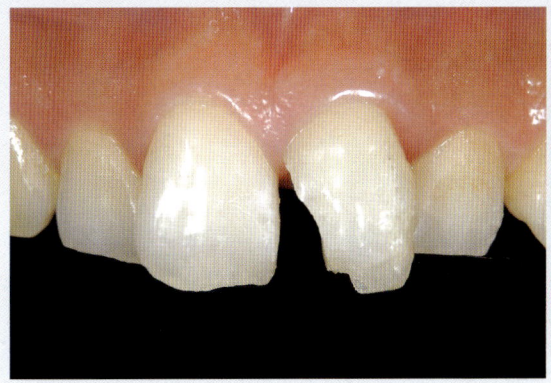

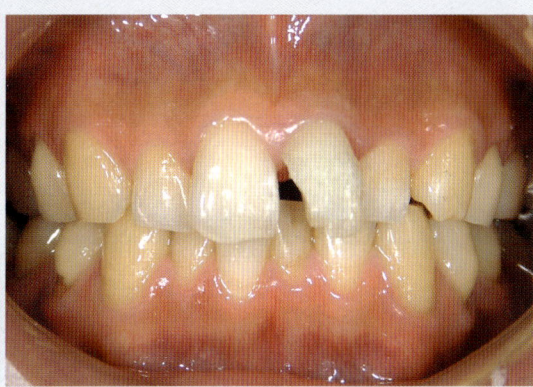

2-1, 2-2 術前

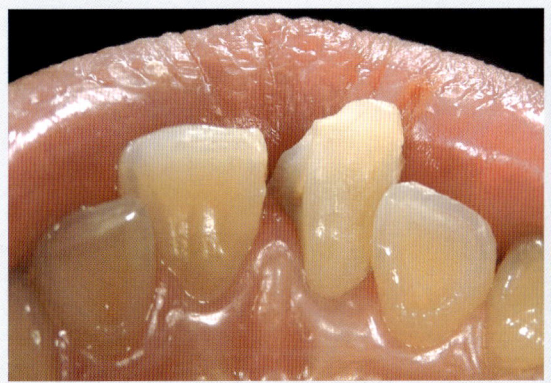

2-3 破折象牙質面に露髄はない

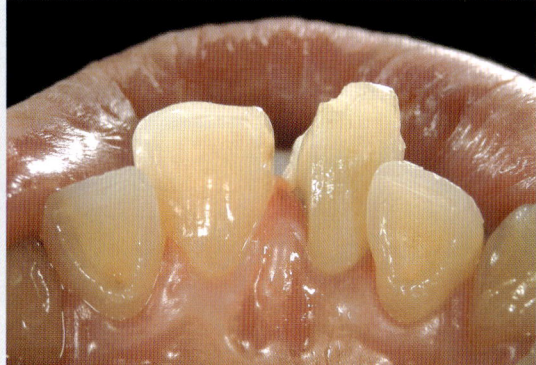

2-4 露出象牙質面の保護

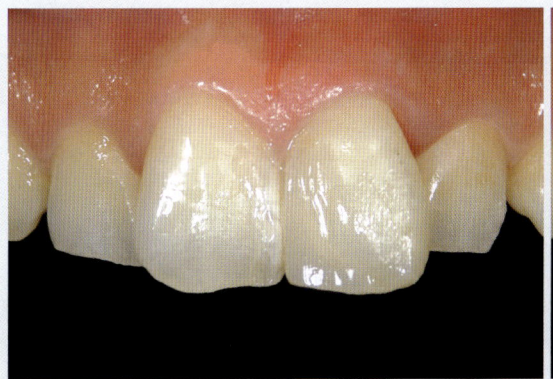

2-5 仮充填

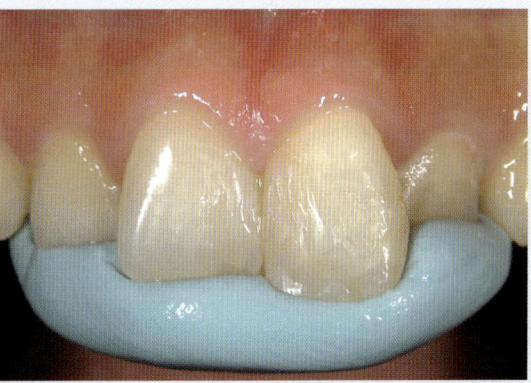

2-6 シリコーンガイドの作製

105

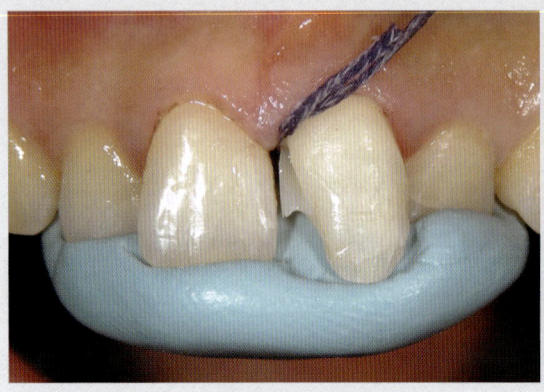

CASE 2　OFFICE BLEACH 追加併用コンポジットレジン修復（破折歯への修復）

2-7 仮充填の除去・歯肉排除・接着操作

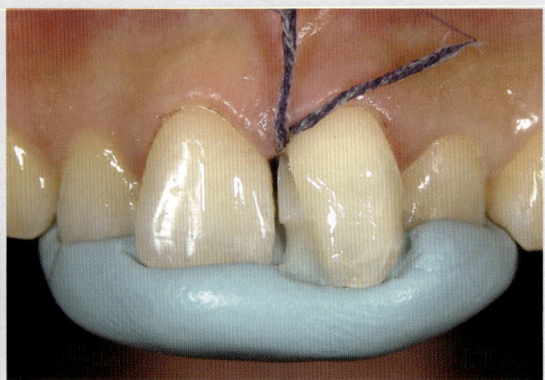

2-8 口蓋側部のフロアブルレジン充填

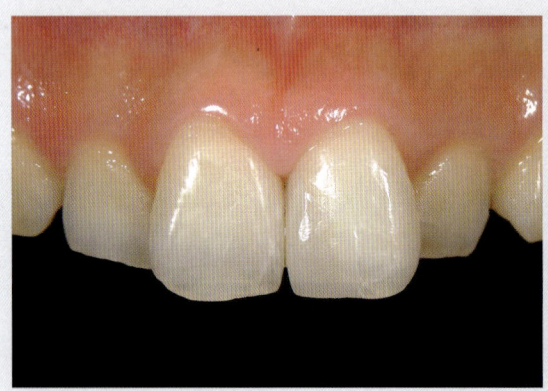

2-11 破折部修復操作完了

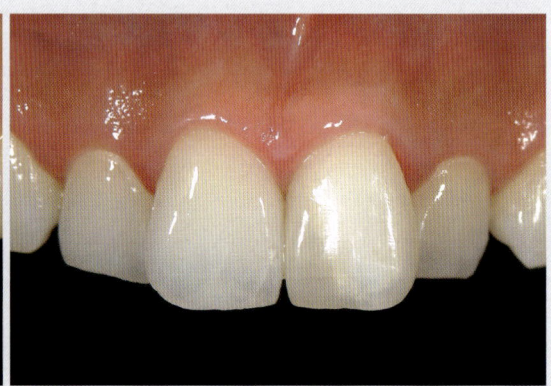

2-12 OFFICE BLEACH 処置後

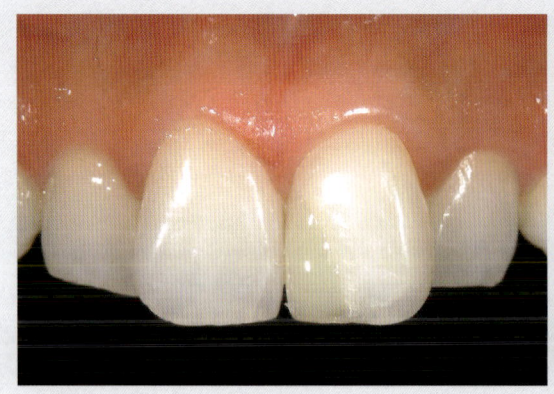

2-15 ホワイトニングシェードレジンの色調確認②色調不適合

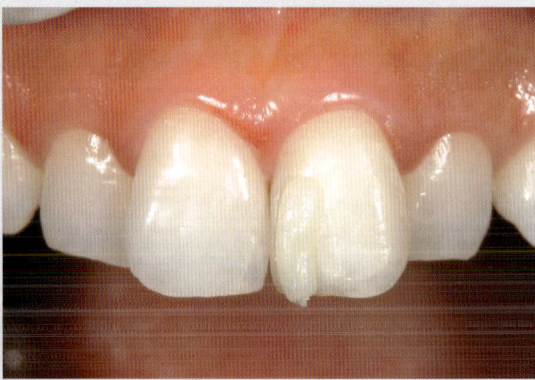

2-16 使用レジンの決定

Chapter 5

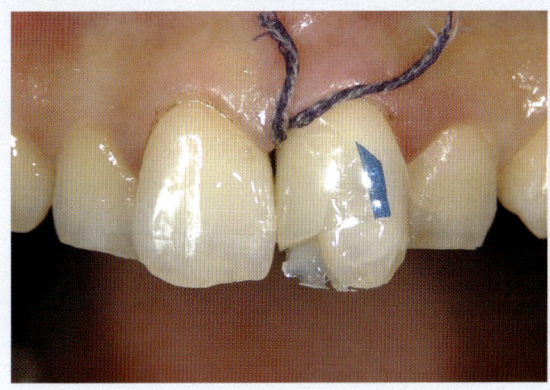

2-9 3Dマトリックス内へのフロアブルレジン注入

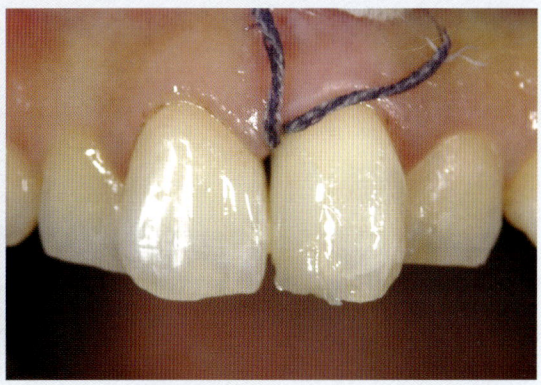

2-10 デンティンシェードレジン・エナメルシェードレジンの充填

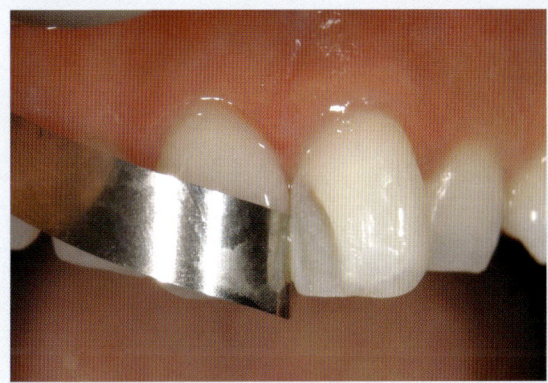

2-13 充填部の表層レジン除去

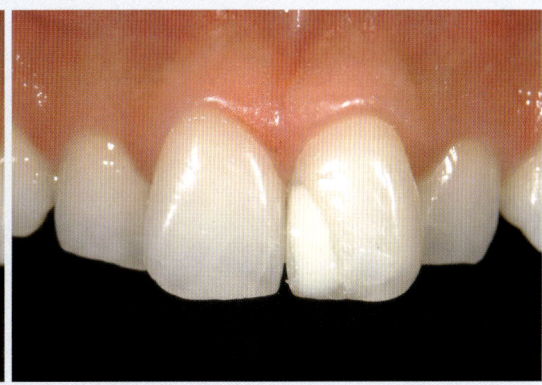

2-14 ホワイトニングシェードレジンの色調確認①　色調不適合

使用材料
① ホワイトニング材：「OFFICE BLEACH」ピレーネ（モリタ）
② エッチング材：エッチングゲル（トクヤマデンタル）
③ シランカップリング材：トクヤマ ユニバーサルプライマー（トクヤマデンタル）
④ ボンディング材：ボンドフォース（トクヤマデンタル）
⑤ フロアブルレジン：エステライト フロー クイック OA2（トクヤマデンタル）
⑥ デンティンシェードレジン：エステライト プロ A2B（トクヤマデンタル）
⑦ エナメルシェードレジン：エステライト プロ A2E（トクヤマデンタル）
⑧ ホワイトニングシェードレジン：エステライト プロ BW（トクヤマデンタル）

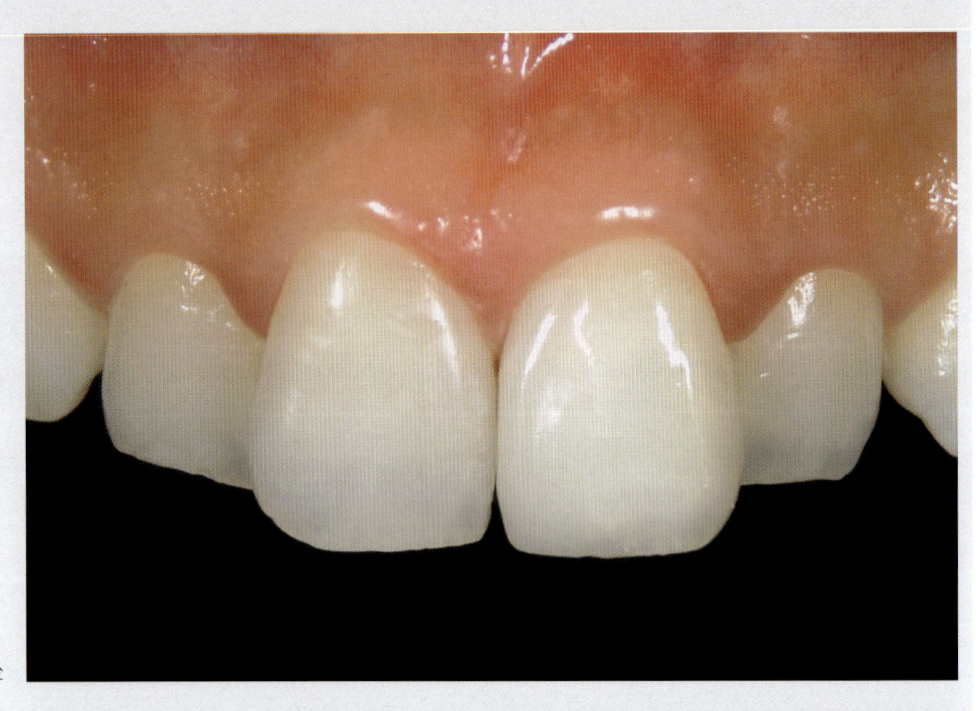

CASE 2 OFFICE BLEACH 追加併用コンポジットレジン修復（破折歯への修復）

2-17 術後

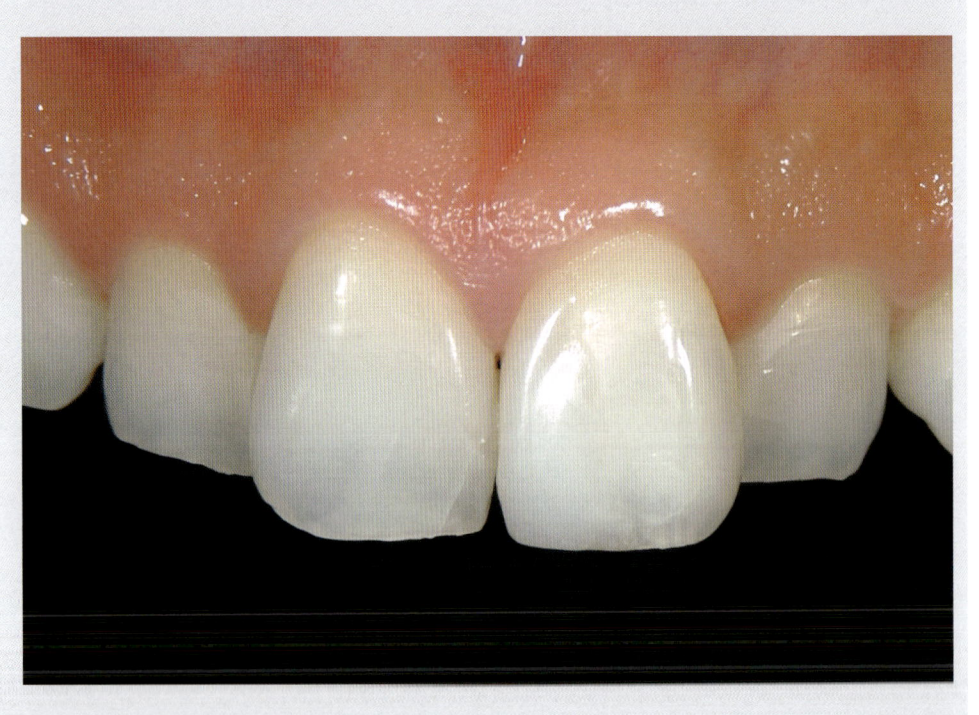

2-18 2年後

CASE 3　HOME BLEACH 併用コンポジットレジン修復（離開歯列への修復）

　　下顎前歯部の歯間離開による審美障害を主訴に来院．上下顎前歯部には若干の唇側傾斜とフレアーアウトの傾向があるが，現在の歯周組織は安定しており，下顎前歯部のみのコンポジットレジン修復による離開部封鎖を計画．患者への修復方法の説明のなかで，ホワイトニング処置を行う場合のタイミングと方法についても解説したところ，事前の「HOME BLEACH」を希望した．

　　術前のシェードチェックにて A3.5 SHADE 相当と判断した上下顎前歯部に対して，オパールエッセンス 10％（ウルトラデントジャパン）を使用して約 1 カ月間のホワイトニング処置を行い，歯冠部色調はシェードガイドにて A1 SHADE 相当に変化した．この間，患者からは下顎前歯部のホワイトニング処置に際して知覚過敏症状の訴えがあり，リン酸カルシウム系の知覚過敏抑制材を併用して対応した．ホワイトニング処置において比較的高頻度で発生する知覚過敏症状に対しては，「ホワイトニング効果」と「コンポジットレジン接着性能」とに影響を及ぼすことなく象牙細管開口部を封鎖して知覚過敏抑制効果を発現するタイプの薬剤（ティースメイトディセンシタイザー，クラレノリタケデンタル）を選択した[8]．

　　離開部のコンポジットレジン修復操作への移行には，10 日間の色調安定期間を置いた．事前に仮充填を行い歯冠部へのコンポジットレジン追加量と修正後の切縁隅角の位置とを確認し，シリコーンガイドを作製した．本症例の接着対象は無切削のエナメル質であり，事前の酸処理を併用して接着操作を行い，ホワイトニングシェードのフロアブルレジンとペーストタイプレジンとを使用して離開部封鎖を完了した．

CASE 3　HOME BLEACH 併用コンポジットレジン修復（離開歯列への修復）

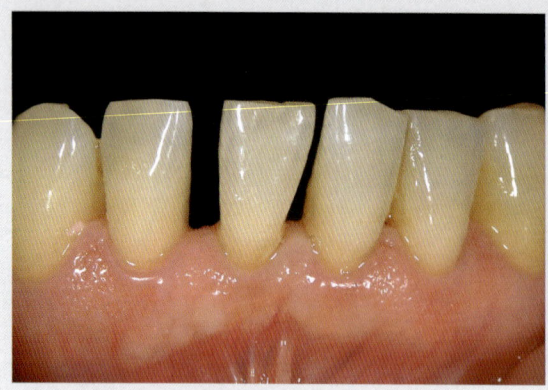

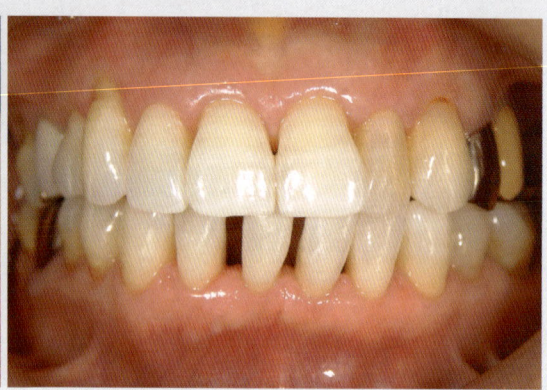

3-1, 3-2 術前（A3.5）

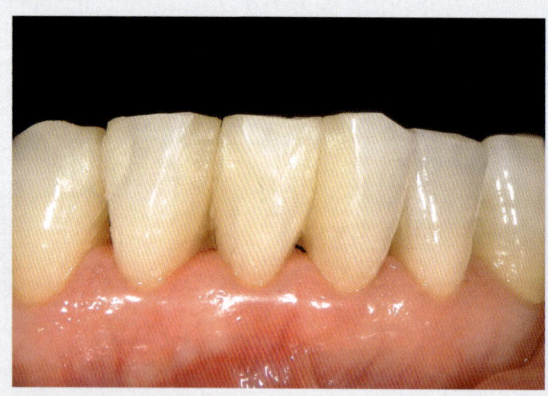

3-5 仮充填

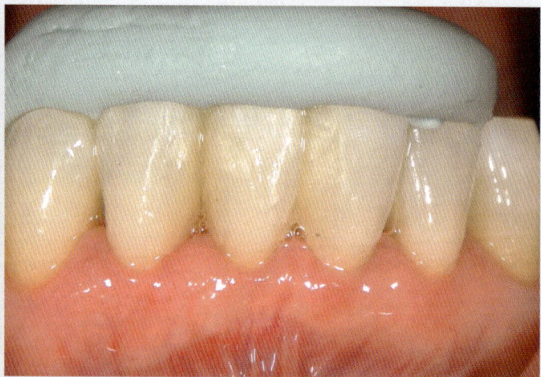

3-6 シリコーンガイド作製

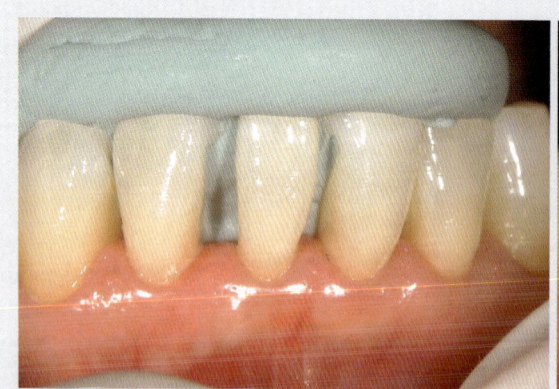

3-9 シリコーンガイド上でのフロアブルレジン充填

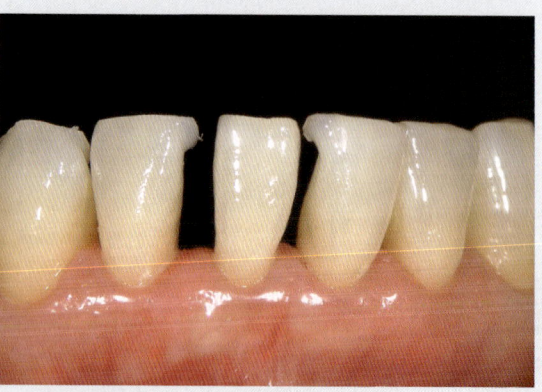

3-10 切縁隅角部の設定

Chapter 5

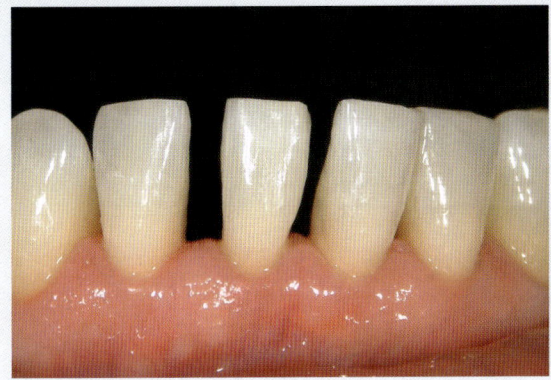

3-3 HOME BLEACH 処置後

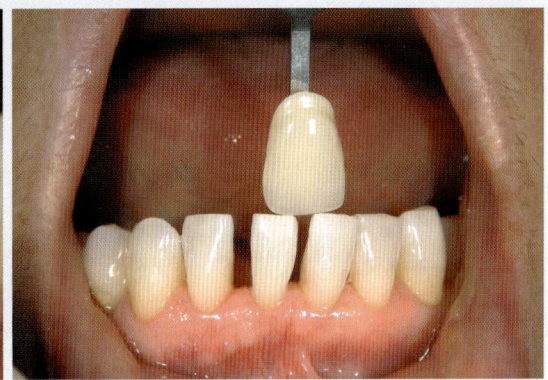

3-4 HOME BLEACH 処置後(10日経過). 色調確認(A1)

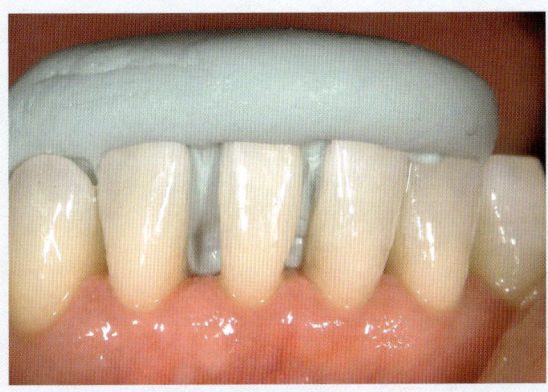

3-7 シリコーンガイドの試適

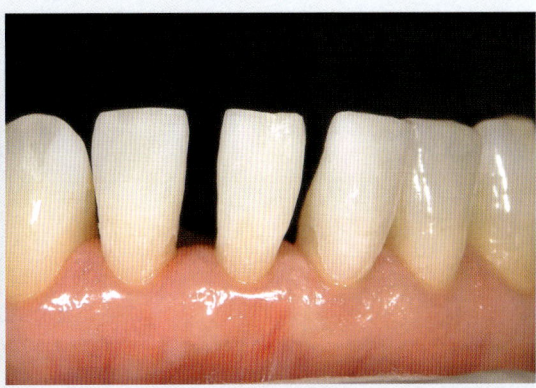

3-8 無切削エナメル質への酸処理

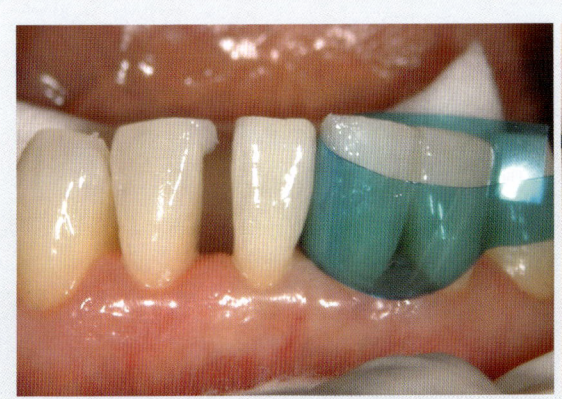

3-11 部分湾曲タイプの3Dマトリックスを使用

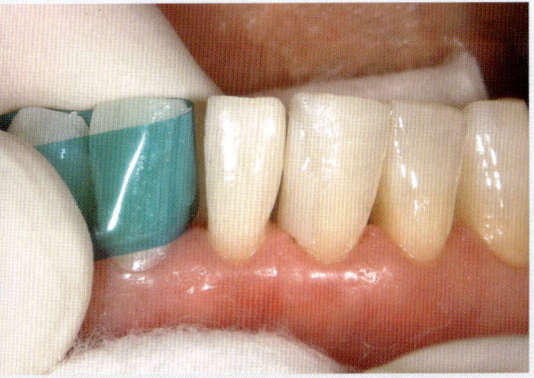

3-12 ホワイトニングシェードレジンの充填

| CASE 3 | HOME BLEACH 併用コンポジットレジン修復（離開歯列への修復） |

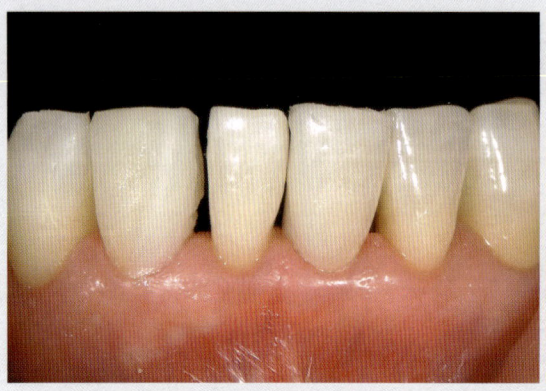

3-13 2|1 の充填操作完了

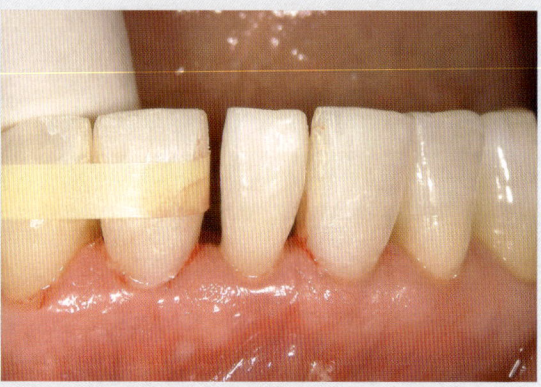

3-14 2|1 の形態修正・研磨操作

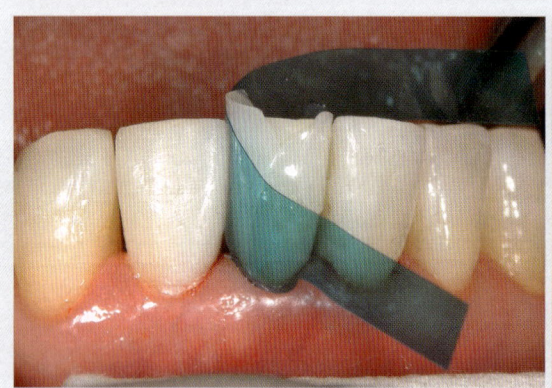

3-17 部分湾曲タイプの 3D マトリックスを使用

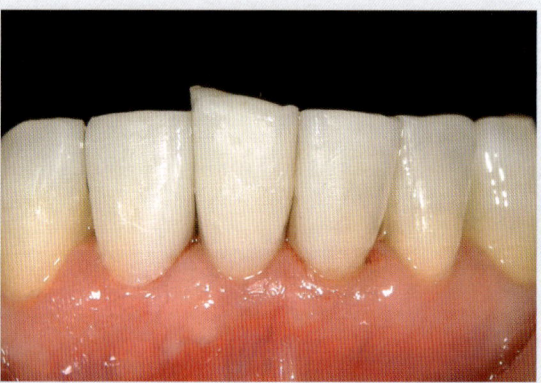

3-18 ホワイトニングシェードレジンでの充填操作完了

使用材料
① ホワイトニング材：「HOME BLEACH」オパールエッセンス 10％（ウルトラデントジャパン）
② エッチング材：エッチング ゲル（トクヤマデンタル）
③ ボンディング材：ボンドフォース（トクヤマデンタル）
④ フロアブルレジン：エステライト フロー クイック BW（トクヤマデンタル）
⑤ ホワイトニングシェードレジン：エステライト プロ BW（トクヤマデンタル）

Chapter 5

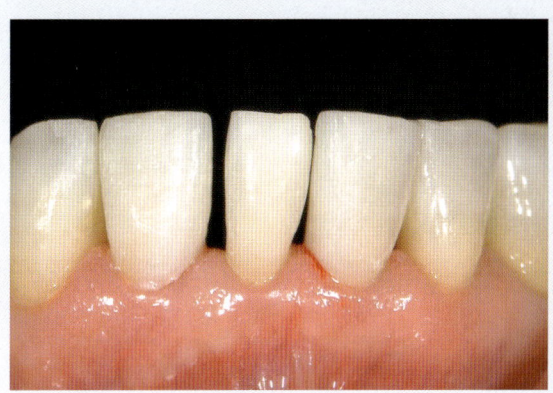

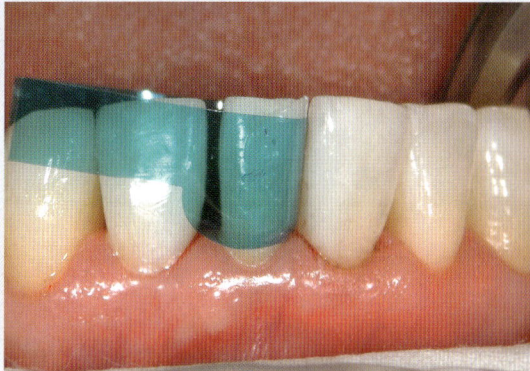

3-15　2|1 の修復操作完了

3-16　1| への充填操作

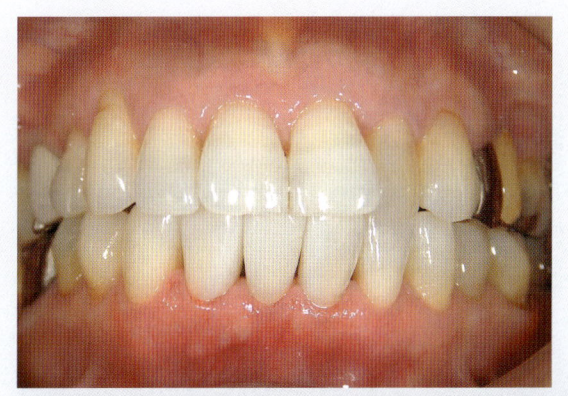

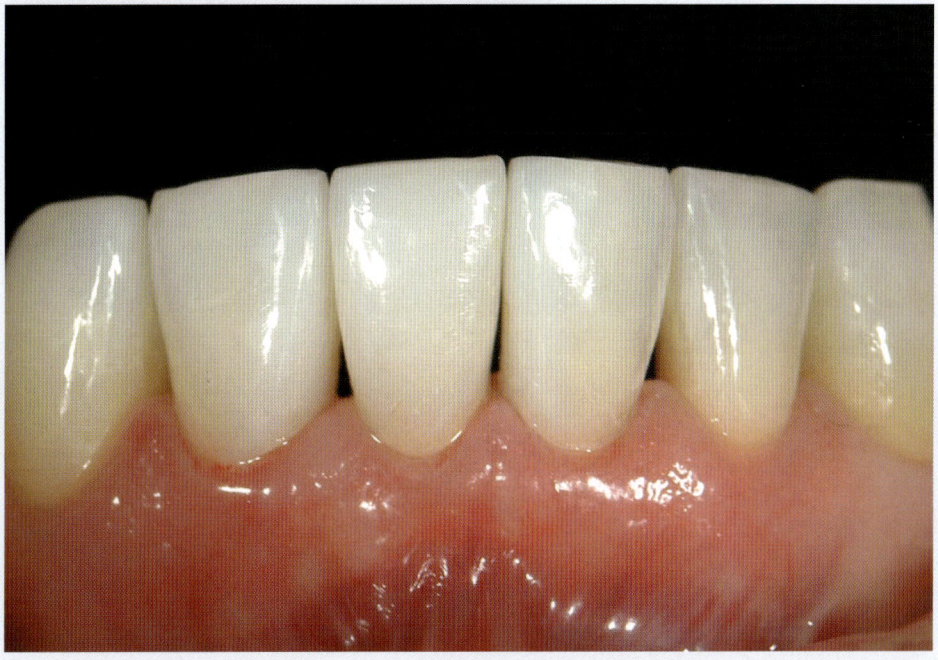

3-19, 3-20　術後

113

Chapter 6
コンポジットレジンによるダイレクトベニア修復

直接法コンポジットレジンによるベニア修復の適応

　前歯部の歯冠形態異常（矮小歯・エナメル質形成不全症），位置異常（軽度捻転・傾斜），色調異常などの審美改善に際し，補綴治療に移行する前に検討される選択肢として，ラミネートベニア修復がある．また，矯正治療が第一選択となる症例でも，最終的な前歯部歯列調和への微調整にラミネートベニア修復が応用される場合もある．ラミネートベニア修復ではポーセレンシェルを使用した間接法が一般的であるが，高い審美性が得られる反面，健全歯質の軽度切削や間接法で使用するレジンセメントの接着性能には問題点が残る[1]．また，破折リスクやリペアの難易度，経時的歯肉側マージン変化を考慮すると，長期にわたりその高い審美性を維持する術者の精神的負担は決して小さくない（図1）．

　そこで近年では，高い接着性能や使用するレジンの豊富なカラーバリエーションから，ラミネートベニア修復を直接法のコンポジットレジン修復で行う機会が増加している．この「ダイレクトベニア修復」では，歯冠形態異常や位置異常の症例に対して間接法にはない高い柔軟性をもち，歯質に対してコンポジットレジンを追加する方向での歯冠形態微調整にはその優位な適応能力が発揮される．

　間接法と異なり，歯質に対するコンポジットレジンの追加量は歯冠の部位によって一定である必要はなく，必要な部位に必要な量のコンポジットレジンを接着させて形態修正することで歯列に調和した歯冠形態をほぼ無切削で獲得できる．しかし一方で，不均一な厚さで充填されるコンポジットレジンによって，統一された歯冠部色調再現を行うことは，きわめて難易度が高い．色調異常歯への対応では無切削の状態で色調改善するためのコンポジットレジンの厚さ（1.5mm以上）が必要となり，形態的調和を損なう可能性もあるため，適応症の判断は慎重に行う必要がある．

　つまり，色調的問題の存在しない歯冠形態・位置異常歯へのダイレクトベニア修復の適応能力には特筆すべき優位性があり（CASE 1，CASE 3），色調的問題が顕著な症例には健全歯質無切削で獲得可能な限定的審美を許容する患者理解が必要である（CASE 2）．患者が考える修復治療時の優先事項に対して，臨機応変に対応する術者の発想転換が重要であると考える．

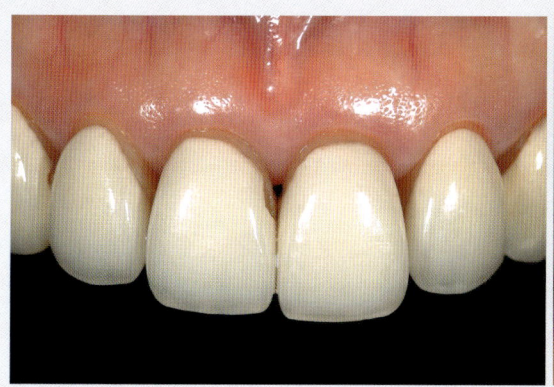

a：ポーセレンラミネートベニア修復の歯肉側辺縁部破折

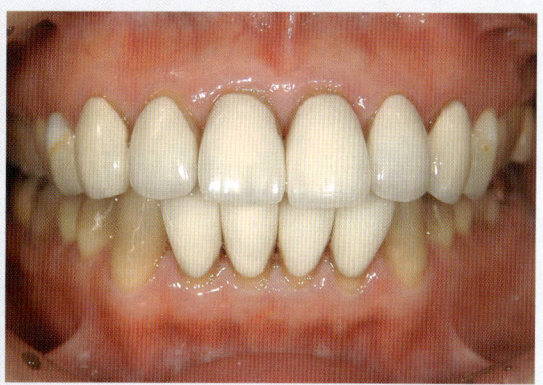

b：テトラサイクリン変色歯への修復であると考えられる

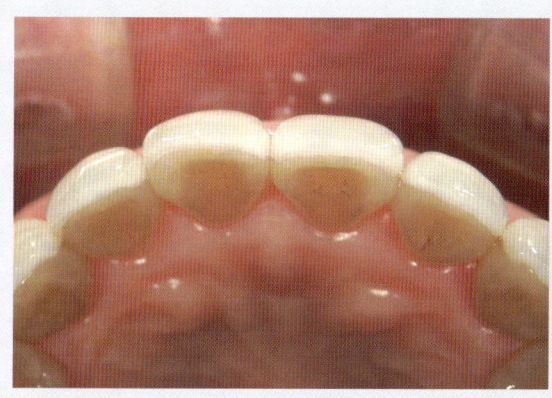

c：唇側エナメル質への窩洞形成．厚さ約 1.0mm の歯質切削

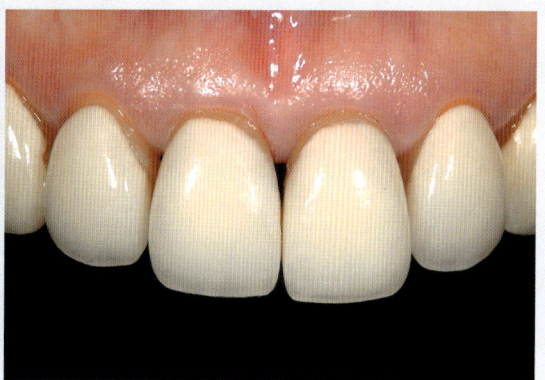

d：辺縁破折部へのコンポジットレジン修復によるリペア

使用材料
① エッチング材：K エッチャント GEL（クラレノリタケデンタル）
② ボンディング材：クリアフィル メガボンド（クラレノリタケデンタル）
③ シランカップリング材：クリアフィル ポーセレンボンド アクティベーター（クラレノリタケデンタル）
④ フロアブルレジン：クリアフィル マジェスティ ES フロー [LOW] XW（クラレノリタケデンタル）

図 1 ポーセレンラミネートベニア修復への破折対応（**参考症例**）

CASE 1　矮小歯へのダイレクトベニア修復

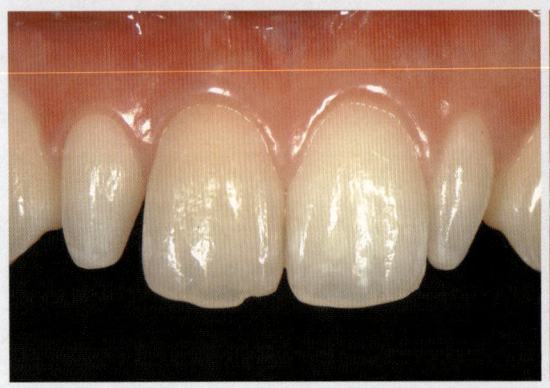

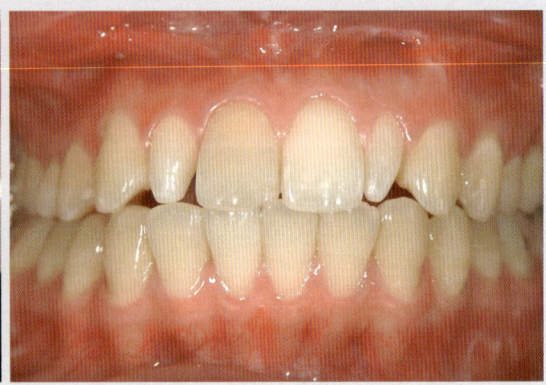

1-1, 1-2 術前

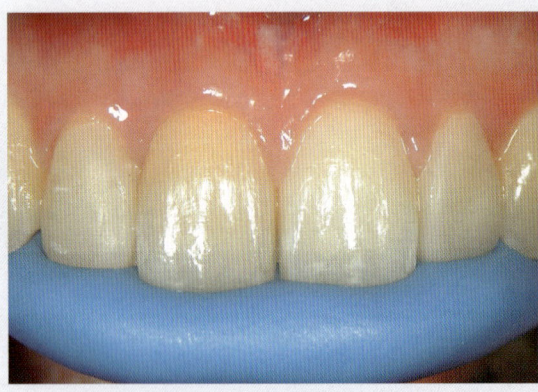

1-5 シリコーンガイドの作製

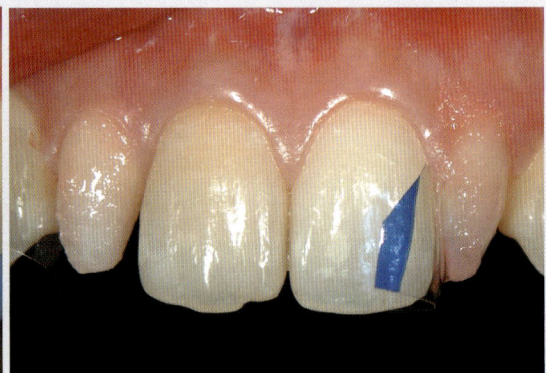

1-6 無切削エナメル質への酸処理

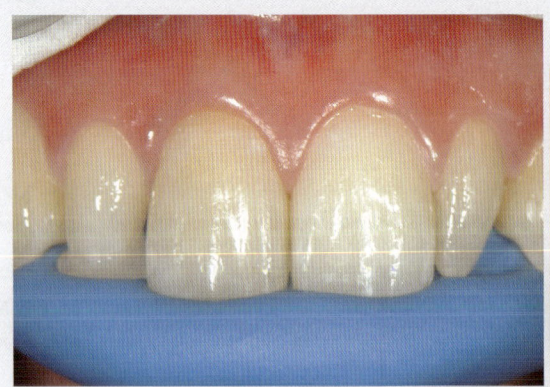

1-9 2｜シリコーンガイド上でのフロアブルレジン充塡

1-10 2｜口蓋側の切縁形態完成

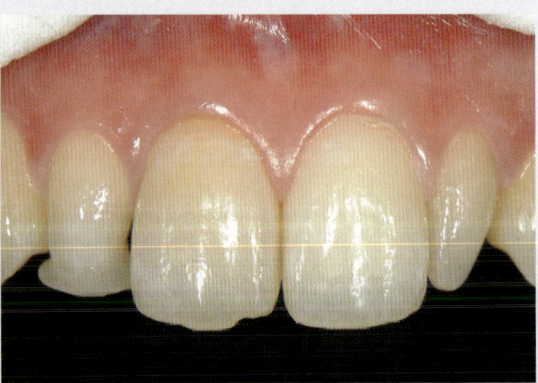

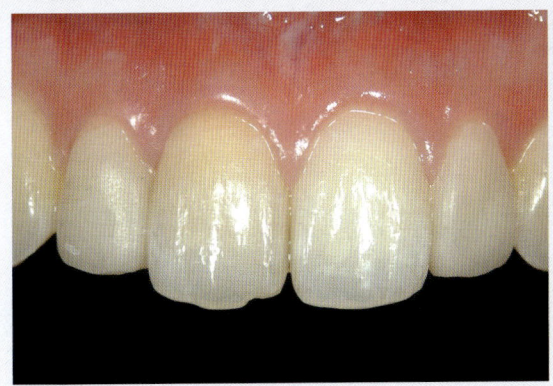

Chapter 6

1-3 仮充填による患者説明

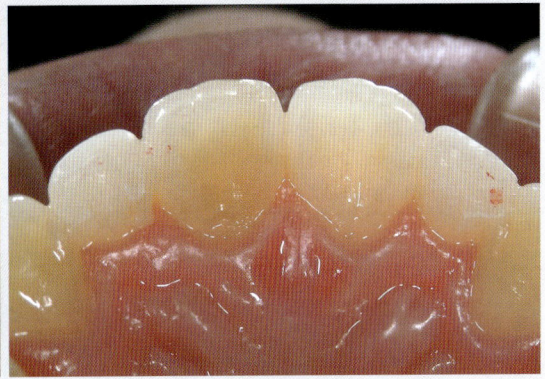

1-4 仮充填時の咬合状態確認

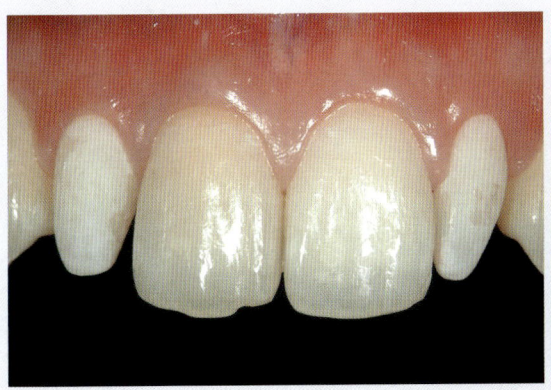

1-7 水洗・乾燥

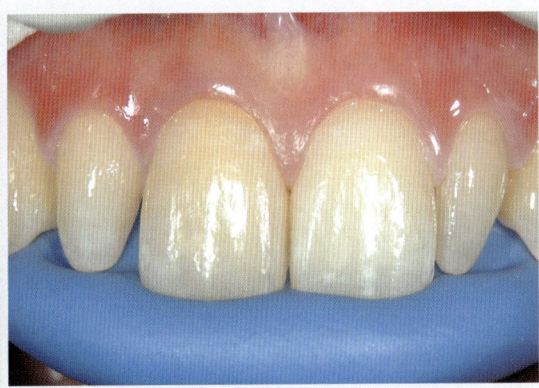

1-8 接着操作・シリコーンガイドの試適

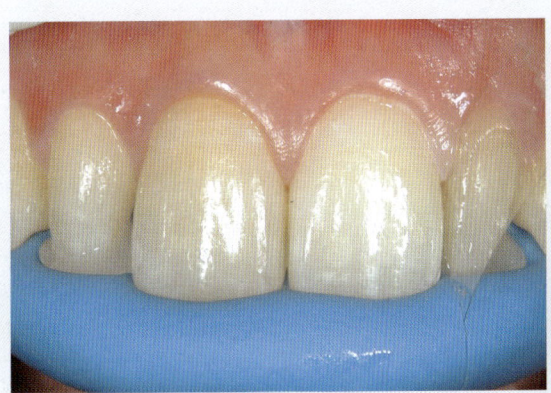

1-11 |2 シリコーンガイド上でのフロアブルレジン充填

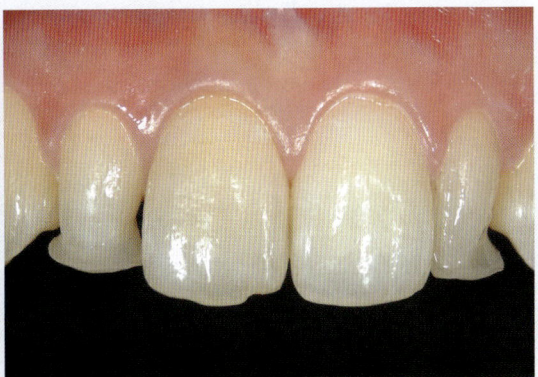

1-12 2|2 切縁隅角の設定完了

117

CASE 1　矮小歯へのダイレクトベニア修復

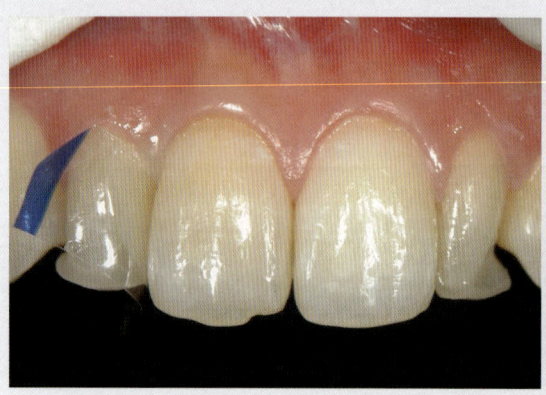

1-13 2|近心隣接面部のフロアブルレジン充填

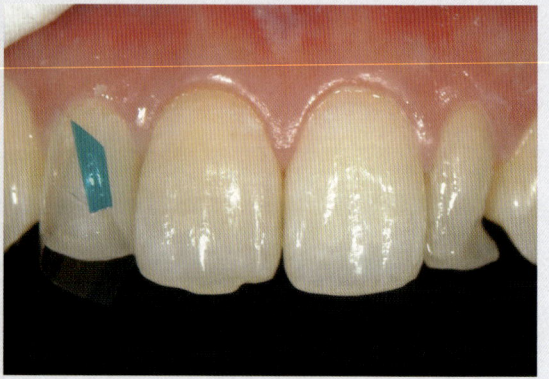

1-14 2|遠心隣接面部のフロアブルレジン充填

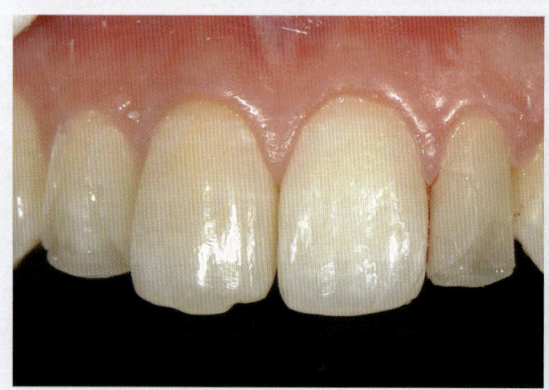

1-17 隣接面部の充填終了

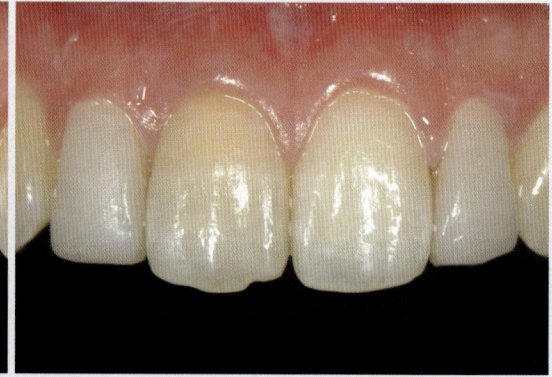

1-18 エナメルシェードレジンの一括単層充填

Chapter 6

1-15 |2 遠心隣接面部のフロアブルレジン充填

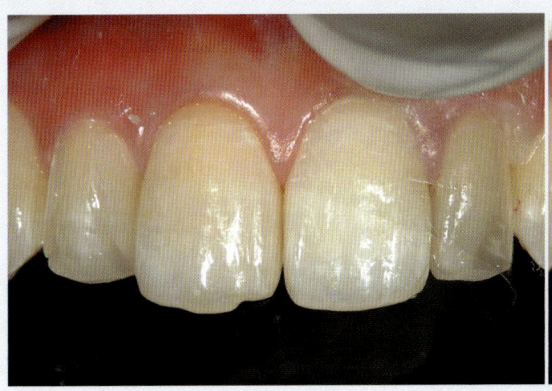

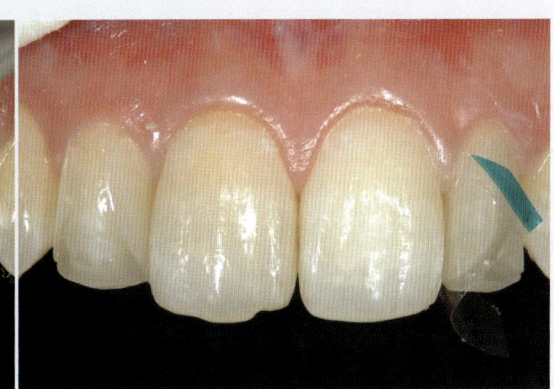

1-16 |2 近心隣接面部のフロアブルレジン充填

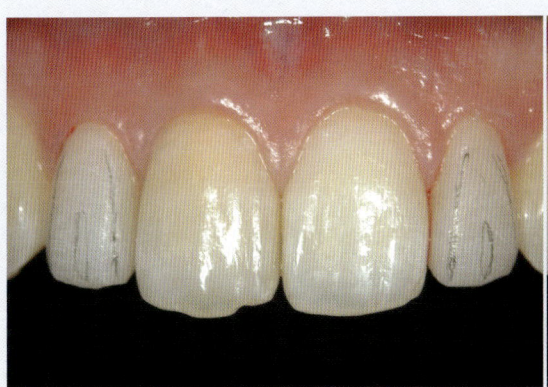

1-19 形態修正のガイドライン描記

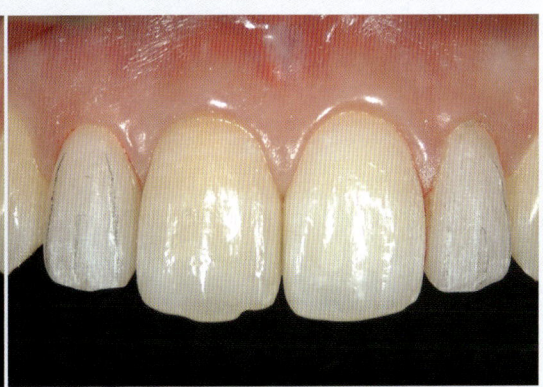

1-20 形態修正終了

119

| CASE 1 | 矮小歯へのダイレクトベニア修復 |

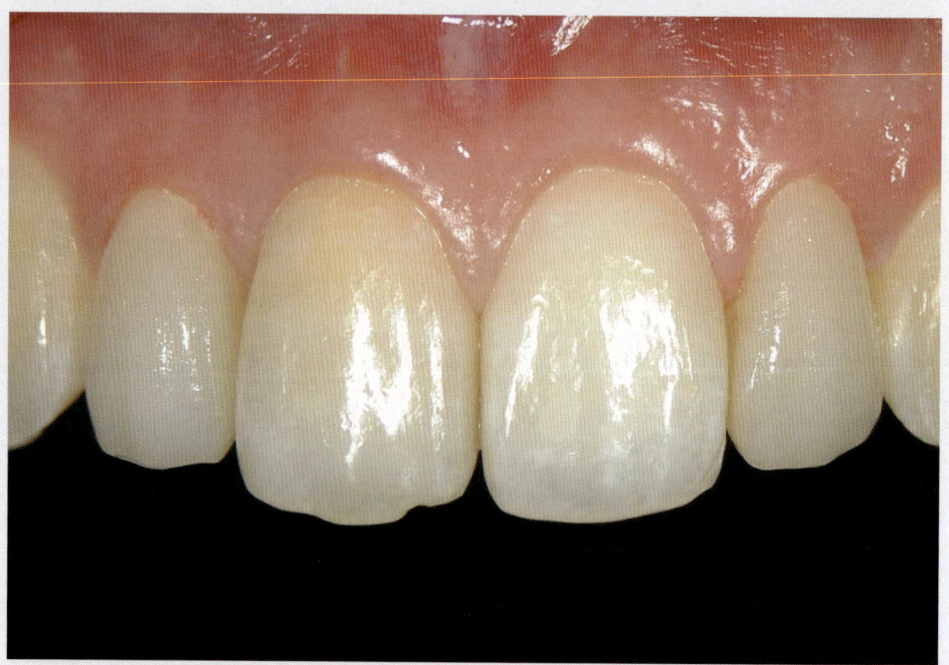

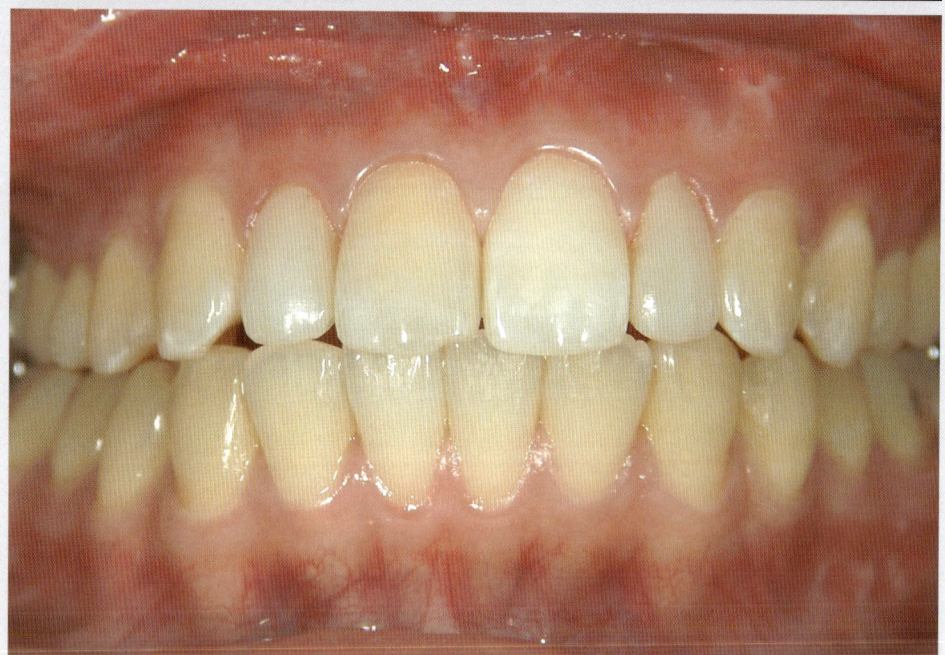

1-21，1-22 術後

使用材料
① エッチング材：K エッチャント GEL（クラレノリタケデンタル）
② ボンディング材：クリアフィル メガボンド（クラレノリタケデンタル）
③ フロアブルレジン：クリアフィル マジェスティ ES フロー A2（クラレノリタケデンタル）
④ エナメルシェードレジン：クリアフィル マジェスティ ES-2 Premium A2E（クラレノリタケデンタル）

Chapter 6

CASE 2 変色歯へのダイレクトベニア修復

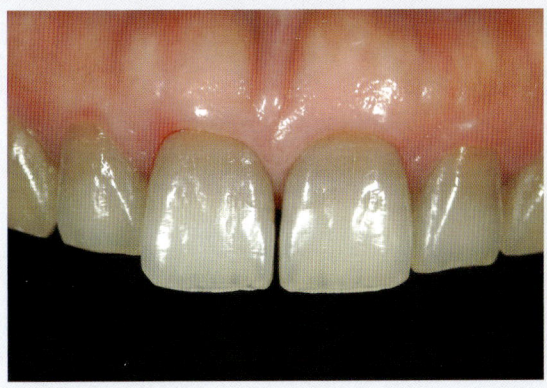

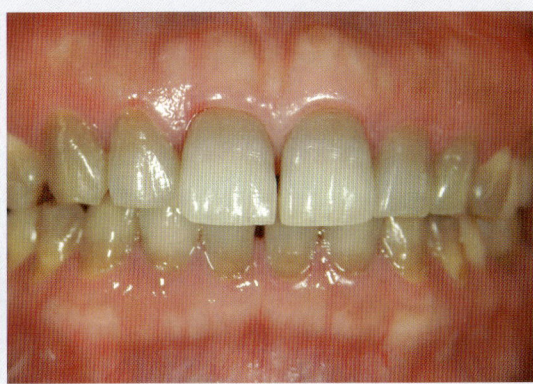

2-1, 2-2 術前

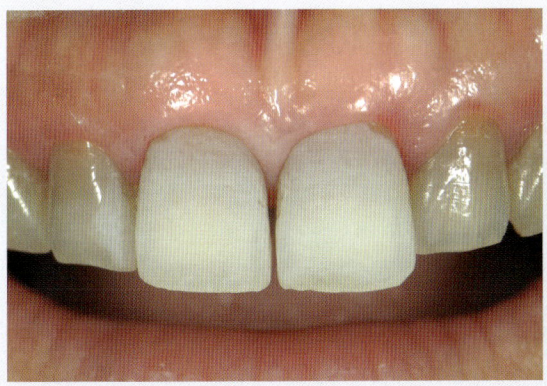

2-3 無切削エナメル質への酸処理

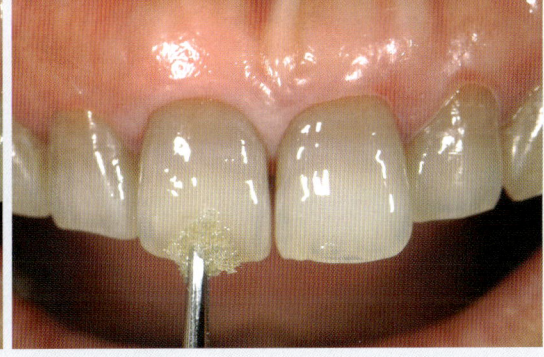

2-4 接着操作

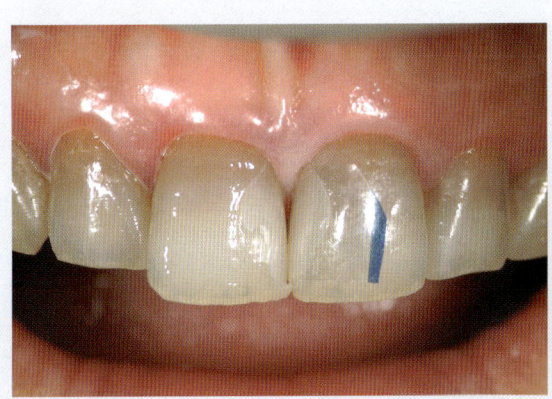

2-5 離開部へのフロアブルレジン注入

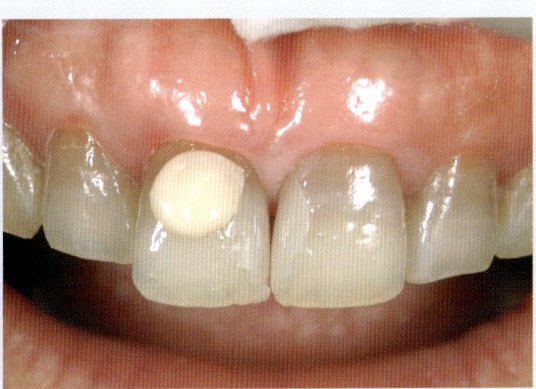

2-6 1」オペークシェードレジン試適

121

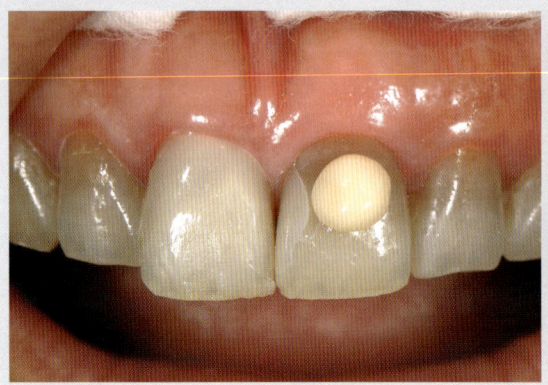

CASE 2　変色歯へのダイレクトベニア修復

2-7 　1| オペークシェードレジン試適

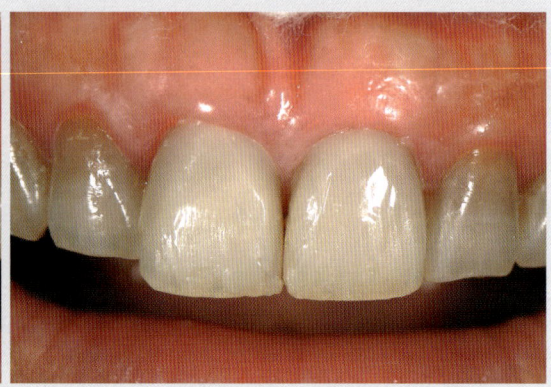

2-8 　1|1 オペークシェードレジン充填完了

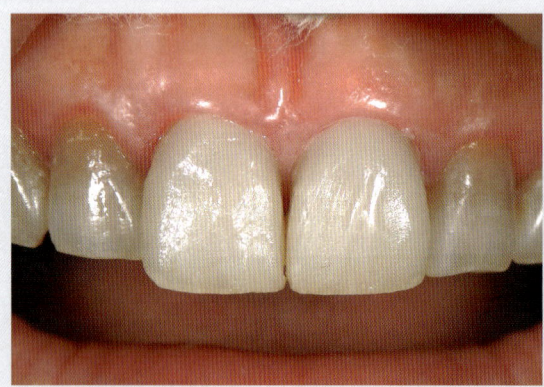

2-11 　1|1 エナメルシェードレジン充填完了

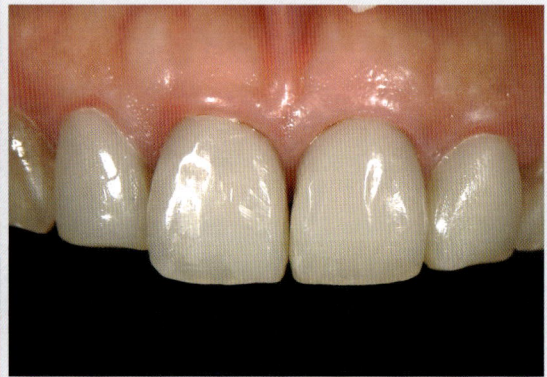

2-12 　2 1|1 2 充填操作完了

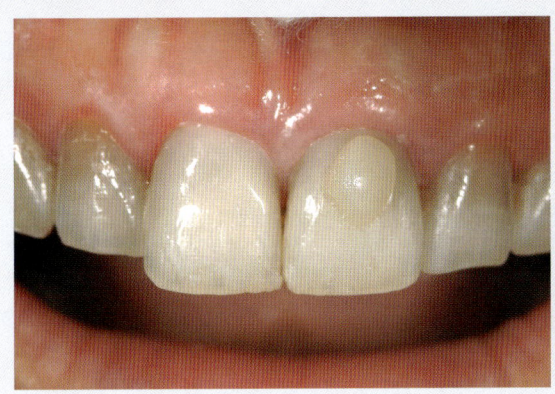

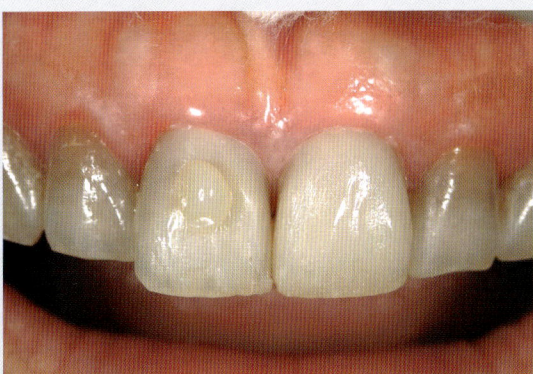

2-9 |1 エナメルシェードレジン試適

2-10 1| エナメルシェードレジン試適

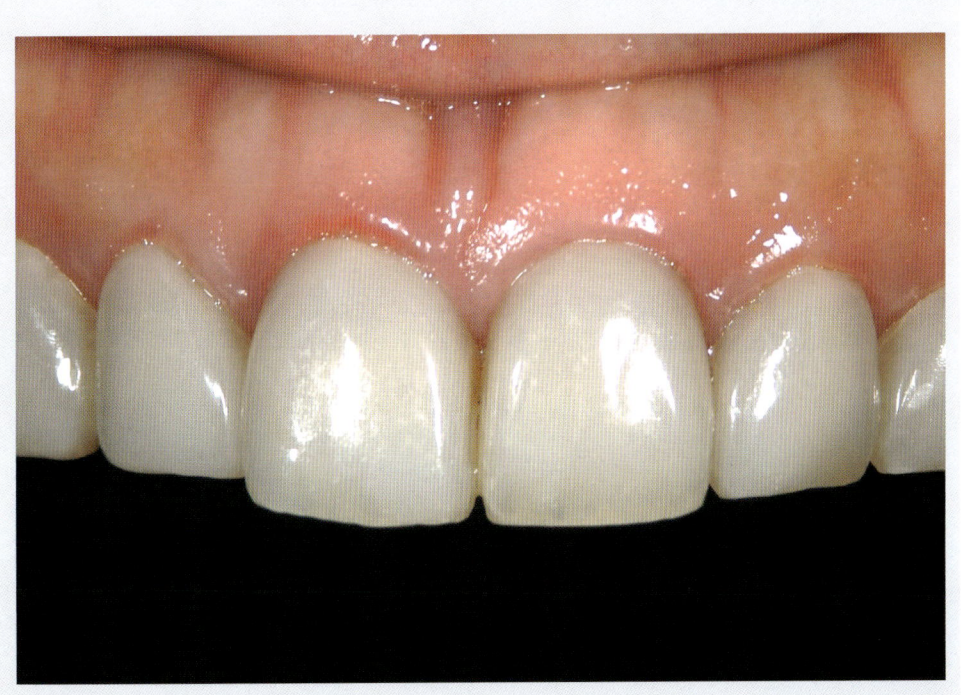

2-13 術後

使用材料
① エッチング材：エッチング ゲル（トクヤマデンタル）
② ボンディング材：ボンド フォース（トクヤマデンタル）
③ フロアブルレジン：エステライト フロー クイック OA2（トクヤマデンタル）
④ オペークシェードレジン：エステライト プロ A2O（トクヤマデンタル）
⑤ エナメルシェードレジン：エステライト プロ A2E（トクヤマデンタル）

CASE 3　矯正治療後のダイレクトベニア修復

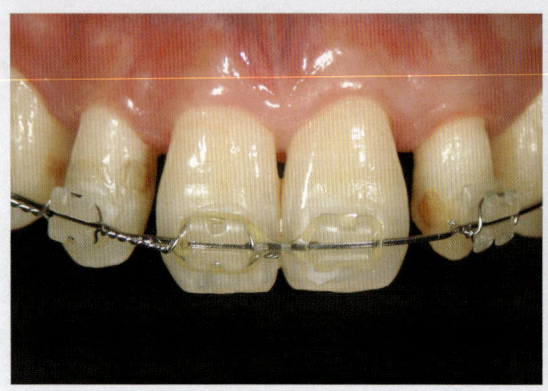

3-1　術前（矯正治療終了）

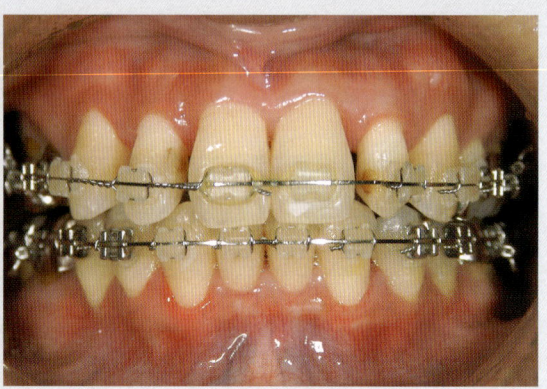

3-2　術前

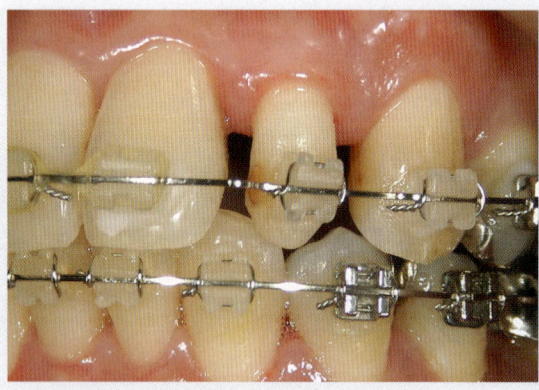

3-5　|2 近遠心的位置関係の確認

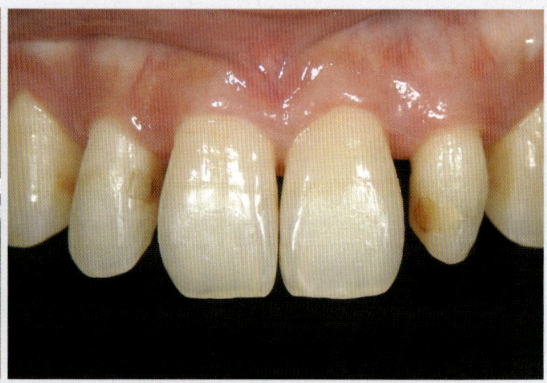

3-6　矯正装置の撤去

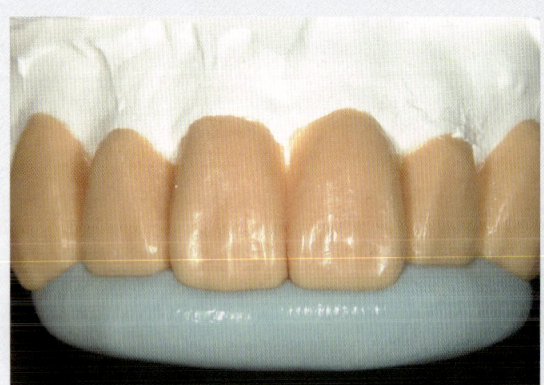

3-9　作業用模型上での術後イメージ確認とシリコーンガイド作製

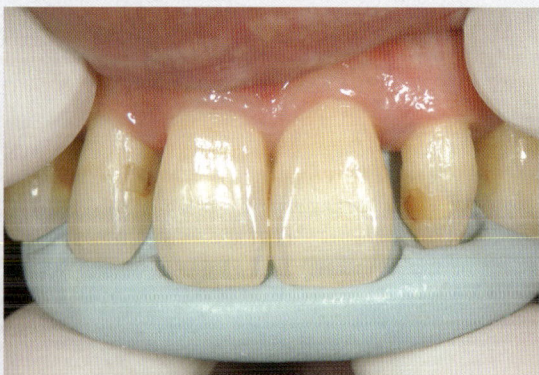

3-10　シリコーンガイドの試適

Chapter 6

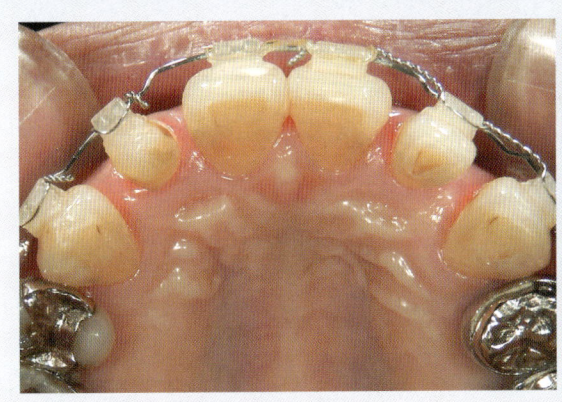

3-3 2|2 頬舌的位置関係の確認

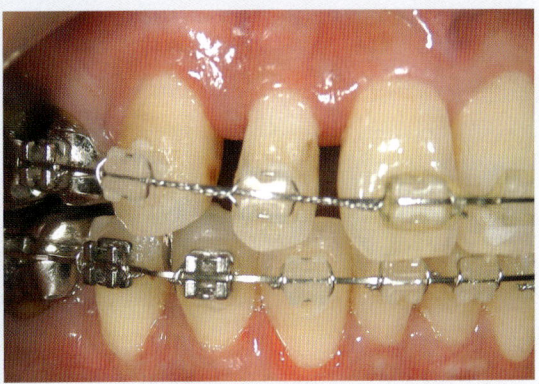

3-4 2|近遠心的位置関係の確認

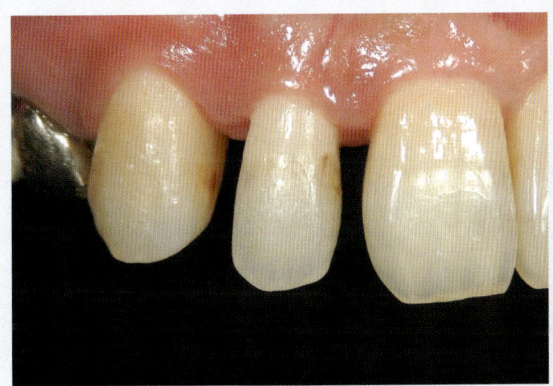

3-7 3 1|との連結固定を計画

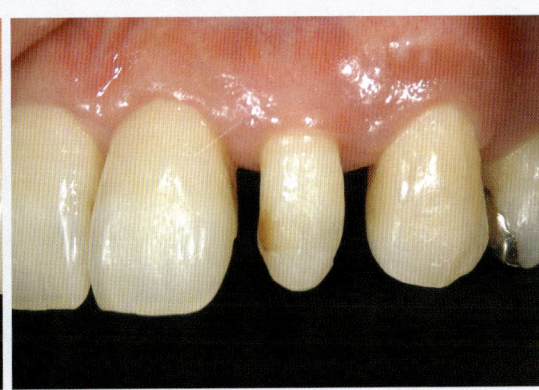

3-8 |1 3 との連結固定を計画

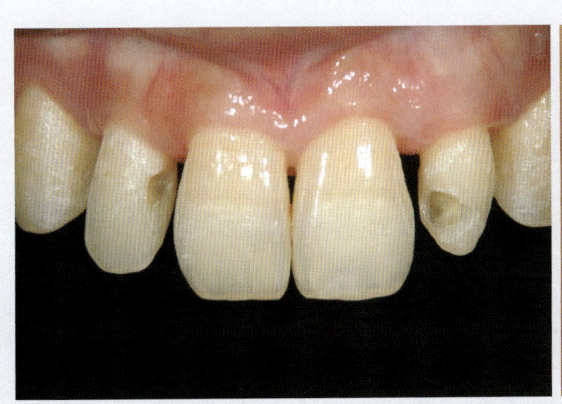

3-11 旧修復材料の除去

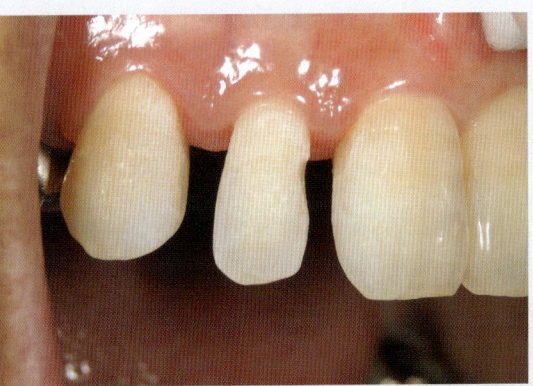

3-12 無切削エナメル質への酸処理

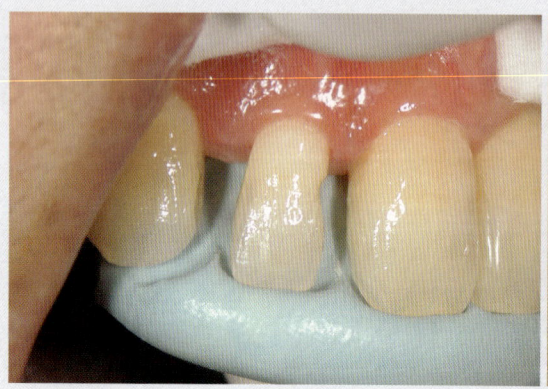

| CASE 3 | 矯正治療後のダイレクトベニア修復 |

3-13 3〜1|への接着操作

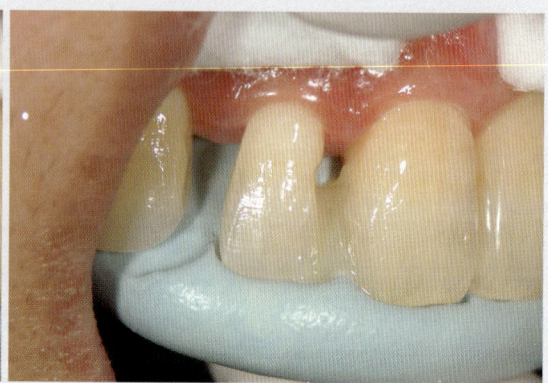

3-14 シリコーンガイド上でのフロアブルレジン充填

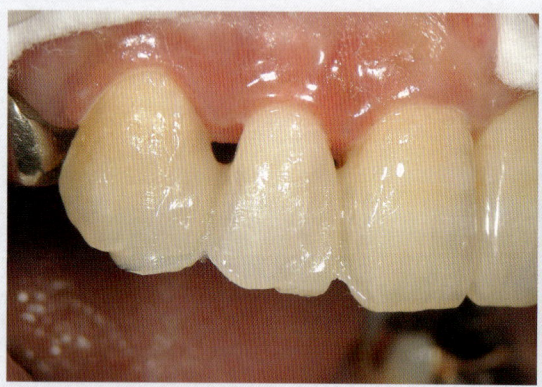

3-17 2|近心歯頸部の豊隆形態付与

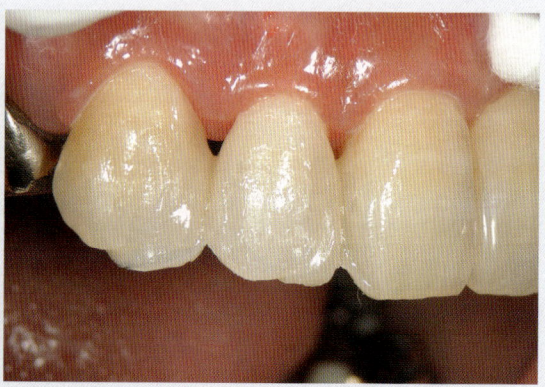

3-18 2|遠心歯頸部の豊隆形態付与

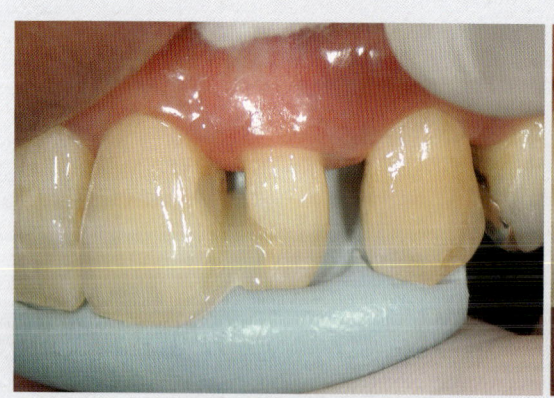

3-21 シリコーンガイド上でのフロアブルレジン充填

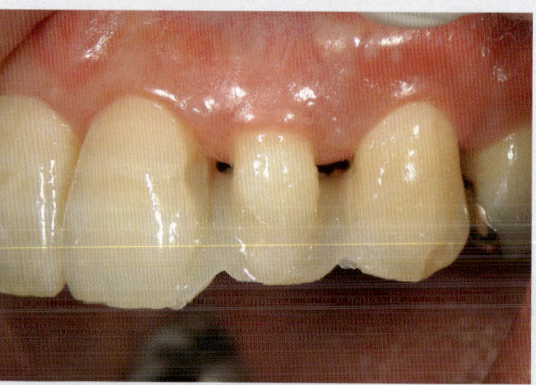

3-22 作業用模型 WAX UP の切縁位置再現

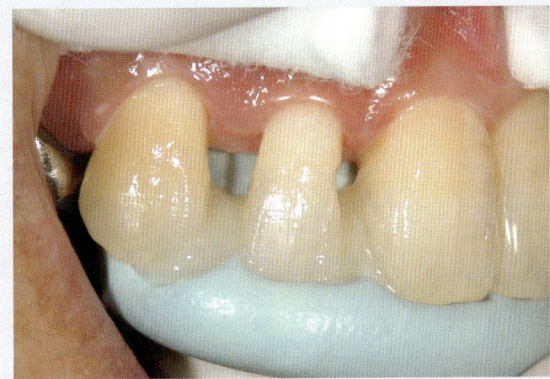

Chapter 6

3-15 3̲ 1̲との連結固定

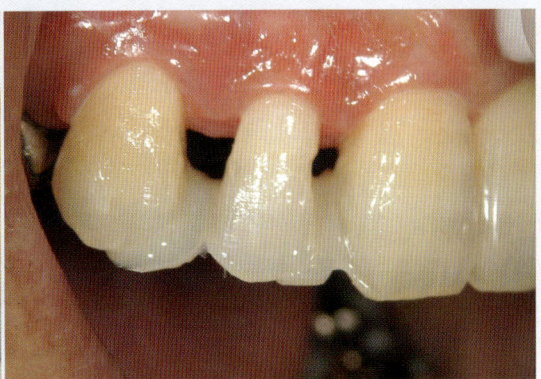

3-16 作業用模型 WAX UP の切縁位置再現

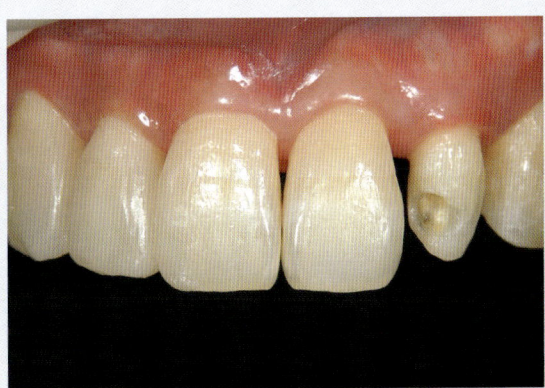

3-19 3̲〜1̲充填・連結固定完了

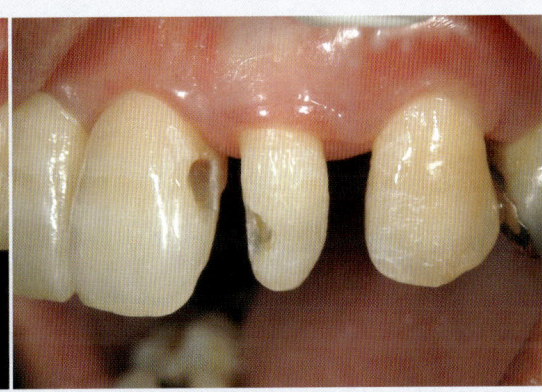

3-20 1̲〜3̲への接着操作

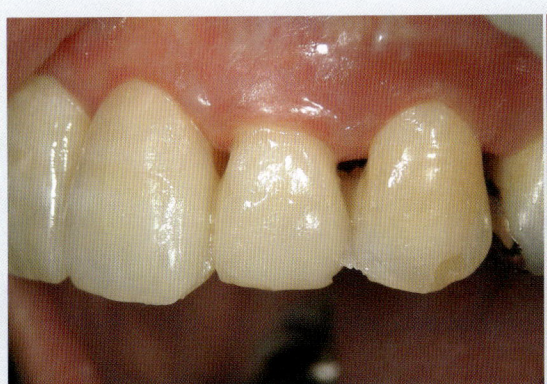

3-23 2̲ 近心歯頸部の豊隆形態付与

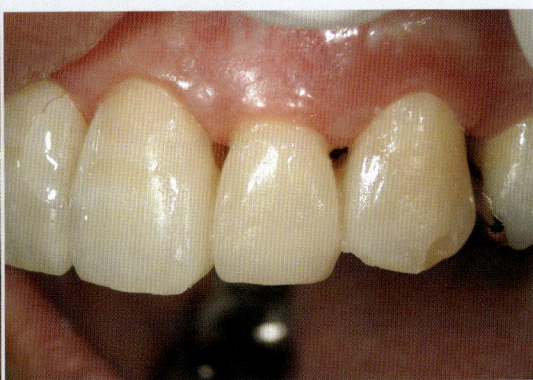

3-24 2̲ 遠心歯頸部の豊隆形態付与

127

CASE 3　矯正治療後のダイレクトベニア修復

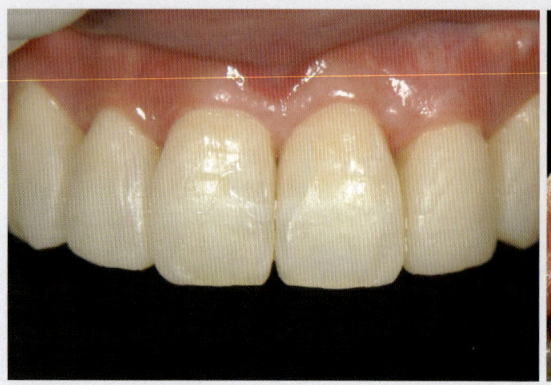

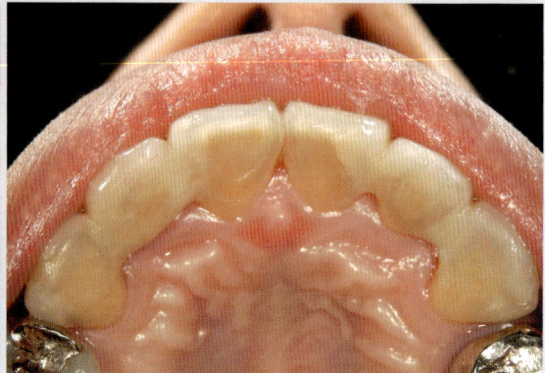

3-25　充填操作完了

3-26　術後（口蓋側面観）

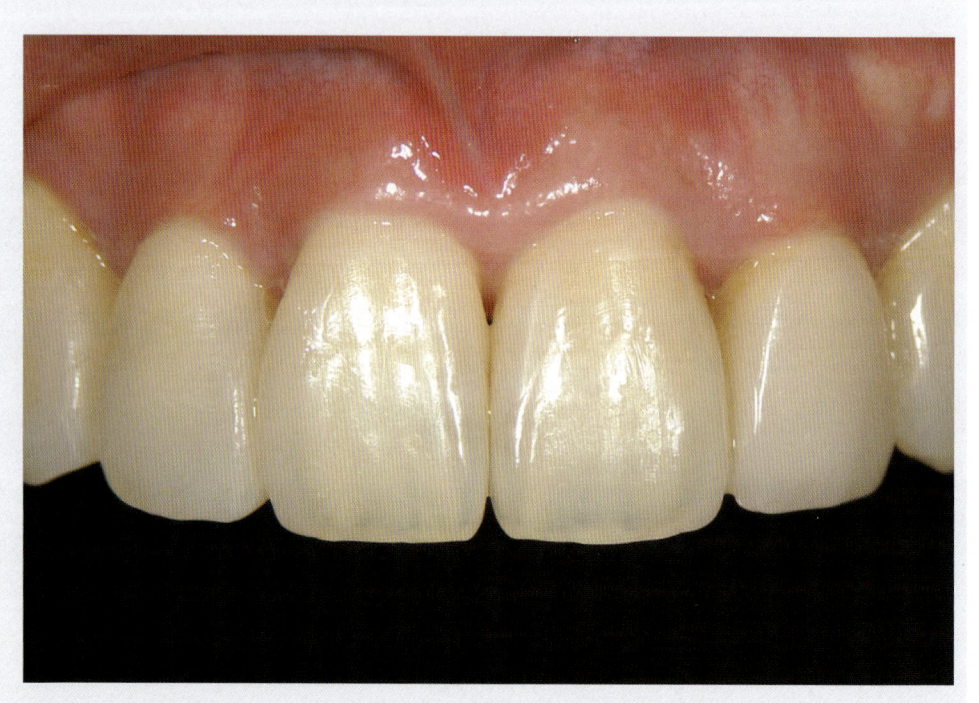

3-27　術後

使用材料
① エッチング材：エッチング ゲル（トクヤマデンタル）
② ボンディング材：ボンド フォース（トクヤマデンタル）
③ フロアブルレジン：エステライト フロー クイック OA2（トクヤマデンタル）
④ エナメルシェードレジン：エステライト プロ A2E（トクヤマデンタル）

ダイレクトベニア修復の研磨操作

　ダイレクトベニア修復の最大の特徴は，歯質とコンポジットレジンとの境界部分が唇面に露出することなく，一塊のコンポジットレジンを広く引き伸ばして唇面全体を覆うことで，単一構造のレジン層に対して効率的な研磨操作が可能なことである．歯質とコンポジットレジンとが混在する通常修復の研磨操作では，隣接する健全エナメル質に近似した研磨面形態を獲得するための研磨器材の選択は症例によって異なり，天然歯質の質感を再現する難易度は高い．しかし，ダイレクトベニア修復におけるコンポジットレジンの表面性状は，そのフィラーの特性を把握して研磨器材を選択し，段階的に表面粗さを減少させることでシステマティックに光沢感のある研磨面形態が獲得できる（**表1**）．

　形態修正・研磨操作の第1段階では，充填操作終了直後のコンポジットレジン表面に存在する未重合層を削除し，機能的に問題のない歯冠概形まで形態修正することを目的とする．切削能力の高いダイヤモンドポイントなどを使用して充填されたレジンの概形を整え，周囲歯牙と調和して機能する解剖学的形態の再現を行う．研削砥粒が最小単位のダイヤモンドポイントを使用し，形態修正時点での表面粗さを最小限に抑えることが重要である．

　さらに第2段階では，充填操作から24時間以上経過して重合反応が収束した段階で，マクロの歯冠形態特徴を維持した状態でのミクロ視点の表面粗さの減少を目的とする．ミクロの凹凸が少ない滑らかな平滑面を形成して光沢感と抗プラーク付着作用とを付与する．表面粗さを効率的かつ段階的に減少させるためには，適切な間隔での研磨砥粒のサイズダウンを意識した研磨器具の選択が重要である．

　コンポジットレジンに対する研削・研磨能力は，研磨砥粒の硬さやサイズ，研磨砥粒を結合して成形する結合材の種類や弾力性，研磨器具使用時の回転速度や圧接強さなどに影響を受ける．同じサイズのダイヤモンド砥粒を使用した場合でも，金属軸に電着にしたダイヤモンドポイントと，シリコーンゴムを結合材とするシリコーンポイントとでは，その切削能力に大きな差がある．前者はマクロの形態修正に，後者はミクロの表面粗さ減少に使用される．

　一般的に，研磨砥粒のサイズはスーパーファインのダイヤモンドポイントで20〜25μm程度，コンポジットレジン研磨用のシリコーンポイントに埋め込まれているダ

表1　コンポジットレジン修復の研磨操作

1．研磨性良好なフィラー構成のコンポジットレジンの選択
2．研磨操作困難な部位へのマトリックス適用
3．研磨砥粒の段階的サイズダウンによる研磨面形態の効率的整備
4．研磨面の表面粗さ減少による光沢度上昇
5．研磨面の表面粗さ減少と抗プラーク付着作用の獲得
6．定期的再研磨による光沢度・抗プラーク付着作用の維持

イヤモンド粒子のサイズで5〜20μm程度，研磨砥粒サイズの約1/10程度の深さの切削能力があると言われており，シリコーンポイントのダイヤモンド粒子を徐々にサイズダウンして一定の圧接強さで使用することで，表面粗さを構成する微小凹凸を段階的に縮小することが可能である（図2）．

一方で，研磨対象となるコンポジットレジンの微細構造を考えた場合には，そのフィラーのサイズや粒型により仕上げ研磨段階で表面に露出する構造物の形状が大きく異なり，光沢度や抗プラーク付着作用に影響を及ぼすと考えられる．具体的には，クラレノリタケデンタルの「サブミクロンガラスフィラー」を主体とする「ESフロー」や，トクヤマデンタルの「スープラナノ球状フィラー」で構成される「エステライト シリーズ」では，その高密度に充填されている最小フィラー粒径は0.1〜0.5μm（100〜500nm）程度にコントロールされている（図3）．これらのコンポジットレジンへの形態修正・研磨操作では，マクロの凹凸形態を修正しミクロの表面粗さを段階的に減少すれば，自ずと良好な研磨面形態と光沢感が獲得できる．ダイヤモンド砥粒径1μm程度の艶出し用ダイヤモンドペースト（ダイヤポリッシャーペースト，ジーシー）を使用すると，表面粗さ（Ra）の尺度で0.1μm程度まで研磨可能となる．フィラーの最小粒

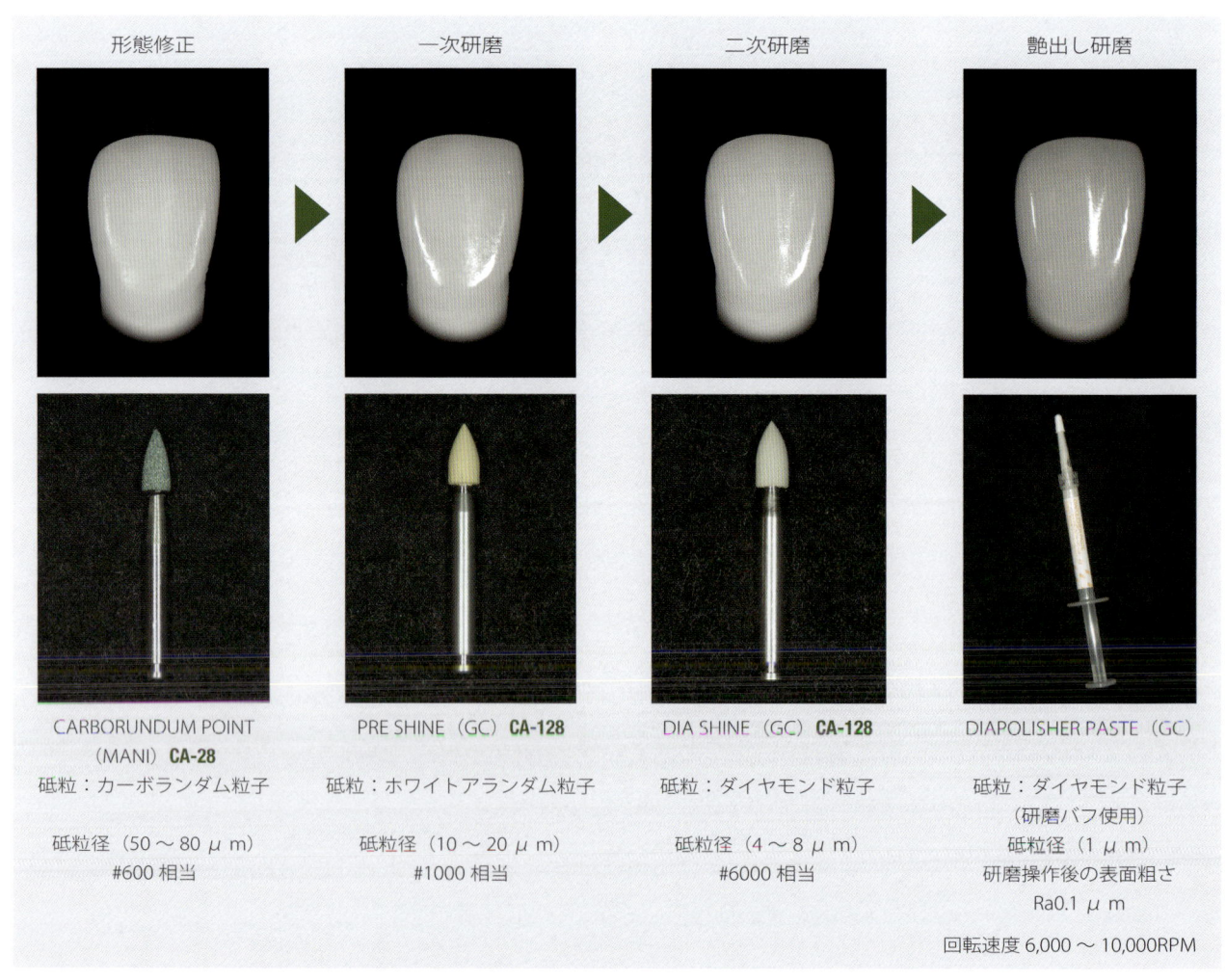

図2 コンポジットレジン修復 段階的な研磨面形態の変化

径レベルまで表面性状をコントロール可能であるとすれば，理論上，これ以上の研磨操作は必要ないと考える．

これらのフィラー粒径が高水準に均一化されたコンポジットレジンでは，フィラー脱落による表面粗さの増加レベルはきわめて小さく，比較的短時間の研磨操作で光沢感や抗プラーク付着作用を獲得し，また歯ブラシ摩耗など経時的劣化の影響も発現しにくい（図4）．池田らによると，コンポジットレジンの研磨による表面性状の違いがバイオフィルムの付着に影響を及ぼし，ダイヤモンド砥粒径1μm以下の艶出し用ダイヤモンドペーストを使用した鏡面研磨後のコンポジットレジン表面は，超音波振動によるバイオフィルムの剥離が容易であるとの報告もある[2]．

さまざまな研磨器具が段階的に過不足なく使用可能な唇側の研磨面形態は，非常に良好な表面性状を獲得可能である．しかし一方で，主に隣接面など充塡操作後に高精度の研磨操作がきわめて困難な部位においては，3D透明マトリックスなどを使用して未重合層の形成が少ないポリエステルフィルム圧接表面の温存による初期表面性状の維持が非常に重要である．ポリエステルフィルムにより圧接・光重合されたコンポジットレジンの表層は，フィラーの露出が少ない比較的耐摩耗性が低いマトリックスレジン主体の表面性状となるが，同部位への咬合力負担による機械的摩耗の可能性は低く，患者自身によるセルフケア時の歯磨剤使用による表面性状劣化によるプラーク付着リスク増大に配慮すべく，患者指導が必要とされている[3]．

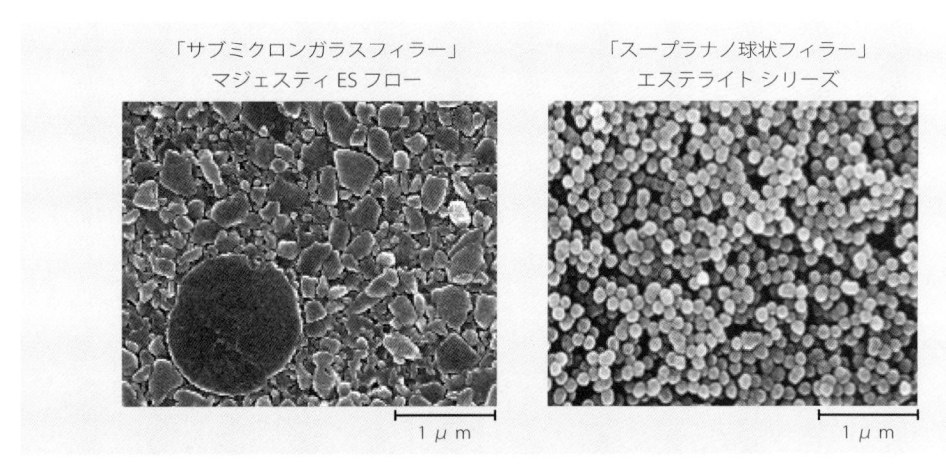

図3 コンポジットレジン フィラー SEM画像

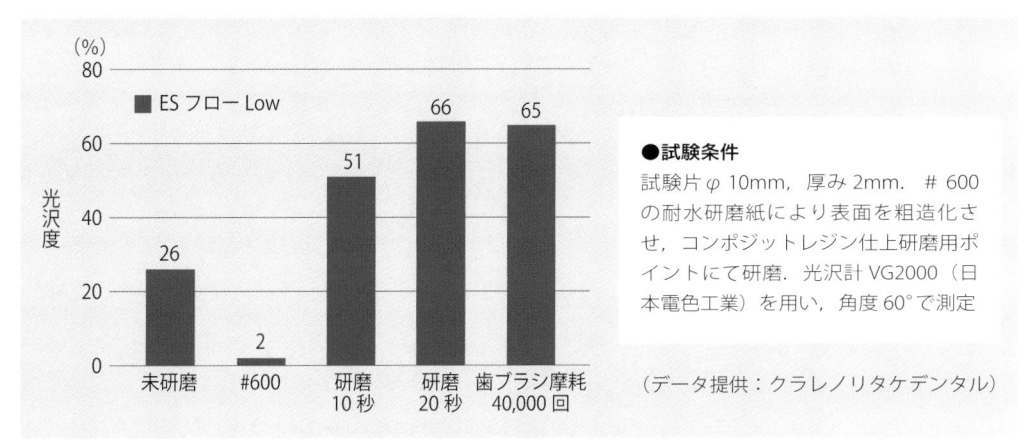

図4 シリコーンポイントによる研磨操作と光沢度変化（マジェスティESフロー）

●試験条件
試験片φ10mm，厚み2mm．#600の耐水研磨紙により表面を粗造化させ，コンポジットレジン仕上研磨用ポイントにて研磨．光沢計VG2000（日本電色工業）を用い，角度60°で測定

（データ提供：クラレノリタケデンタル）

Chapter 7
コンポジットレジンによるダイレクトクラウン修復

ダイレクトレジンコアからの進化，ダイレクトクラウン修復

　近年，失活歯の歯冠補綴における支台築造の材料選択は，メタルコアからレジンコアへと徐々に移行している．

　歯肉縁上部の残存歯質量によって得られるフェルールエフェクト（帯環効果）が十分な場合には，支台築造の材料選択による歯冠補綴物の維持効果に大きな差は生じない．しかし，この効果が不十分な場合には，メタルコア選択時の予後不良として歯根破折のリスクが急速に高まり，残存歯質保全の観点から歯質接着性を活かしたレジンコアへとシフトする傾向が強くなっている．歯根破折は失活歯の抜歯原因の大部分を占め[1]，メタルコアの選択はその残存歯質量と咬合状態によっては，補綴物脱離よりも深刻な結果をもたらす．

　一方でレジンコア選択時の予後不良としては，経時的な接着性能低下による脱離のリスクがある．しかしこの場合には再修復によって対応可能な状況が多く，決定的なダメージを残存歯質に与えないことが特徴である．レジンコアの優位性は，歯質への高い接着性能，歯質に近似した弾性係数，圧倒的な軽量など，支台築造材料としての理想的な特徴を備えていることであり，フェルールエフェクトの条件が整えば長期的な予後が期待できる．この効果が不十分な場合には，歯冠補綴物の機能と重量とを根管歯質との接着にのみ期待するのは危険であるが，少なくとも歯根破折のリスクは大幅に減少する．

　レジンコアによる支台築造方法には，レジンセメントの接着力に期待する「間接法」と，コンポジットレジン修復に使用するボンディングシステムの高い接着力を応用する「直接法」とがある．両者ともに根管歯質への接着力にのみレジンコアの維持を期待する「接着修復」としての支台築造であると考える必要があり，メタルコアを長いポスト形成と機械的嵌合によって支台歯に維持してきた非接着性の支台築造とは基本的な概念が大きく異なる．

　ただ，この両者の接着性能にも差があり，間接法に使用するレジンセメントの象牙質接着性能は，直接法に使用するコンポジットレジン修復用のボンディングシステムの象牙質接着性能には及ばない．残存歯質の形態によっては十分なフェルールエフェクトが期待できず，直接法の高い接着性能に依存して歯冠修復を維持していくことが必要な場合もある．この場合には「ダイレクトレジンコア」に使用するボンディングシステムの接着性能を引き出すためのコア窩洞形態や使用器材の選択が非常に重要となり，齲蝕治療時のコンポジットレジン修復と同様にさまざまな接着環境因子への配慮が必要であ

表1 ダイレクトレジンコア築盛時の注意事項

1. 失活歯への接着操作における確実な齲蝕軟化象牙質（非細菌感染部を含む）の除去
2. 根管壁に付着した根管充填材料の確実な除去による被着面の整備
3. レジンコア材の接着性能を最大限に引き出す接着環境の確立（歯肉排除・防湿・止血）
4. 残存歯質量確保のための不必要なポスト形成の制限
5. 接着材・レジンコア材への光到達を意識した浅い根管形成
6. コア窩洞内での重合収縮応力による接着破壊を回避する段階的ビルドアップ
7. 十分な光到達距離を確保できる高出力光照射器の使用
8. 光到達困難部位への照射時間の延長対応

る．失活歯での齲蝕軟化象牙質除去では透明層温存の必要はなく，脱灰された軟化象牙質は完全に除去して健全象牙質を被着体とすることで高い接着力が得られる[2]．

また，コンポジットレジン修復に使用するボンディングシステムを応用しての接着操作では，光照射による接着材とレジンコア材との重合促進がきわめて重要であり，十分な光照射が可能な浅めのコア窩洞形成と光照射器使用時の配慮（照射光強度の向上，光照射時間の延長）が必要である[3]．

近年は併用する専用接着材との接触で重合開始するデュアルキュアタイプレジンコア材も登場し，光到達困難部位への対策は進行している．しかし，こうしたデュアルキュアタイプのレジンコア材料の接着力も，光照射による初期重合促進で接着力向上が期待できることから，接着界面への光照射到達の努力は有意義である[4]．

ダイレクトレジンコア築盛時の注意事項を整理する（表1）．

CASE 1　失活歯へのダイレクトコンポジットレジンクラウン修復（ダイレクトレジンコア併用）

　辺縁部適合不良の補綴物に対する審美障害を主訴とした症例．失活歯へのメタルコア支台築造（約2.0g）およびレジン前装鋳造冠（約1.0g）が装着されており，両者の重量は合計で約3.0gとなる．メタルコア除去後の残存歯質量はきわめて少なく，良好なフェルールエフェクトを期待できる状況ではない．このような状況でレジンコアによる支台築造を計画した場合，中島らによると根管歯質へのレジンコアの接着維持と機能負担は主にショルダー部分（歯肉縁付近の残存歯質）への接着性能に依存しており，根管内深部へのレジンコア材料やファイバーポストの挿入は大きな効果を発揮していないことが示唆されている[5]．

　レジンコアと根管歯質との接着強度により上部歯冠修復も含めて維持・機能負担することを考慮すると，軽量のレジン支台築造（約0.2g）の上部に，あえて重量の大きな金属材料を使用した歯冠修復をレジンセメントで装着することに，大きな矛盾を感じる．可能であれば，根管歯質との接着により一体化するレジンコア材料に，そのままコンポジットレジンを築盛して歯冠形態（約0.3g）を構築し，余分な接着界面増加を抑制して単一構造化する発想転換を提案したい．こうした「ダイレクトクラウン修復」においては，口腔内での歯冠形態再現は難易度が高いが，直接的に隣在歯の歯冠形態・色調との調和を確認しながら充填操作を進めることが可能である．

　術前状態を参考にするためのシリコーンガイドを準備して口蓋側の修復操作を簡略化し，隣接面部分には3D透明マトリックスとフロアブルレジンとを応用して隣在歯との接触点を構築する．デンティンシェードレジンとエナメルシェードレジンとを順次築盛して歯冠部形態を完成するが，色調再現が不十分な場合には硬化直後のコンポジットレジンに対する再接着操作を行い，適切な色調のレジンで再充填して色調の調和を図る．

　ダイレクトレジンコアから継続・発展して歯冠形態全体を構築するダイレクトクラウン修復の重量は合計で約0.5gとなり，接着力と圧倒的な軽重量で理想的な単一構造の歯冠修復になりうると考える．

Chapter 7

CASE 1　失活歯へのダイレクトコンポジットレジンクラウン修復（ダイレクトレジンコア併用）

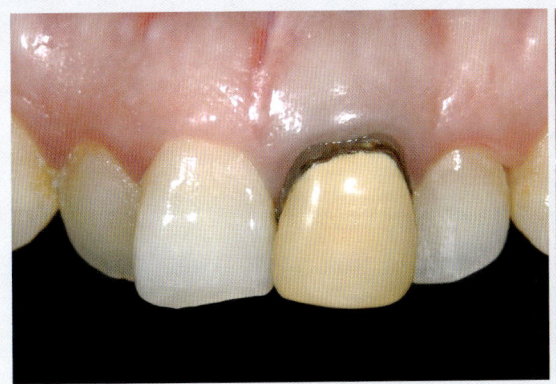

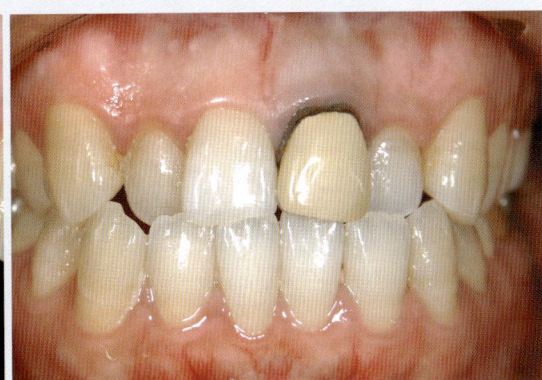

1-1, 1-2　術前

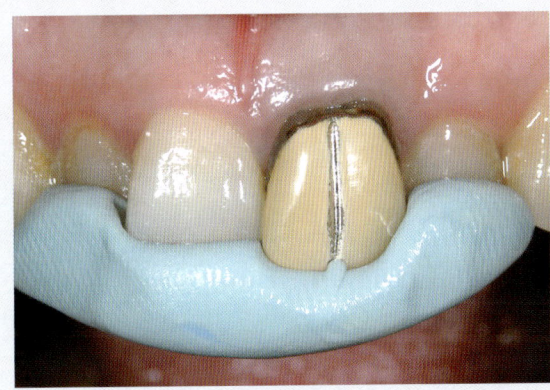

1-3　シリコーンガイド作製

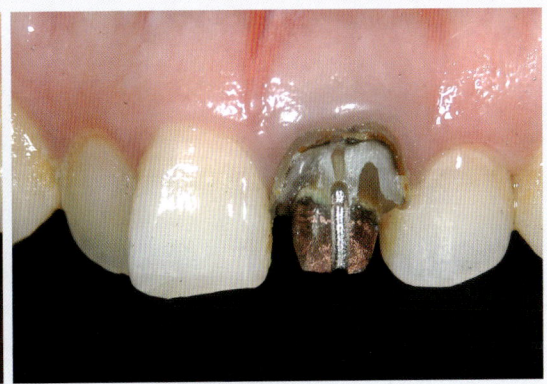

1-4　不良補綴物の除去

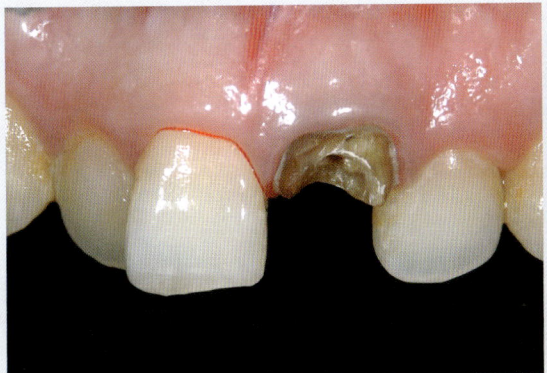

1-5　メタルコアの除去

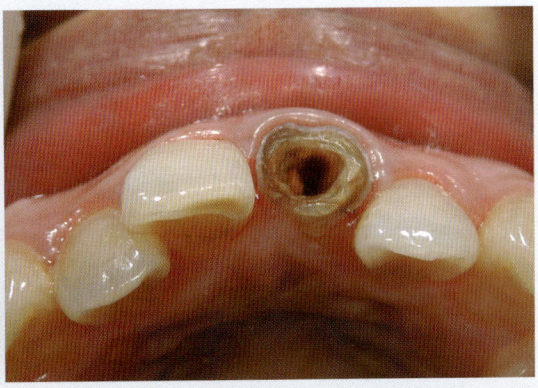

1-6　軟化象牙質の徹底除去と浅い根管部形成

| CASE 1 | 失活歯へのダイレクトコンポジットレジンクラウン修復（ダイレクトレジンコア併用） |

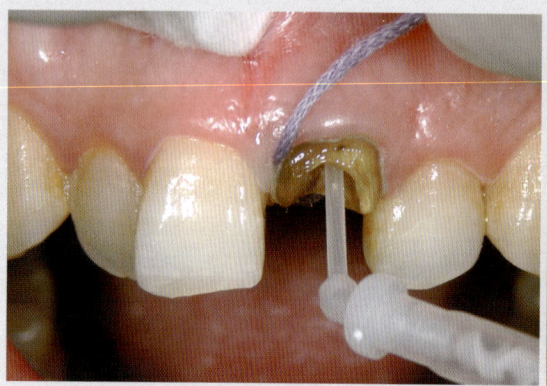

1-7 接着操作・レジンコア材の注入

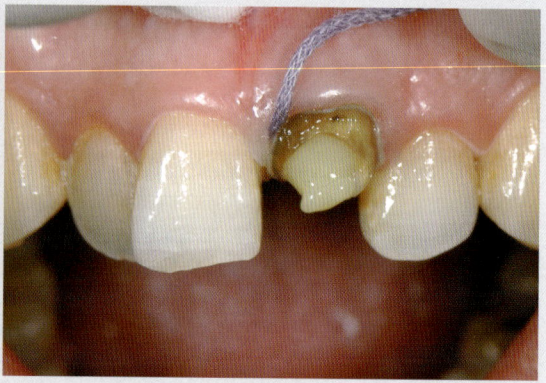

1-8 十分な光照射と段階的なレジンコア材の追加

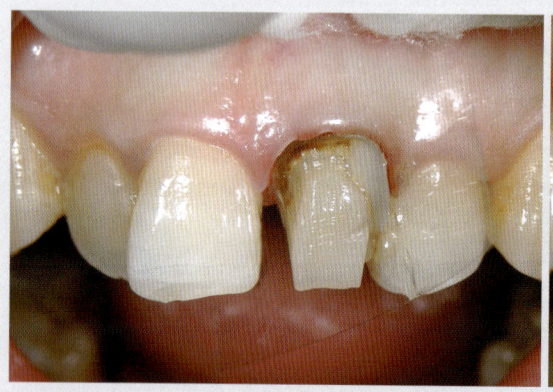

1-11 ダイレクトクラウン修復への移行，再接着操作

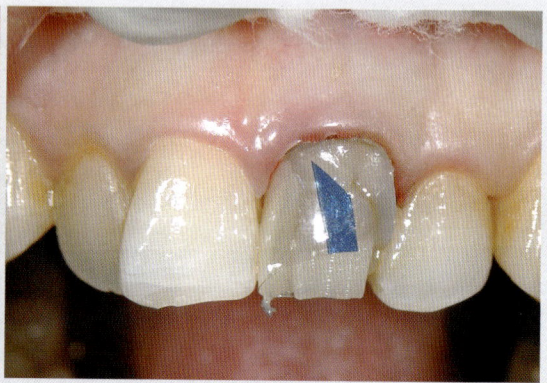

1-12 隣接面接触点の構築

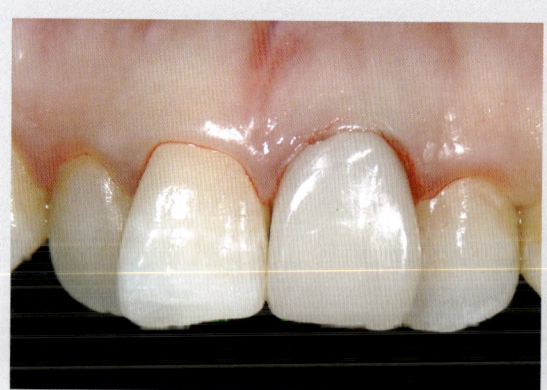

1-15 エナメルシェードレジンの充填

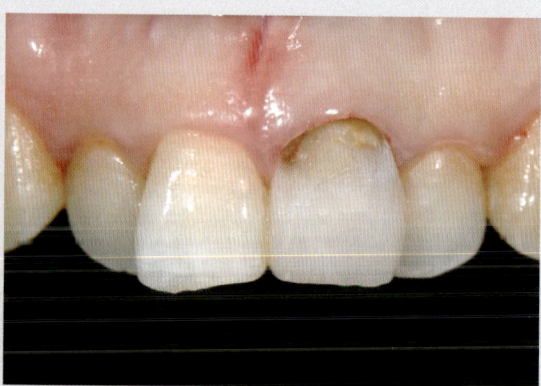

1-16 色調不適合部分の削除

Chapter 7

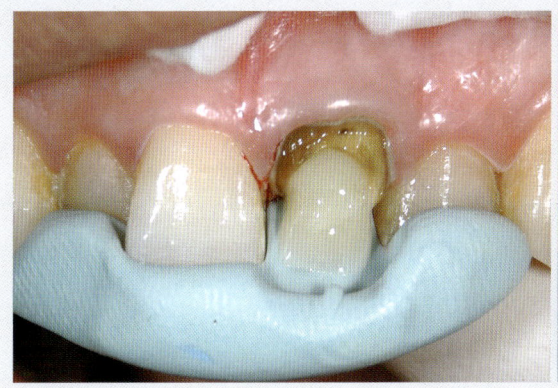

1-9 シリコーンガイド上でのレジンコア材のビルドアップ

1-10 ダイレクトレジンコアの完成

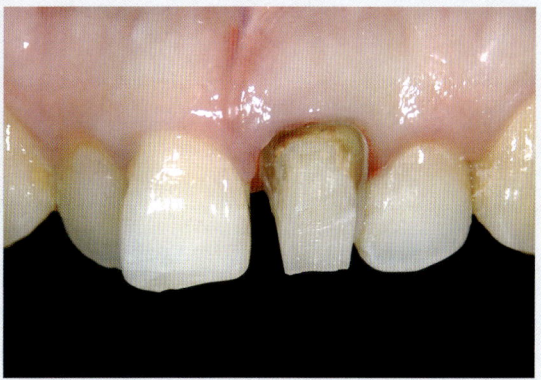

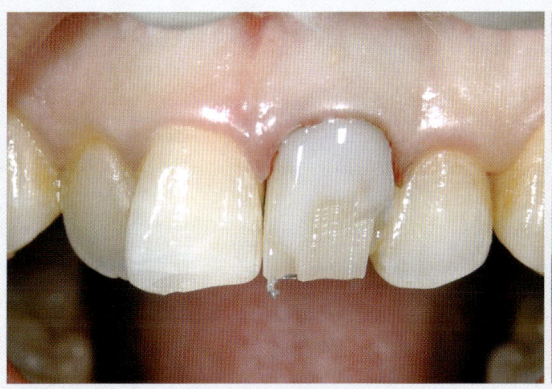

1-13 歯頸部付近へのフロアブルレジン充填

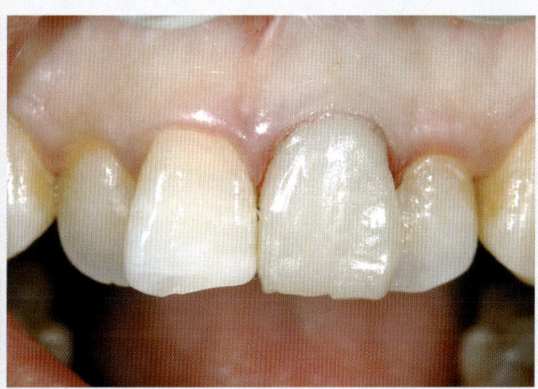

1-14 デンティンシェードレジンの充填

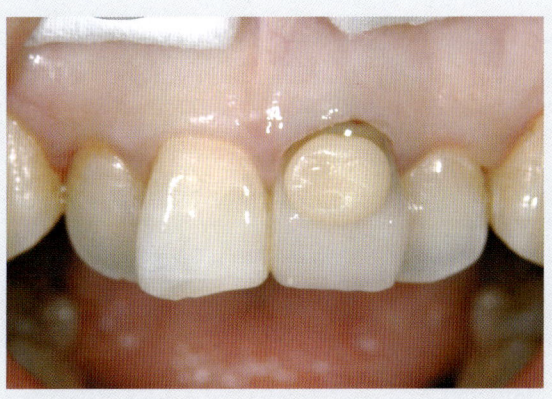

1-17 再充填用レジンの色調確認．エステライトプロ A3B

CASE 1　失活歯へのダイレクトコンポジットレジンクラウン修復（ダイレクトレジンコア併用）

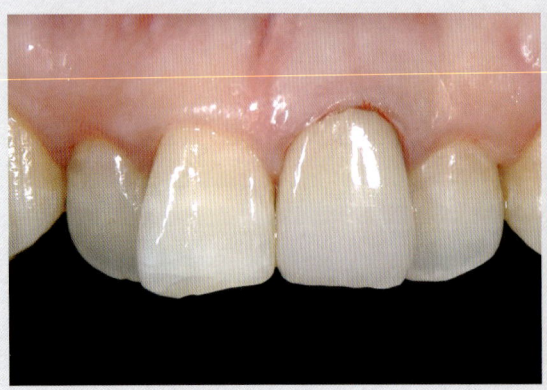

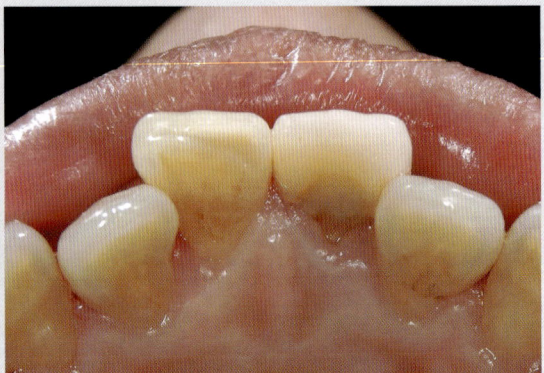

1-18, 1-19 術後

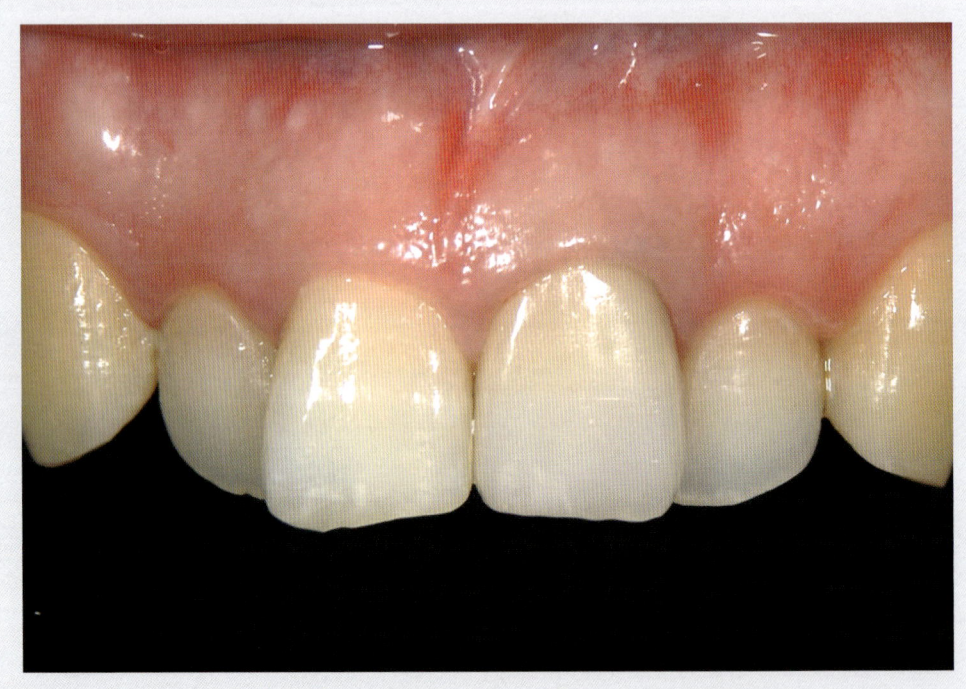

1-20 1年後

Chapter 7

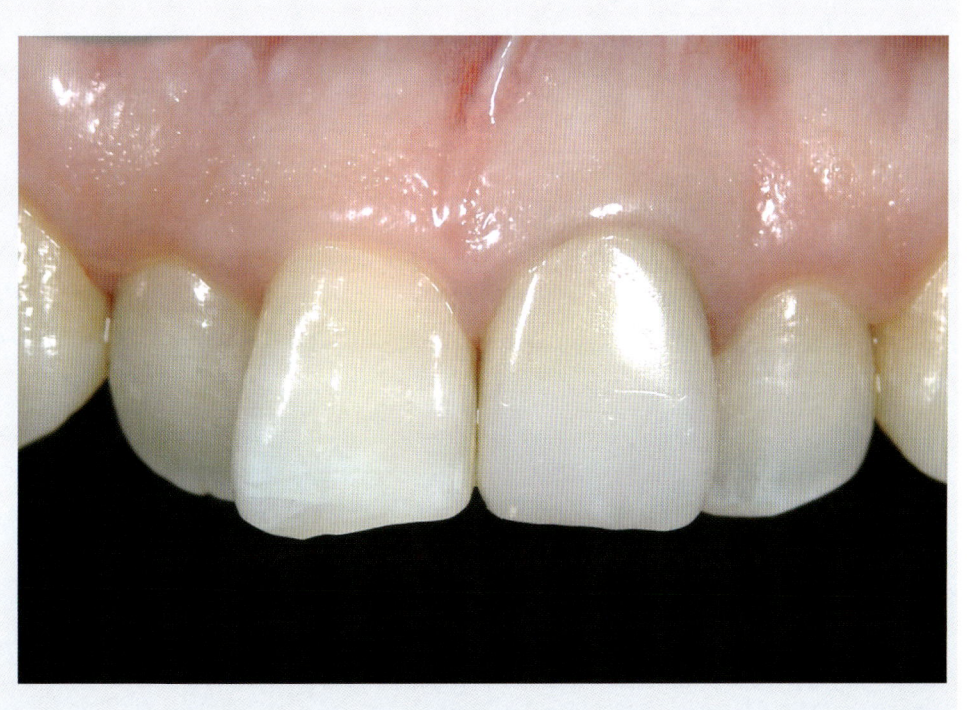

1-21 3年後

使用材料
① ボンディング材：クリアフィル メガボンド（クラレノリタケデンタル）
② レジンコア材：クリアフィル DC コア オートミックス ONE（クラレノリタケデンタル）
③ フロアブルレジン：エステライト フロー クイック OA1（トクヤマデンタル）
④ デンティンシェードレジン：エステライト プロ A3B（トクヤマデンタル）
⑤ エナメルシェードレジン：エステライト プロ A2E（トクヤマデンタル）
⑥ シランカップリング材：クリアフィル ポーセレンボンド アクティベーター（クラレノリタケデンタル）

CASE 2　生活歯へのダイレクトコンポジットレジンクラウン修復

　萌出途中の外傷による大規模破折に対し，生活状態を維持してレジンジャケット冠による対応で経過観察中の症例．時間経過により歯牙萌出が進行し，歯肉側マージンの不適合による審美障害が主訴で来院．前医の健全歯質保存的対応により，萌出完了後の歯頸部歯質および歯周組織は周囲歯牙と同様に健康状態を維持しており，同部位への切削介入および補綴物装着による人工的な新規マージン設定は回避したい．現状の歯頸部健全歯質を維持しつつ，境界不明瞭に修復材料に移行して歯冠形態を構築する修復方法として，「ダイレクトクラウン修復」を選択した．歯質への高い接着力を背景に，高い自由度で修復材料の厚さ・形態・色調を調整して歯質と一体化できるコンポジットレジン直接修復の新規「最適応症」になりうると感じる．

　長期間にわたり機能的に問題なく経過した旧修復物の口蓋側面形態や切縁形態を移植するためのシリコーンガイドを準備し，旧修復物の除去と被着面の洗浄を行った．歯頸部付近の未切削エナメル質へのリン酸処理後，象牙質露出部分を含めたセルフエッチングシステムによる接着操作を完了し，コンポジットレジンによる歯冠形態構築に移行した．口蓋側面形態・切縁形態はシリコーンガイドを利用して術前状態を再現し，隣接面形態は3D透明マトリックスとフロアブルレジンとを応用して隣在歯との接触点を構築する．デンティンシェードレジンとエナメルシェードレジン，さらに切縁付近の白帯を再現する色調調整材料とを順次使用して歯冠部形態を完成した．

　反対側同名歯の歯冠形態を参考にして，切縁傾斜・切縁隅角・唇面隆線・唇面溝の左右対称性を一点ずつ確認して形態修正し，段階的に歯冠形態を再現していくことが重要である（図1）．コンポジットレジンの形態修正・研磨用のダイヤモンドポイントやダイヤモンド粒子を含んだシリコーンポイントを使用し，適切な歯冠形態と滑らかな表面性状とを形成．さらに最終段階の艶出し研磨には，艶出し研磨用ペースト・専用バフなどを使用してエナメル質表層との移行的な光沢を獲得する．

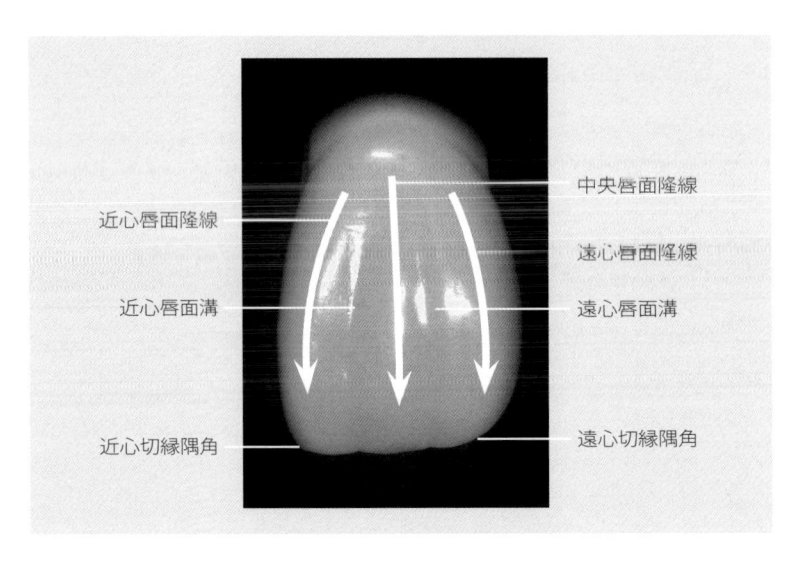

図1

CASE 2 生活歯へのダイレクトコンポジットレジンクラウン修復

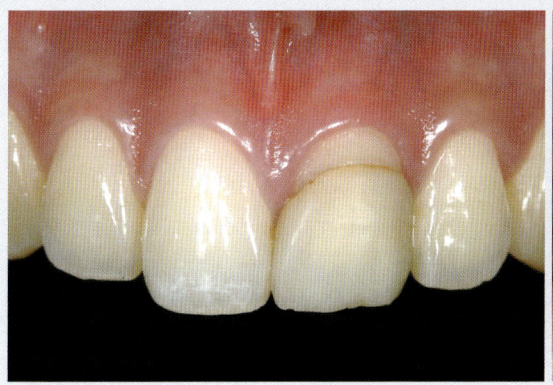

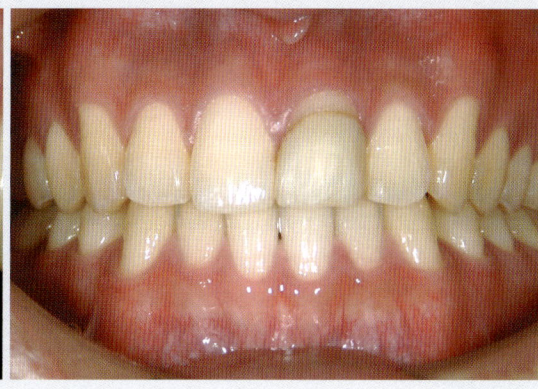

2-1, 2-2　術前

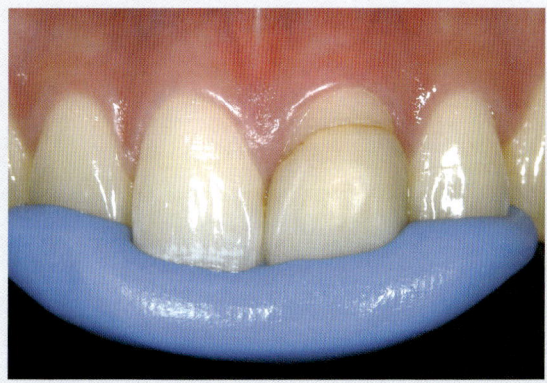

2-3　シリコーンガイドの作製

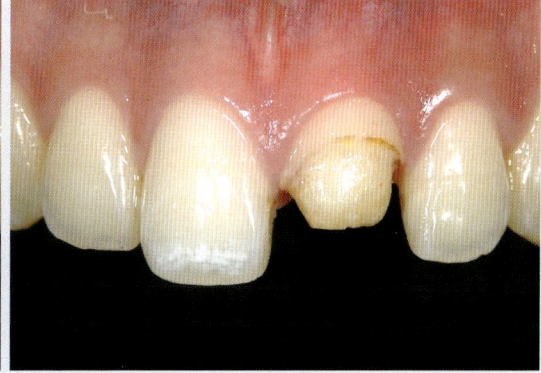

2-4　旧修復材料の除去

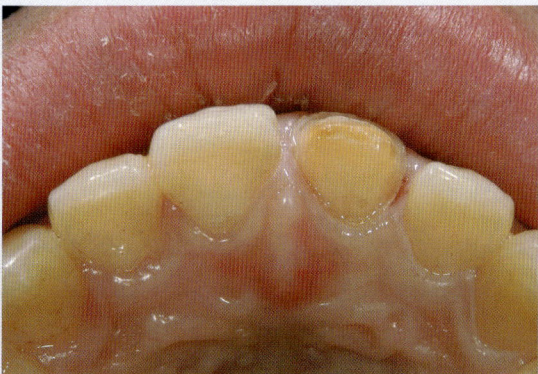

2-5　止血剤貼付により歯周組織は収縮

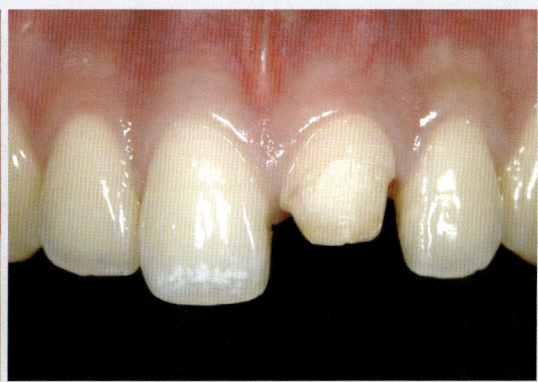

2-6　被着面清掃・接着操作

CASE 2　生活歯へのダイレクトコンポジットレジンクラウン修復

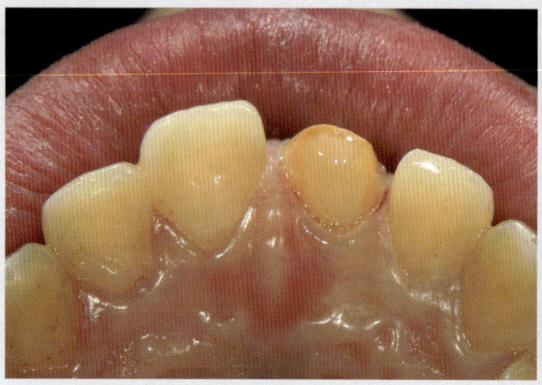

2-7 口蓋側第1層目としてのフロアブルレジン塗布

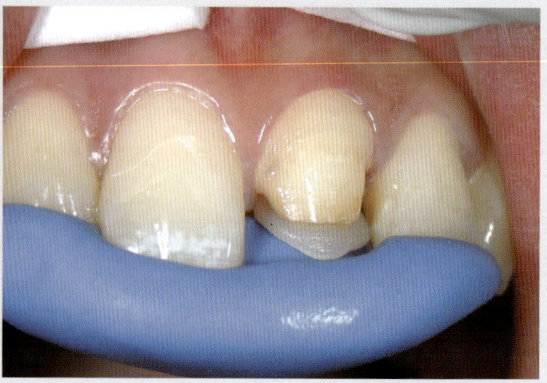

2-8 シリコーンガイドによる口蓋側部レジン圧接

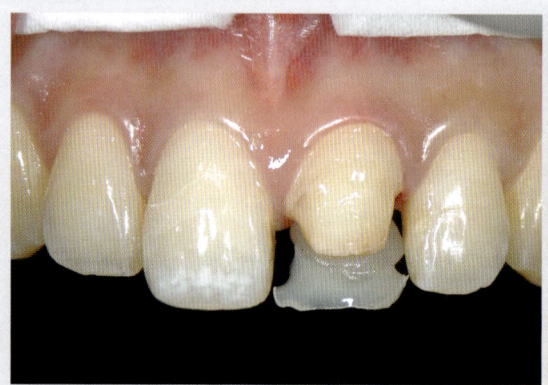

2-11 近遠心の切縁隅角設定

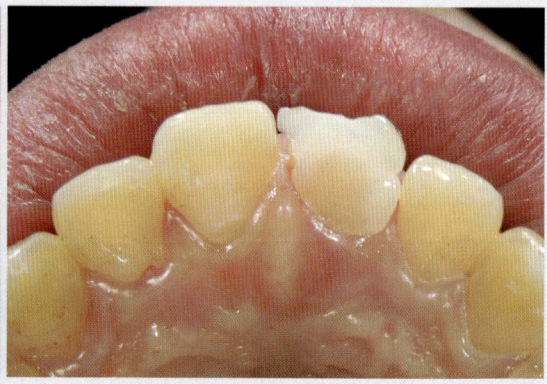

2-12 口蓋側面形態の完成

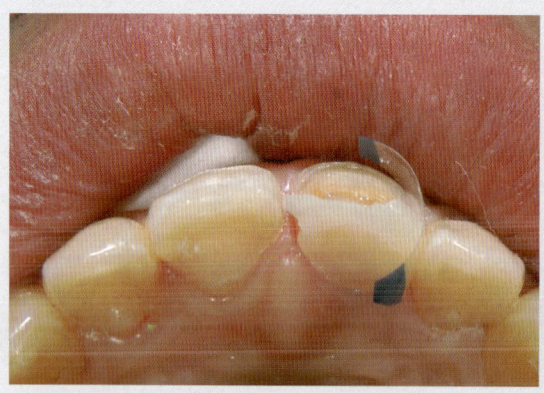

2-15 隣接面接触点の構築

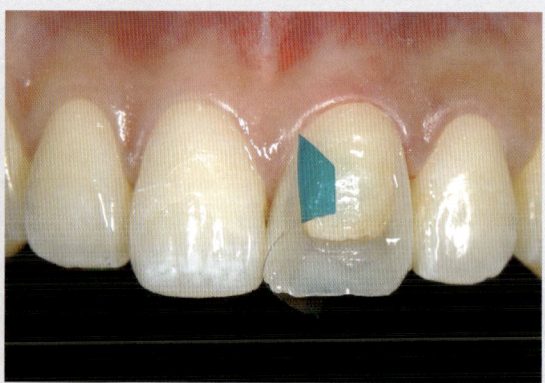

2-16 近心部マトリックス内へのフロアブルレジン注入

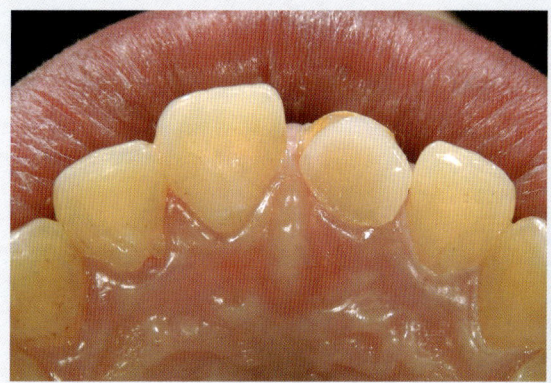

Chapter 7

2-9 移植された口蓋側面形態

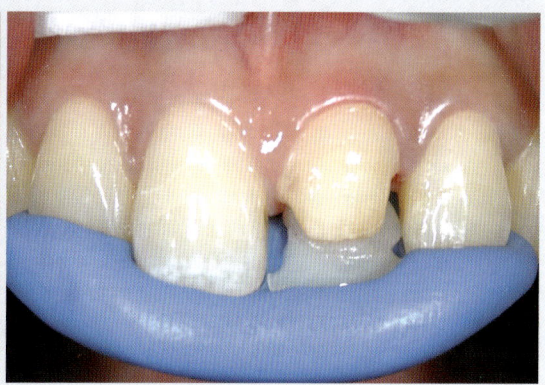

2-10 シリコーンガイド上での切縁部フロアブルレジン充填

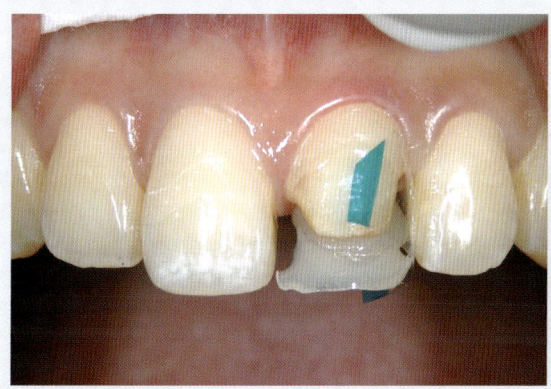

2-13 遠心部 3D 透明マトリックスの試適

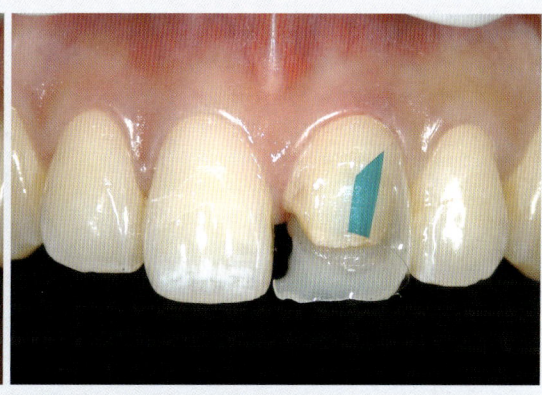

2-14 遠心部マトリックス内へのフロアブルレジン注入

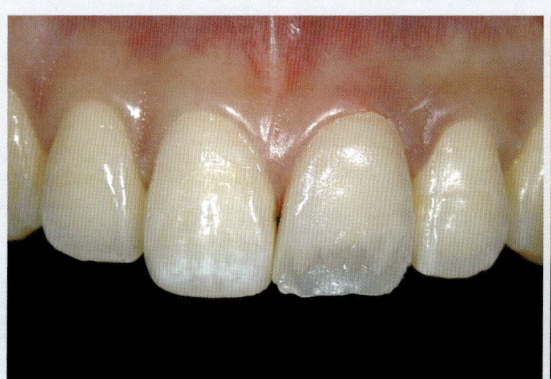

2-17 デンティンシェードレジンの充填

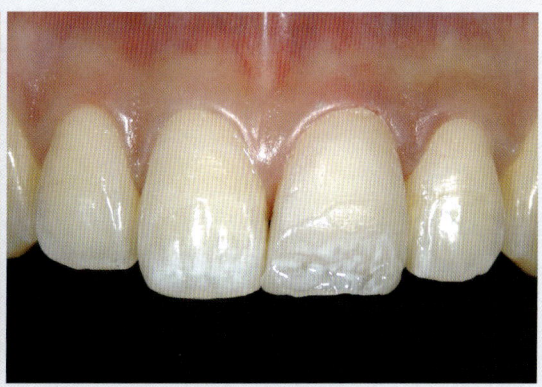

2-18 色調調整材による白帯の再現

143

CASE 2　生活歯へのダイレクトコンポジットレジンクラウン修復

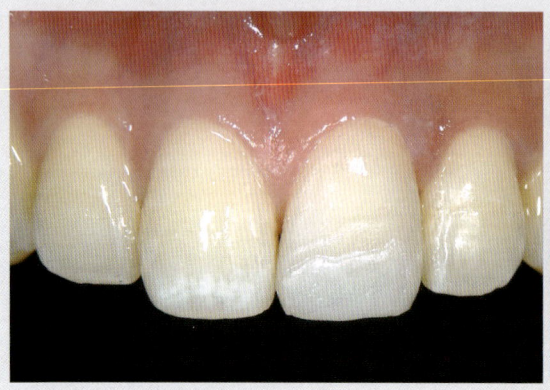

2-19　エナメルシェードレジンの充填

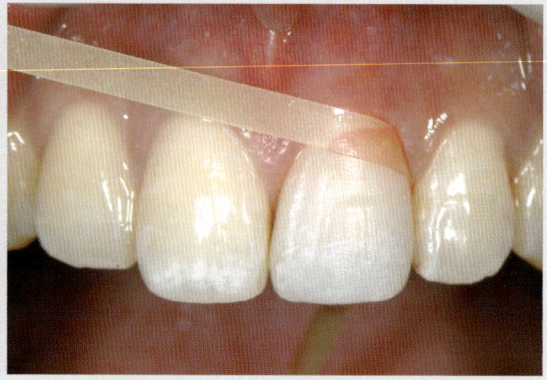

2-20　隣接面歯肉側マージンの研磨

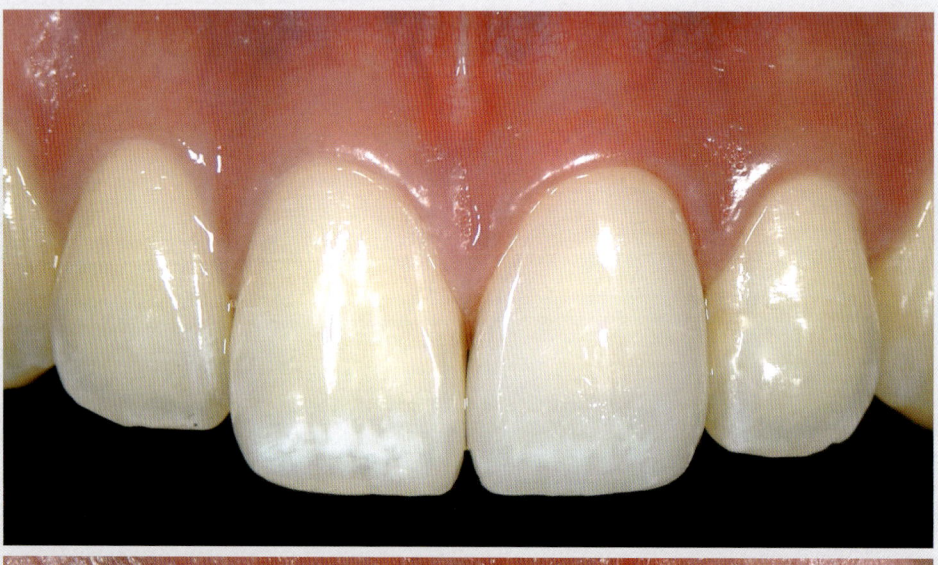

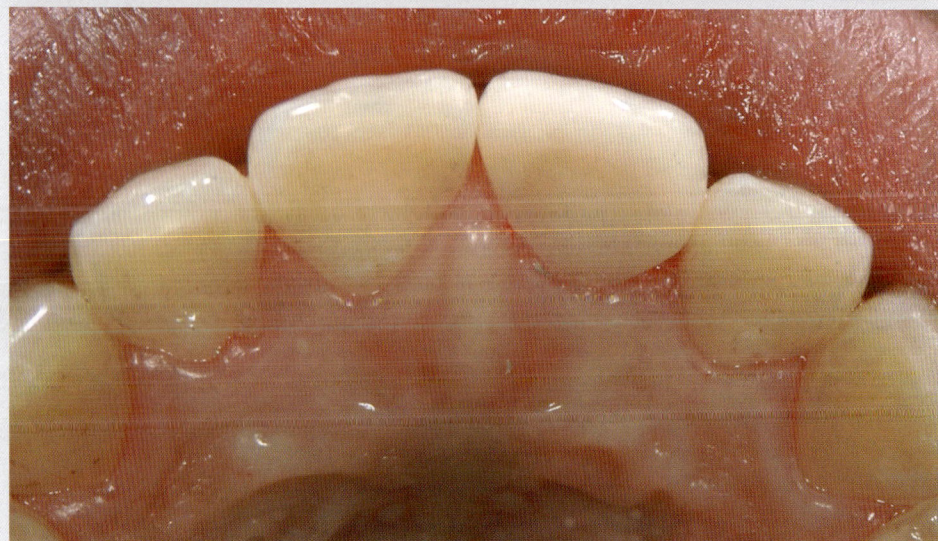

2-23〜2-25　術後

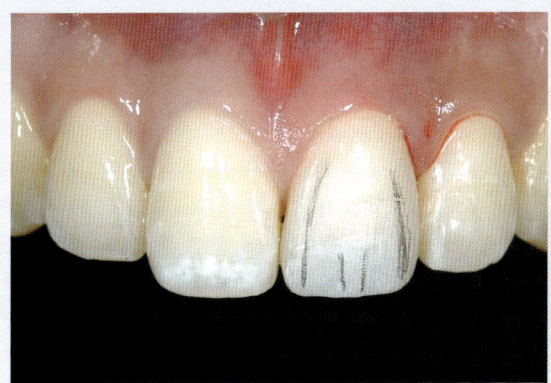

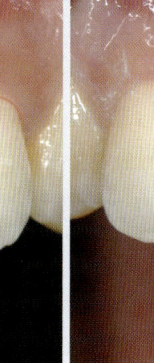

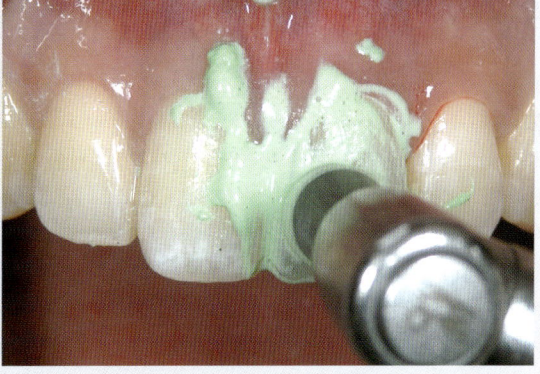

2-21 形態修正のガイドライン描記　　2-22 仕上げ研磨・艶出し

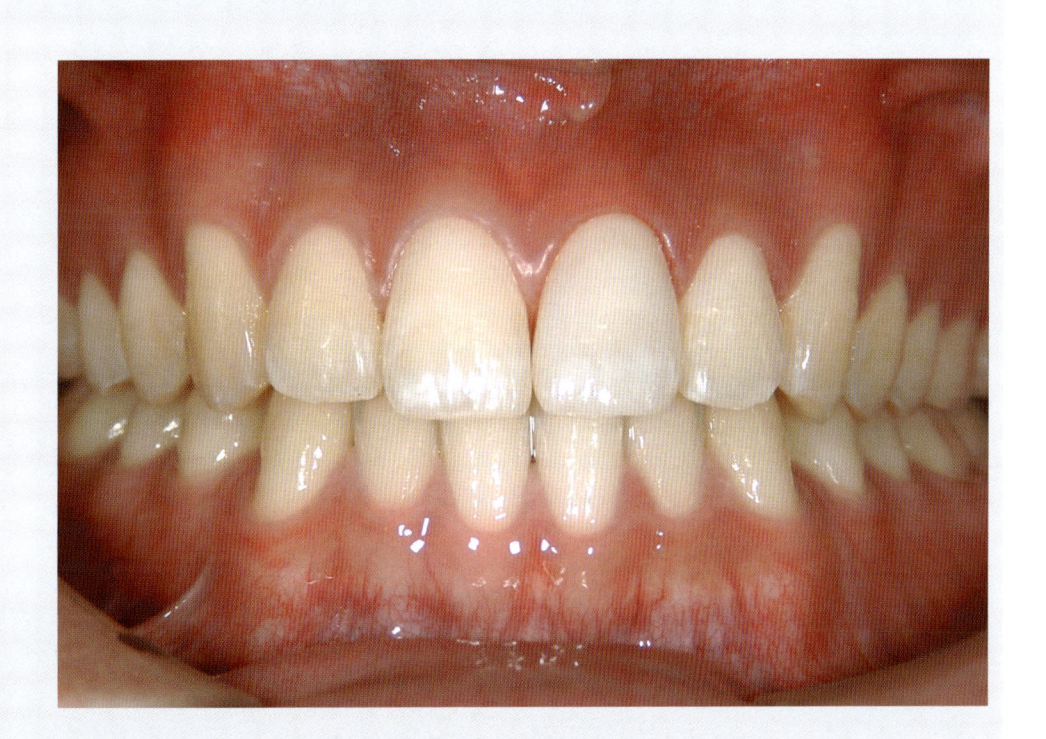

使用材料
① エッチング材：エッチング ゲル（トクヤマデンタル）
② ボンディング材：ボンド フォース（トクヤマデンタル）
③ フロアブルレジン：エステライト フロー クイック OA2（トクヤマデンタル）
④ デンティンシェードレジン：エステライト アステリア A2B（トクヤマデンタル）
⑤ エナメルシェードレジン：エステライト アステリア WE（トクヤマデンタル）
⑥ 色調調整材：セシード N カラーコート ホワイト（クラレノリタケデンタル）

Chapter 8
コンポジットレジンによるダイレクトブリッジ修復

欠損歯列への対応方法にも発想転換，ダイレクトブリッジ修復

　前歯部の単独歯欠損歯列への対応策として，両側歯牙が健全歯の場合，近年はインプラント治療が第一選択となる場面が多い．歯科用CTの普及によりインプラント治療の安全性は向上し，歯槽骨の状況に応じた骨造成技術も広く活用されるようになった．しかし，繊細な審美性が求められる前歯部症例において，長期的な安定性と経時的変化への柔軟な対応能力を考慮した場合，インプラント治療の予後に絶対的安心を求めることが困難な場合もある．また，全身疾患の既往から観血的処置や骨組織への侵襲を選択肢から除外する必要がある場合もある．

　このような場合に提案できる欠損歯回復治療の選択肢として，コンポジットレジンによる「ダイレクトブリッジ修復」が非常に有効な問題解決手段となる可能性は高い．コンポジットレジン直接修復におけるエナメル質への高強度接着性能を活かし，両隣在歯面への接着操作とコンポジットレジンの分割積層充填により，欠損部にオールコンポジットレジンの歯冠形態を構築する手段は，健全歯質への切削介入を回避することが可能となる．

　従来より行われてきた接着性レジンセメントによる義歯用レジン歯の暫間固定法も，両側健全歯牙への無切削対応として非常に有効な手段であると考える．しかしこの方法が比較的短期間の暫間修復となる理由は，接着性レジンセメントの吸水劣化による審美性低下や接着力低下による脱落を繰り返す可能性が高いことにある．

　義歯用レジン歯は既に完全に重合が終了したコンポジットレジンで構成され，接着性レジンセメントとの結合能力には限界がある．「歯質」と「レジンセメント」とは比較的高い接着強度が得られる可能性があるが，「レジンセメント」と「レジン歯」とは化学的反応による一体化は困難である．また，既製の「レジン歯」では周囲歯牙との色調・形態における適合性獲得にも限界がある．一方で，ダイレクトブリッジ修復で回復される歯冠形態は，隣在歯エナメル質との高い結合能力を有するコンポジットレジンが両側から延長され，最終的に結合して一体化したコンポジットレジンの単一構造である．使用するレジンの色調を内層・外層で変化させることにより，周囲歯牙との審美的適合性を高めることも可能である．

　前歯部の単独歯欠損歯列への対応策として，「インプラント治療」と「ダイレクトブリッジ修復」とを比較した場合，表1，2に示す特徴を整理することができる．

表1 単独歯欠損歯列へのインプラント治療の利点と欠点

利点	両側隣在歯を完全に温存可能
	単独歯牙として欠損部回復可能
	歯槽骨形態の維持可能
欠点	観血的侵襲による患者の身体的負担
	大規模な経済的負担
	長期的な治療期間
	インプラント周囲炎発症時の骨欠損部回復困難

表2 単独歯欠損歯列へのダイレクトブリッジ修復の利点と欠点

利点	周囲組織・両側隣在歯への圧倒的低侵襲
	最短1回の治療期間
	容易に対応可能な破損時再修復
欠点	欠損回復による連結部の清掃困難
	修復部辺縁における審美的適合の経時的劣化
	欠損部歯槽骨形態の維持困難
	口腔内直接修復での審美性追求困難

CASE 1 1歯欠損へのインプラント治療（治療期間：約1年）

　上顎前歯部の1歯欠損を主訴とした症例．失活歯の歯根破折が原因で抜歯に至り，以降は義歯用人工歯を化学重合タイプレジンセメントにて固定して最低限の審美性を確保してきたとのこと．脱離と再装着を数回繰り返したうえで，根本的な解決策を模索してインプラント治療を希望して来院した．

　歯科用CT撮影により，欠損部歯槽骨にはインプラント治療可能な骨幅が確保されていることが確認され，直径3.8mm/長さ11mmのインプラントフィクスチャーを埋入する治療計画を立案．インプラント窩形成に伴う歯槽骨ロスを最小限に抑えるため，頰側および口蓋側の皮質骨幅を温存して徐々に埋入窩を拡大する方法（リッジエキスパンジョン法）で歯槽骨のMI（Minimal Intervention）を目指した．

　同技法を用いたインプラント埋入手術では，少量ずつ埋入窩の拡大を行うため手術時間は比較的長いが，患者の外科的侵襲程度は低く抑えることが可能である．約6カ月間の待機期間を経て，ヒーリングアバットメントを約1カ月間装着した．インプラント周囲組織の段階的形態変化を約3カ月間かけて促したうえで，ファイナルアバットメントの装着，周囲窩洞へのコンポジットレジン修復を経て，メタルボンドポーセレンクラウンを装着した．

　周囲軟組織の安定が得られ，機能的また審美的な患者要求には十分に応えられたと考えるが，約1年の治療期間と比較的大きな身体的患者負担とを必要とした．

CASE 1　1歯欠損へのインプラント治療（治療期間：約1年）

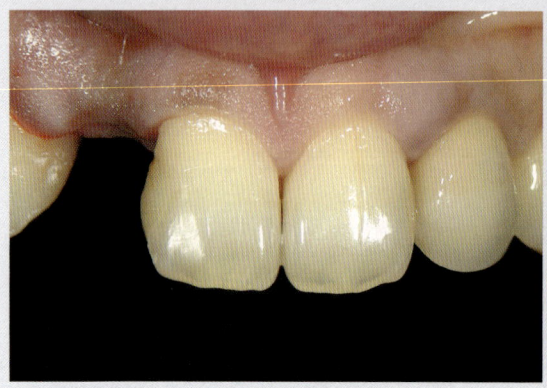

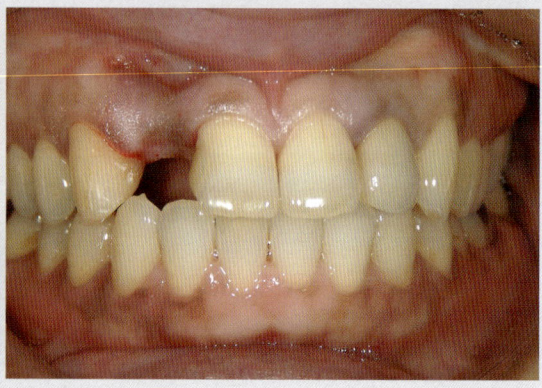

1-1, 1-2　術前

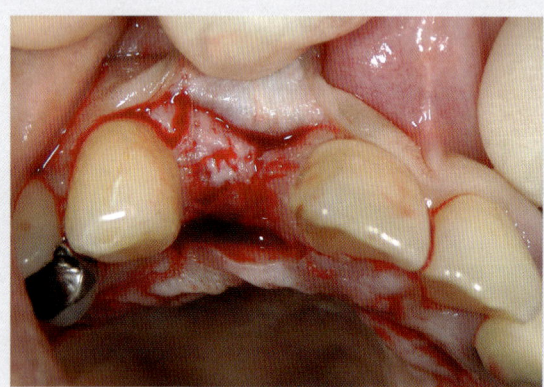

1-5　歯肉弁の剥離

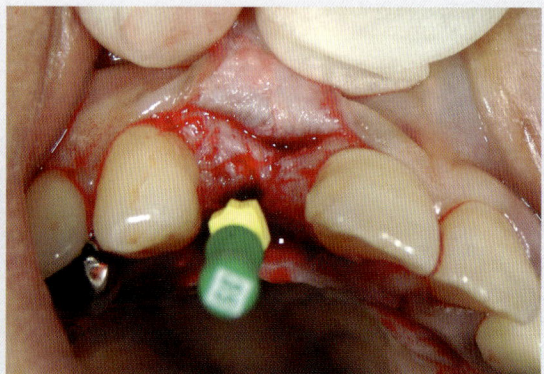

1-6　皮質骨の穿孔

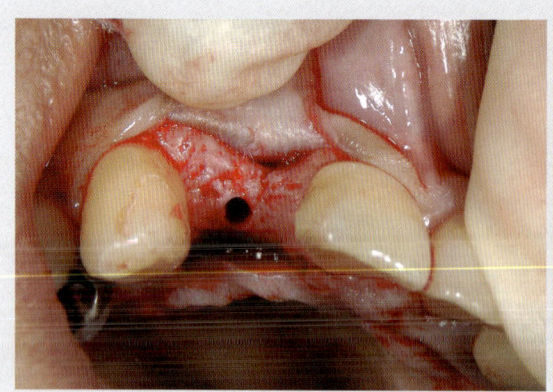

1-9　φ1.8mmのインプラント窩

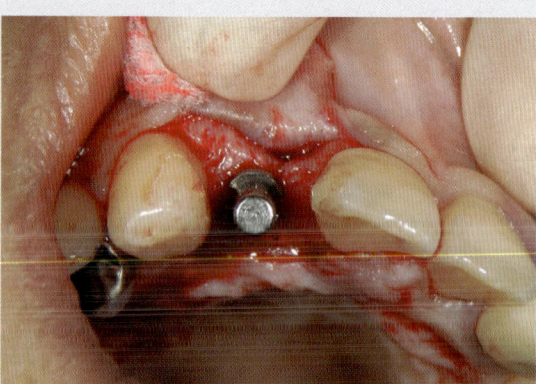

1-10　インプラント窩形成方向の確認

Chapter 8

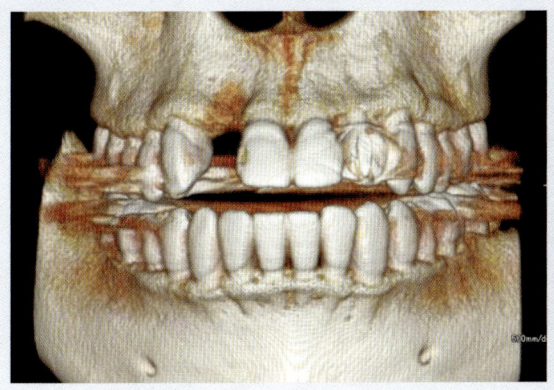

1-3 CT画像診断

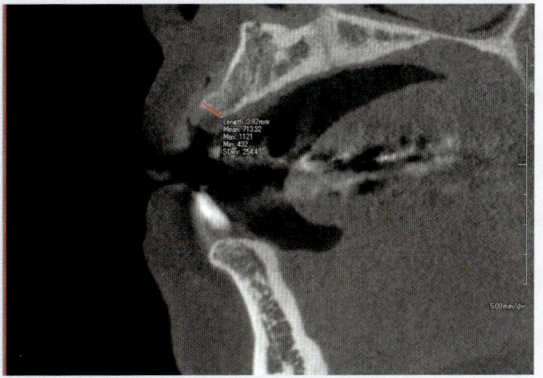

1-4 歯槽骨幅の計測

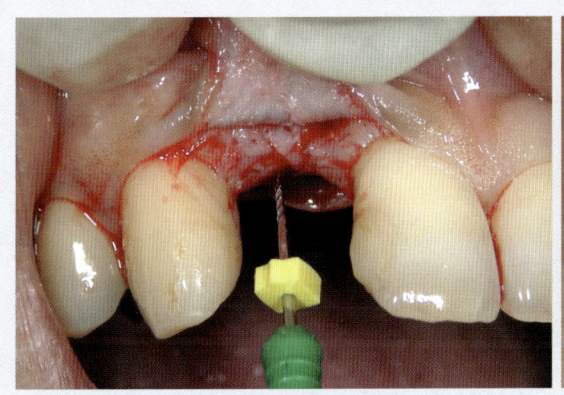

1-7 インプラント窩形成方向の確認

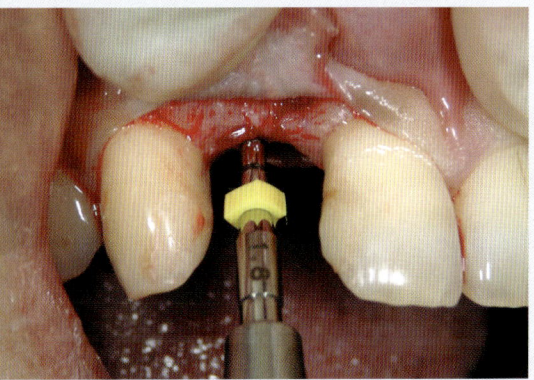

1-8 段階的なインプラント窩の拡大

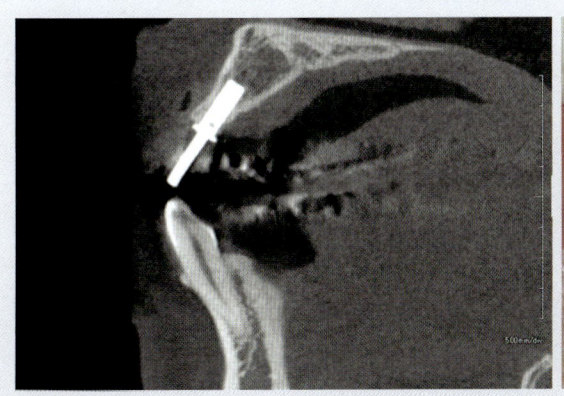

1-11 インプラント窩形成方向の確認．CT画像診断

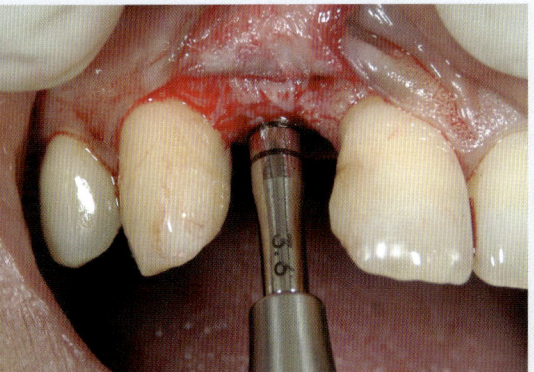

1-12 段階的なインプラント窩の拡大

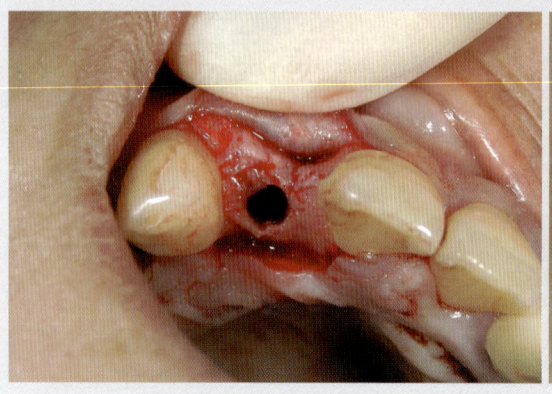

| CASE 1 | 1歯欠損へのインプラント治療（治療期間：約1年） |

1-13　φ3.6mmのインプラント窩

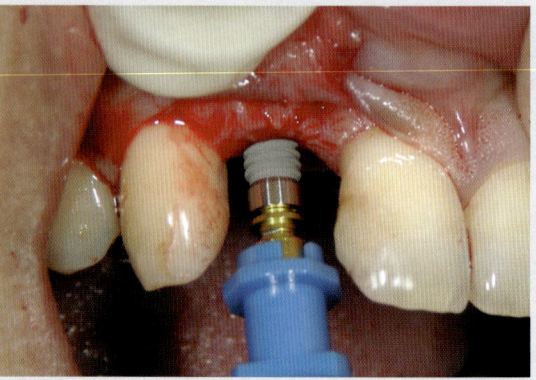

1-14　インプラントフィクスチャーの埋入

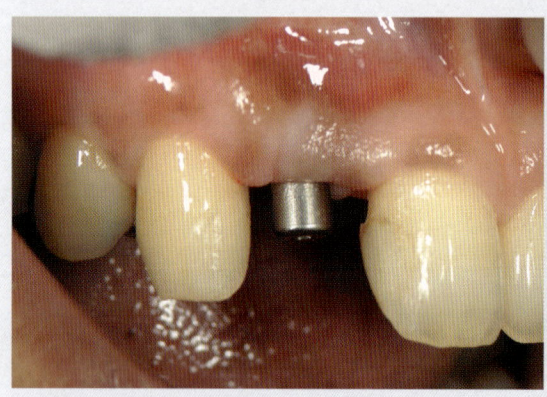

1-17　ヒーリングアバットメント装着時（インプラント埋入後約6カ月）

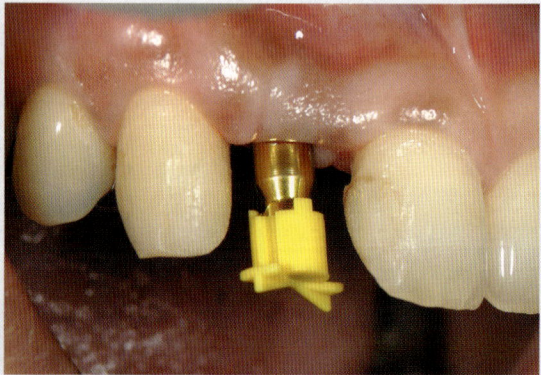

1-18　印象採得

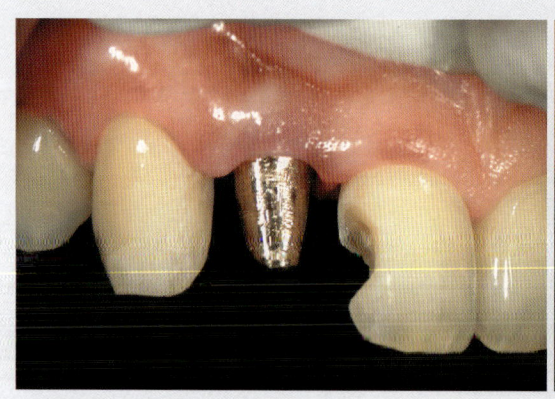

1-21　周囲窩洞のコンポジットレジン修復窩洞形成

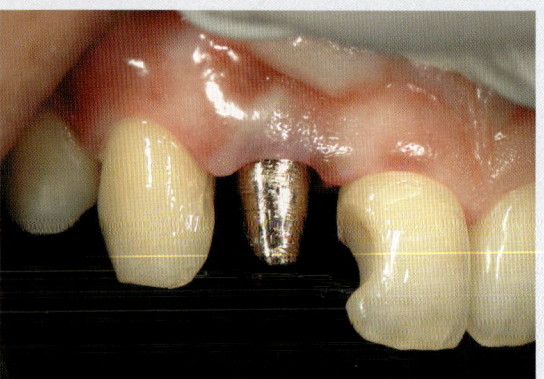

1-22　フロアブルレジン塗布充填

Chapter 8

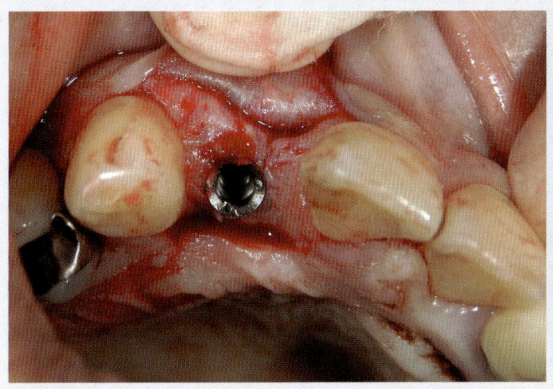

1-15 インプラントフィクスチャーの埋入完了

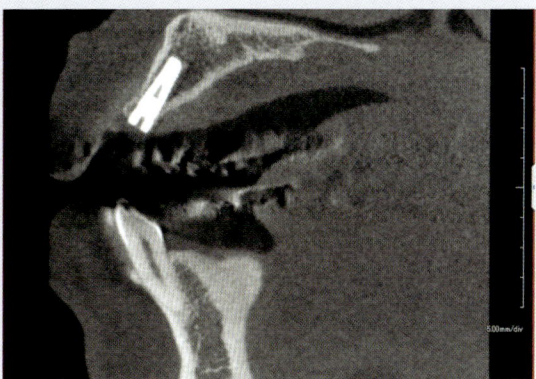

1-16 インプラント埋入方向の確認

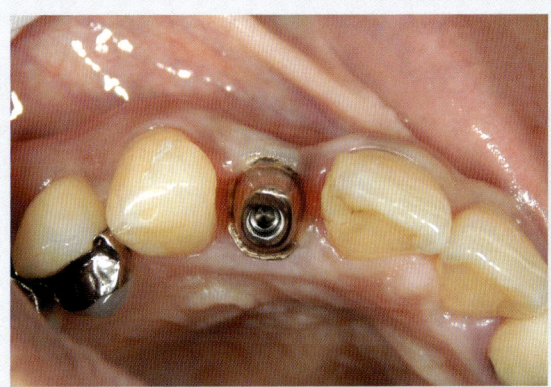

1-19 アバットメント装着時

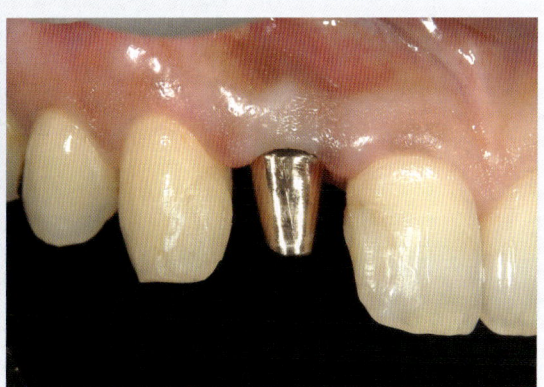

1-20 歯軸方向の確認

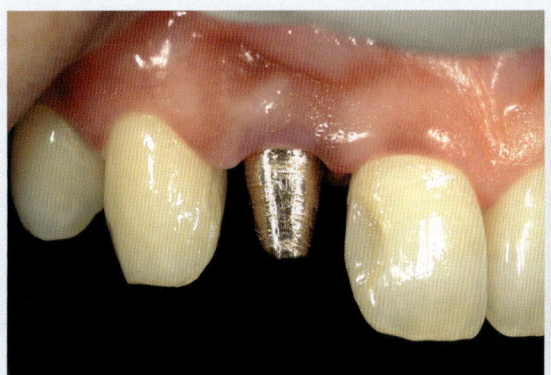

1-23 デンティンシェードレジン充填

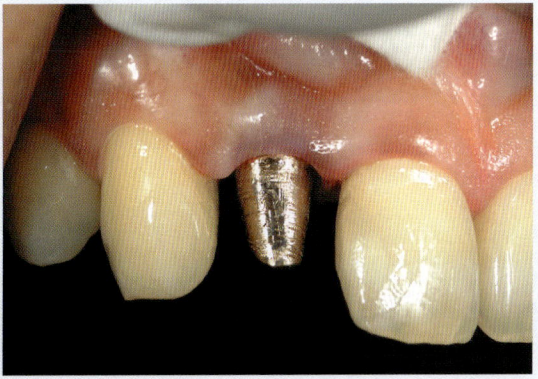

1-24 エナメルシェードレジン充填

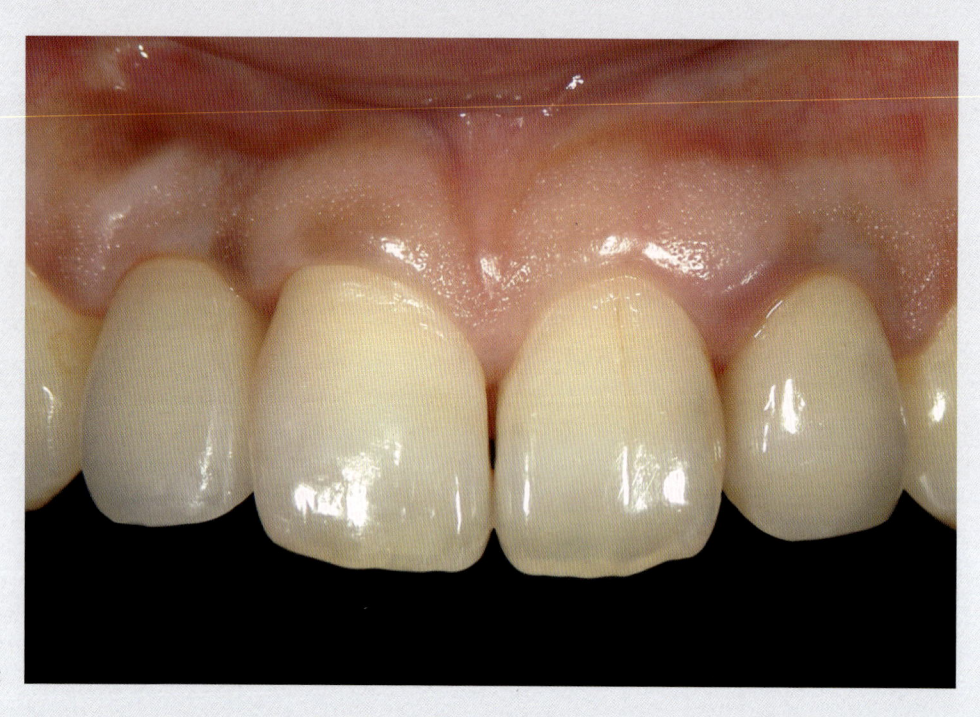

CASE 1　1歯欠損へのインプラント治療（治療期間：約1年）

1-25　術後

Chapter 8

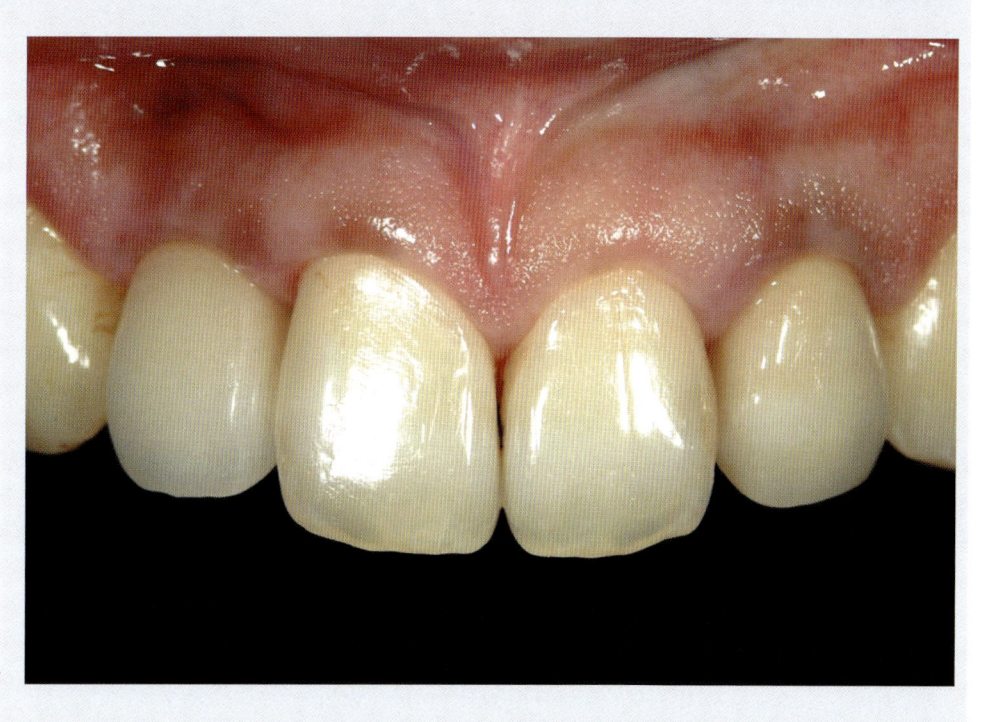

1-26 4年後

使用材料
① インプラントフィクスチャー：スクリュータイプ インプラント φ 3.8mm/L11mm（カムログ）
② インプラントアバットメント：UCLA アバットメント φ 3.8mm（カムログ）
③ 補綴物：メタルボンドポーセレンクラウン（DT：小林一則）
④ エッチング材：エッチングゲル（トクヤマデンタル）
⑤ ボンディング材：ボンドフォース（トクヤマデンタル）
⑥ フロアブルレジン：エステライト フロー クイック OA2（トクヤマデンタル）
⑦ デンティンシェードレジン：エステライト プロ A2B（トクヤマデンタル）
⑧ エナメルシェードレジン：エステライト プロ A2E（トクヤマデンタル）

CASE 2　1歯欠損へダイレクトブリッジ修復
　　　　（治療期間：約 2 時間）

　上下顎前歯部の 1 歯欠損を主訴とした症例．歯周疾患の進行と咬合支持点の減少とにより，可撤式の補綴物使用を余儀なくされ，使用歴は約 5 年．

　食物残渣の義歯床縁への停滞が気になり，「食事の際にリラックスできない」とのこと．義歯使用時の疼痛はないが，撤去時の審美障害が著しく，また人工歯部と比較して義歯床辺縁形態が大きく違和感が強い．前歯部の審美性に配慮してクラスプ設定を行うと，小臼歯部に維持を求めることになり，特に上顎では口蓋の一部を覆うレジン床辺縁部は発音障害の原因ともなる．｜1 の歯冠幅径と欠損部幅径とのアンバランスにより，人工歯は不自然な排列となっている．

　本症例のように欠損部に対して可撤式部分床義歯を用いた場合，周辺歯牙への欠損波及がなければ，経時的変化への柔軟な対応能力の点では非常に優れた選択肢となる．しかし，患者の QOL は著しく低下し，機能的・審美的に満足が得られる状況とは考え難い．当然ながら，両側の健全歯牙温存を第一に考えた患者にとって，固定式ブリッジ補綴という選択肢は当初から除外されている．また，歯科用 CT 撮影より，本症例の上顎前歯欠損部の歯槽骨幅（約 3.2mm）へのインプラント治療適用には，骨造成または骨移植手術を事前に行う必要がある．下顎前歯欠損部の歯槽骨幅はさらに脆弱で，インプラント治療の適応はきわめて困難な状況である．

　このような患者に提案できる前歯部欠損回復の手段として，「接着」を中心に考えたコンポジットレジンによる「ダイレクトブリッジ修復」（**表 3**）が有意義なオプションとなる可能性が高く，仮充填による術後状況の口腔内再現により患者説明とした．上顎前歯欠損部は仮充填状況を，下顎前歯欠損部は模型上の WAX UP 状況を参考にして，充填用シリコーンガイドを作製し，接着操作に移行した．

　欠損部周辺の旧修復物を除去し，酸処理後に接着操作を行う．ダイレクトブリッジ修復でのコンポジットレジンの接着対象はエナメル質であり，セルフエッチングプライマー処理前のエナメル質への選択的酸処理で，より高い接着強さを獲得することが可能

表3　ダイレクトブリッジ修復のポイント

1．欠損部歯周組織の安定確認
2．臼歯部咬合支持の安定確認
3．欠損部 WAX UP・咬合器装着による機能運動時診査
4．欠損部 WAX UP の口蓋側面形態シリコーンガイド作製
5．術前欠損部離開距離に応じた透明 3D マトリックスの試適
6．欠損部両側隣在歯の歯冠部健全エナメル質への酸処理
7．接着界面へのフロアブルレジン塗布充填
8．接着主体面の意識【上顎：唇側面】【下顎：舌側面】

となる[1]．接着操作終了後は，コンポジットレジン充填操作の第1層目として，被着面への「ぬれ性」が高いフロアブルレジンを可能なかぎり薄層で広範囲に塗布充填し，重合時収縮応力の接着界面への影響を排除した[2]．

　以降はシリコーンガイド上で順次フロアブルレジンを追加充填して徐々に欠損部離開距離を縮小し，両側からのコンポジットレジン延長により離開距離を 1.0mm 以下とした状況で結合し，ダイレクトブリッジの骨格を構築した．欠損部歯肉側の形態回復には，隣接面部充填用の 3D 透明マトリックスを適宜トリミングして歯間部歯肉側に設置し，フロアブルレジンをマトリックス上に流し込んで使用した．両側隣在歯と結合した口蓋側面・歯肉側面のコンポジットレジン上に，歯冠部の解剖学的形態に準拠したデンティンシェードレジン，エナメルシェードレジンの積層充填を行い，オールコンポジットレジンの歯冠形態構築を完了した．必要に応じて色調調整材を使用して連結部に陰影を表現し，接着面積の確保と天然歯牙を模倣した分離感とを両立することを目指した．

CASE 2　1歯欠損へダイレクトブリッジ修復（治療期間：約2時間）

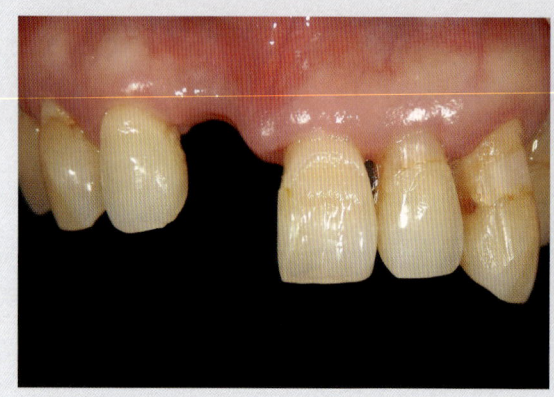

2-1　術前（上顎）

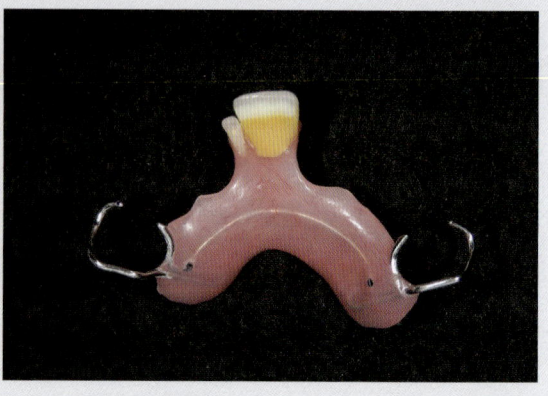

2-2　上顎装着義歯

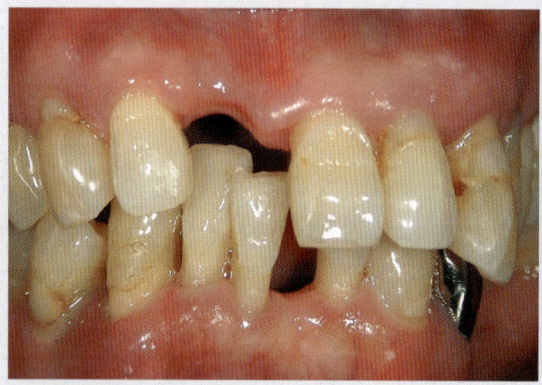

2-5　術前

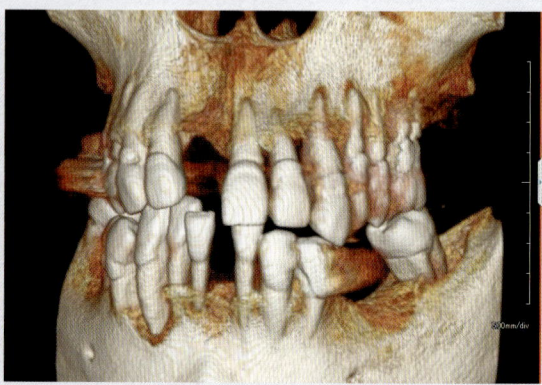

2-6　CT画像診断

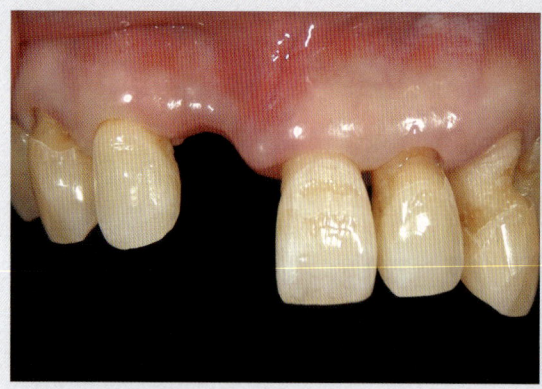

2-9　欠損部周囲の窩洞形成

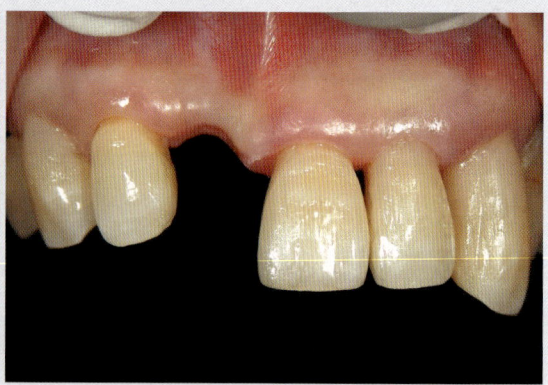

2-10　窩洞形成部への修復操作完了

Chapter 8

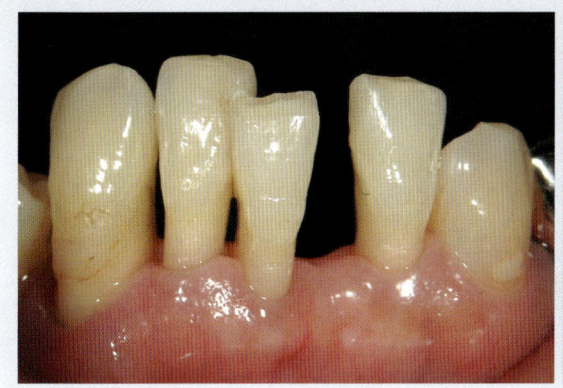

2-3 術前（下顎）

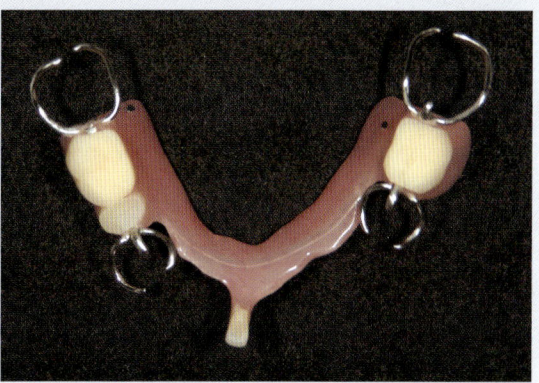

2-4 下顎装着義歯

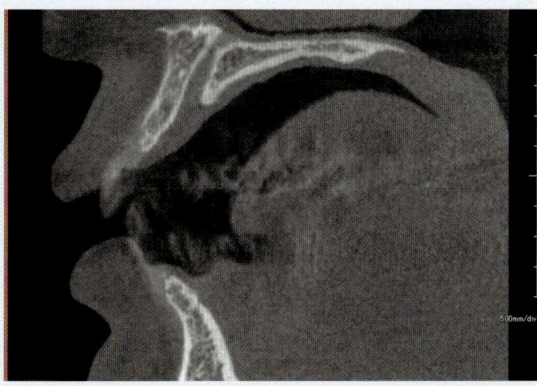

2-7 欠損部の歯槽骨幅確認

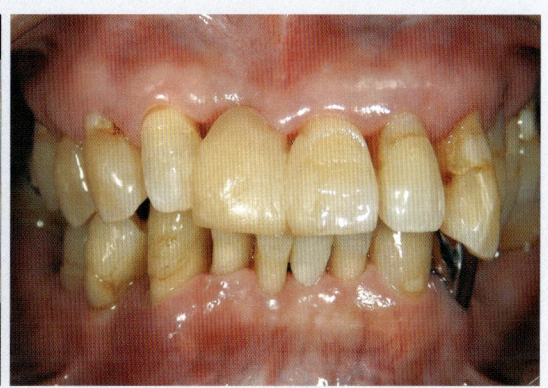

2-8 仮充填

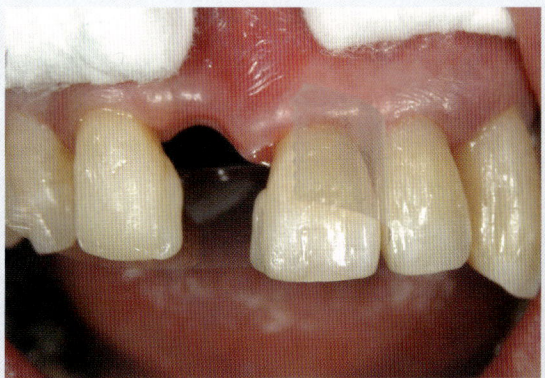

2-11 隣接面結合部分へのフロアブルレジン塗布

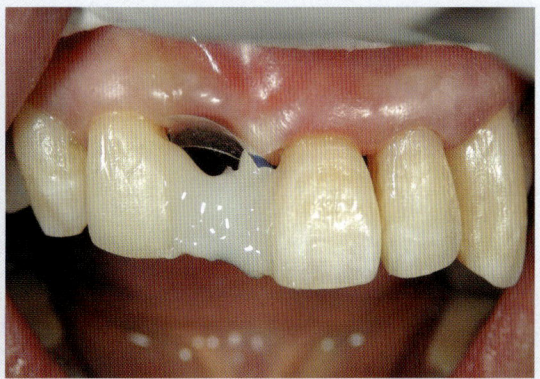

2-12 欠損部両側からのフロアブルレジン結合．歯頚側への3Dマトリックス設置

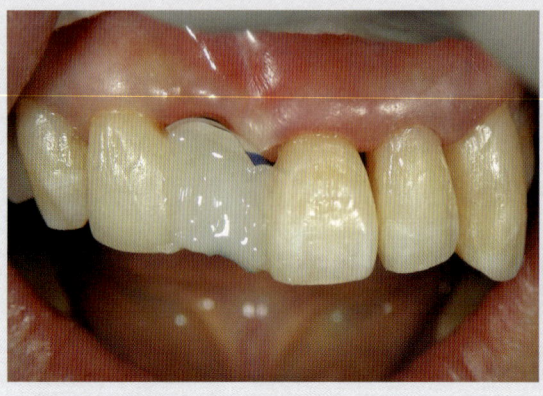

CASE 2　1歯欠損へダイレクトブリッジ修復（治療期間：約2時間）

2-13　3Dマトリックス上へのフロアブルレジン注入

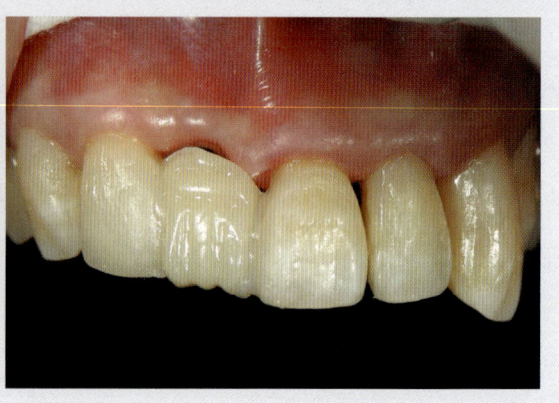

2-14　デンティンシェードレジンの充填

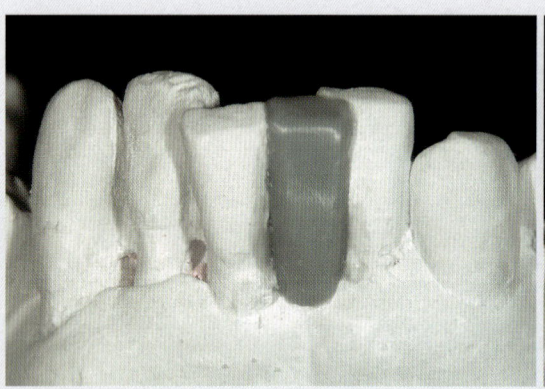

2-17　咬合器上で切縁部の咬合接触状態を確認

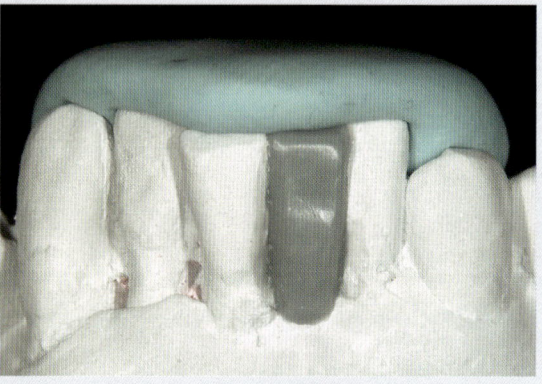

2-18　WAX UPの口蓋側形態を印象採得して充填用ガイドとして使用

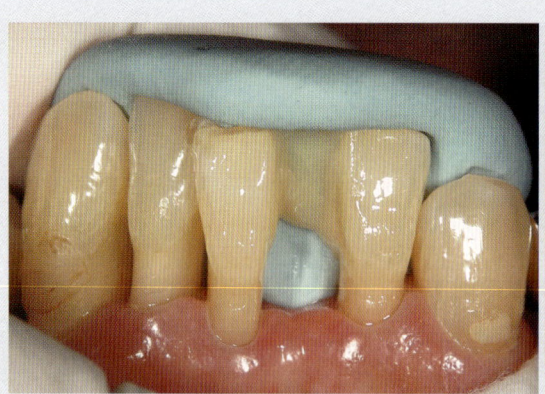

2-21　欠損部両側からのフロアブルレジン結合

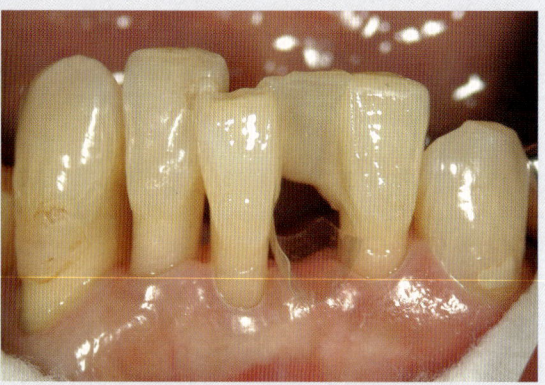

2-22　歯頚側への3Dマトリックス設置

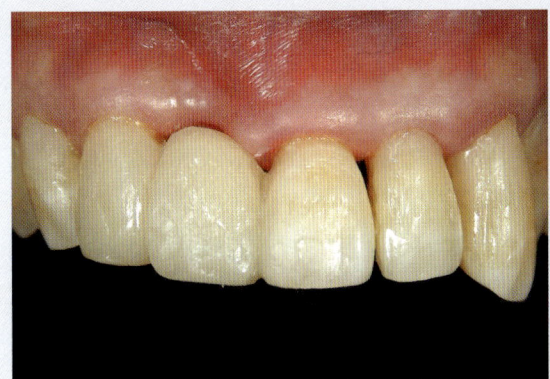

Chapter 8

2-15 エナメルシェードレジンの充填

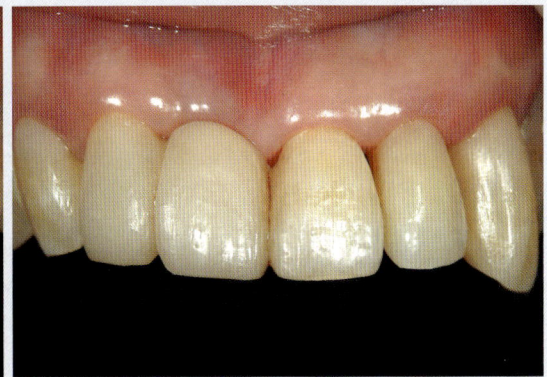

2-16 術後

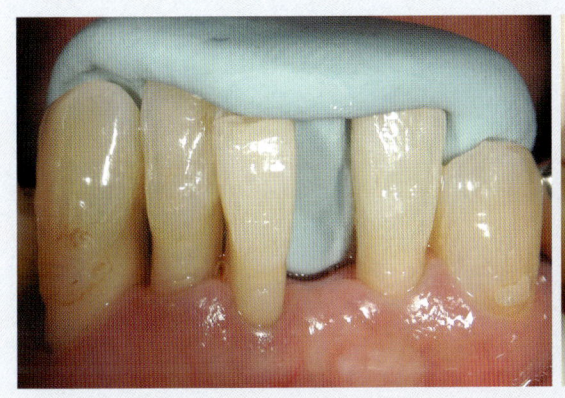

2-19 シリコーンガイドの試適

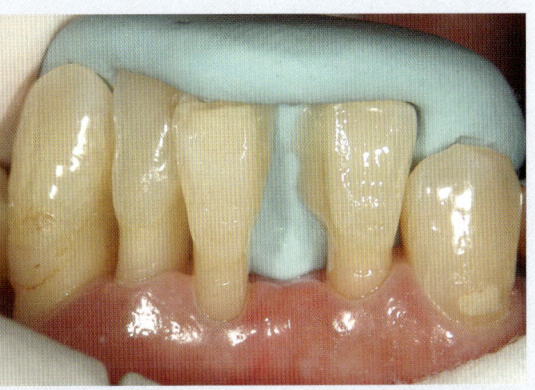

2-20 隣接面結合部分へのフロアブルレジン塗布

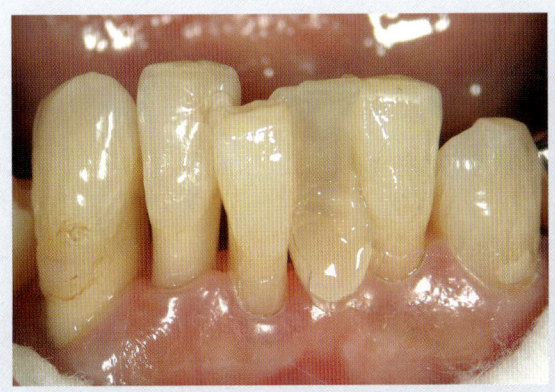

2-23 3Dマトリックス上へのフロアブルレジン注入

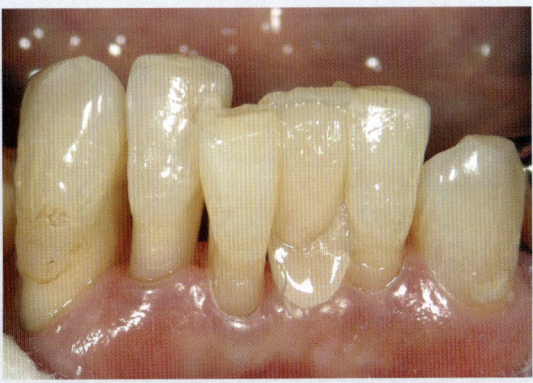

2-24 デンティンシェードレジンの充填

| CASE 2 | 1歯欠損へダイレクトブリッジ修復（治療期間：約2時間） |

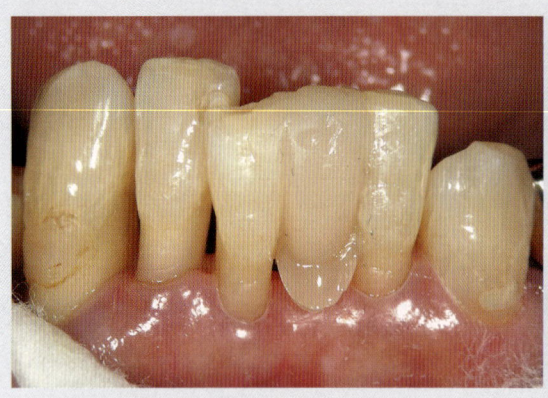

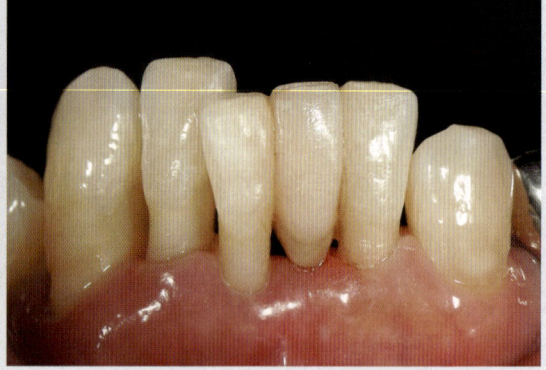

2-25 エナメルシェードレジンの充填

2-26 術後

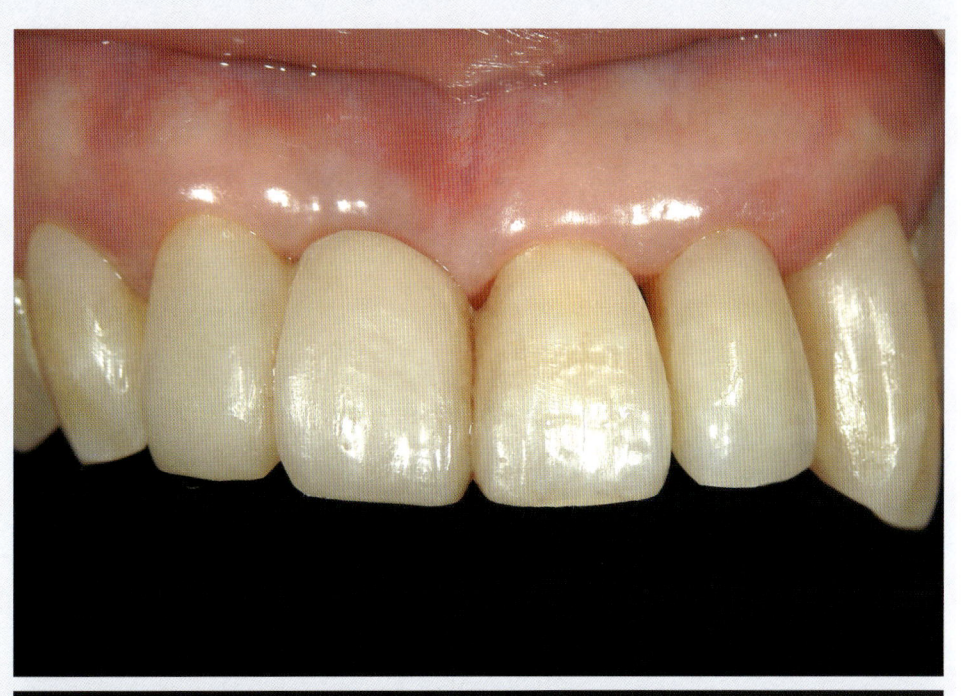

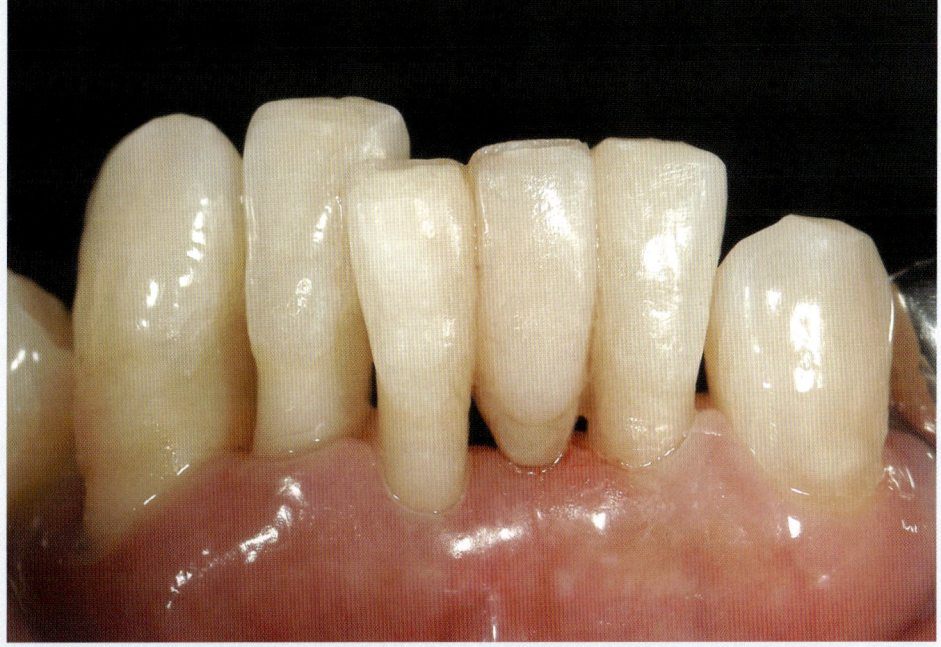

2-27, 2-28 術後

使用材料
① エッチング材：K エッチャント GEL（クラレノリタケデンタル）
② ボンディング材：クリアフィル メガボンド（クラレノリタケデンタル）
③ フロアブルレジン：エステライト フロー クイック OA2（トクヤマデンタル）
④ デンティンシェードレジン：エステライト プロ A2B（トクヤマデンタル）
⑤ エナメルシェードレジン：エステライト プロ A2E（トクヤマデンタル）
⑥ 色調調整材：ナノコート カラー A プラス（ジーシー）

Chapter 9
メインテナンスと適応範囲拡大への期待

コンポジットレジン修復の可能性

　本書を通して，コンポジットレジン修復で対応可能な臨床状況をその修復規模により分類して提示してきた（表1）．口腔内でのコンポジットレジンによる直接歯冠形態修正で機能性・審美性を付与していくその臨床術式は，術者の創意工夫により既成概念にとらわれない修復手法が無限に存在すると考える．臨床的な活用範囲は，小規模齲蝕への「メタルフリー修復」から，歯冠部全体の大規模欠損への「ダイレクトクラウン修復」「ダイレクトブリッジ修復」に至るまで拡大している．それぞれの修復方法に関する臨床術式の整理により，「精度の高い歯質への接着」や「歯冠形態の効率的な審美再現」が可能となった．今後は，修復の機能的予後と審美的予後とをある程度予測し，維持管理するための臨床基準の設定や患者との情報共有の重要性が高まっていると考える．

　また，一方で修復の経過不良がどのような状況で発生するのかを，臨床結果から分析することも非常に重要である．従来の齲蝕治療におけるコンポジットレジン修復の経過判断は，「二次齲蝕の発生」「修復境界部の着色」「修復材料本体の変色・破折・摩耗」などの要素で評価され，定期的なメインテナンス状況下では重篤な予後不良に至る可能性はきわめて低い[1,2]．

表1　コンポジットレジン修復で対応可能な臨床状況の分類

1. 臼歯部へのコンポジットレジン修復
2. 前歯部へのコンポジットレジン修復
3. 破折歯へのコンポジットレジン修復
4. 離開歯列へのコンポジットレジン修復
5. ホワイトニングとコンポジットレジン修復
6. コンポジットレジンによるダイレクトベニア修復
7. コンポジットレジンによるダイレクトクラウン修復
8. コンポジットレジンによるダイレクトブリッジ修復

ほかの修復材料と異なり，コンポジットレジン修復ではエナメル質の欠損により露出した象牙質は高い接着強度で保護され，欠損波及を深部内層に進行させない特徴をもつ．本書のコンポジットレジン充填術式の第一段階では，必ず薄層のフロアブルレジンで接着対象となる歯面を強力に保護することをルーティンとしてきた．この第1層目のコンポジットレジン充填操作までを歯質との接着操作の一環として捉え，この後の順次積層されるコンポジットレジンの構造を支える最も重要な役割を果たすことになる．よって，第2層目以降は，その修復規模に従い必要なボリュームのコンポジットレジンを色調再現と重合収縮応力への配慮を念頭に，歯冠形態を創造していくシンプルな術式となる．

　ときには修復後の色調適合性や歯冠外形などに問題があり，第2層目以降に充填されたコンポジットレジンへの修正作業が必要な場合もある．しかしこの場合にも間接修復とは異なり，部分的な補修修復のみで審美性の再構築が可能である．充填後に時間経過したコンポジットレジンに対しては，補修修復の適切な接着操作を遂行することで，高い接着強度を獲得できる環境も整備されている[3]．

　よって，コンポジットレジン修復の機能的形態と審美的色調適合性とを担保するため，修復材料の定期的な再研磨・再修復を前提とした維持管理プログラムを患者と共有することが重要である．長期的にはコンポジットレジン修復材料の摩耗・変色・微小破折は一定割合で発生することが予想され，メインテナンスフリーで良好な予後が約束されるとは考えにくい．歯質との結合を維持した修復内層を温存し，修復外層を定期的に交換することを前提に患者説明することにより，むしろ健全歯質への最小限の切削介入によるコンポジットレジン修復のアドバンテージを示すことが可能であると考える．

CASE 1　破折歯への修復（歯冠形態の審美的復元）　4年経過観察

　交通事故により上顎前歯部を強打，1｜12 の歯冠部歯質の破折を主訴に来院．受傷後，約12時間が経過．一過性の冷水痛を訴えるが，自発痛・打診痛はなく，破折面に露髄は認められない．
　｜2 歯冠部歯質は約2/3が破折により失われているため残存象牙質量はきわめて少なく，歯髄保護の観点から早急な象牙細管開口部の封鎖を求められる．本症例への緊急対応として，破折面への接着操作・フロアブルレジン充填による象牙質露出部分の保護を最優先とし，歯冠形態の最終回復は次回来院時に行うこととした．
　破折部の深部象牙質露出部分への接着操作では，被着面にスメア層が存在しないため，表層象牙質への過脱灰を防止する配慮が必要となる．このため，酸性度が緩やかで比較的脱灰能力の低いワンステップタイプの接着材を使用した．破折部位周囲のエナメル質への正式な接着操作は最終充填時に酸処理を併用して行う．仮充填の期間は，咬合状態や歯冠形態の左右対称性などを患者自身が試用確認を行う．問題がなければ，この状態をシリコーン印象材によって記録し，積層充填による審美的形態回復に使用するガイドとする．
　診療2日目は，再度自発痛・打診痛の有無を確認のうえ，仮充填したコンポジットレジンを除去する作業から開始した．唇側，口蓋側のエナメル質辺縁部にベベル形成を行い，レジンコーティング面も一層削除して接着操作に移行した．レジンコーティング面とエナメル質とに酸処理を行い，さらにコーティング面へのシランカップリング処理を行った．被着面への前処理を終了したところで，ワンステップタイプのセルフエッチングプライマーシステムを使用して接着操作を完了した．シリコーンガイド上で，歯冠部の解剖学的形態に準拠したデンティンシェードレジン・エナメルシェードレジンの積層充填を行い歯冠形態構築を完了とした．
　患者は6カ月に一度の定期的なメインテナンスに来院し，コンポジットレジン修復材料表面と残存歯質との移行的な研磨面形態の維持に努めている．メインテナンス時の最終艶出し研磨には，ダイヤモンド砥粒径1μm程度の艶出し用ダイヤモンドペースト（ダイヤポリッシャーペースト：ジーシー）と研磨用バフとを使用し，経時的な表面性状の劣化を最小限に抑える努力を継続している．

Chapter 9

CASE 1　破折歯への修復（歯冠形態の審美的復元）4年経過観察

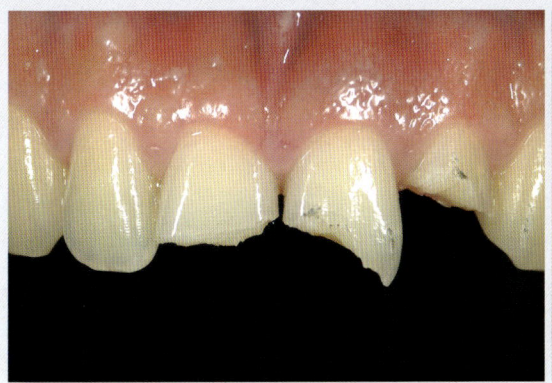

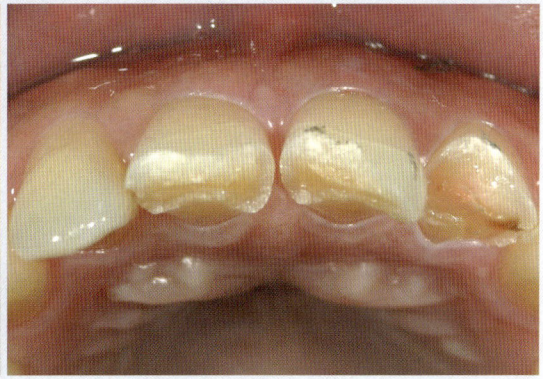

1-1　術前

1-2　破折面に露髄は認められない

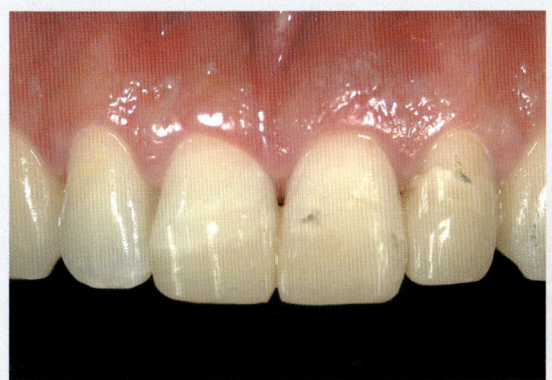

1-3　仮充填による破折面保護

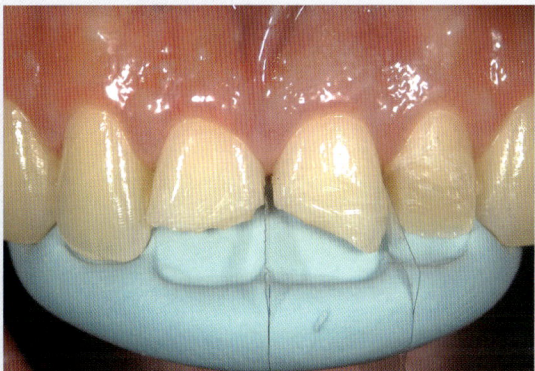

1-4　シリコーンガイドの試適

使用材料
① エッチング材：エッチング ゲル（トクヤマデンタル）
② ボンディング材：ボンド フォース（トクヤマデンタル）
③ フロアブルレジン：エステライト フロー クイック OA2（トクヤマデンタル）
④ デンティンシェードレジン：エステライト プロ A2B（トクヤマデンタル）
⑤ エナメルシェードレジン：エステライト プロ A2E（トクヤマデンタル）

CASE 1 破折歯への修復（歯冠形態の審美的復元）4年経過観察

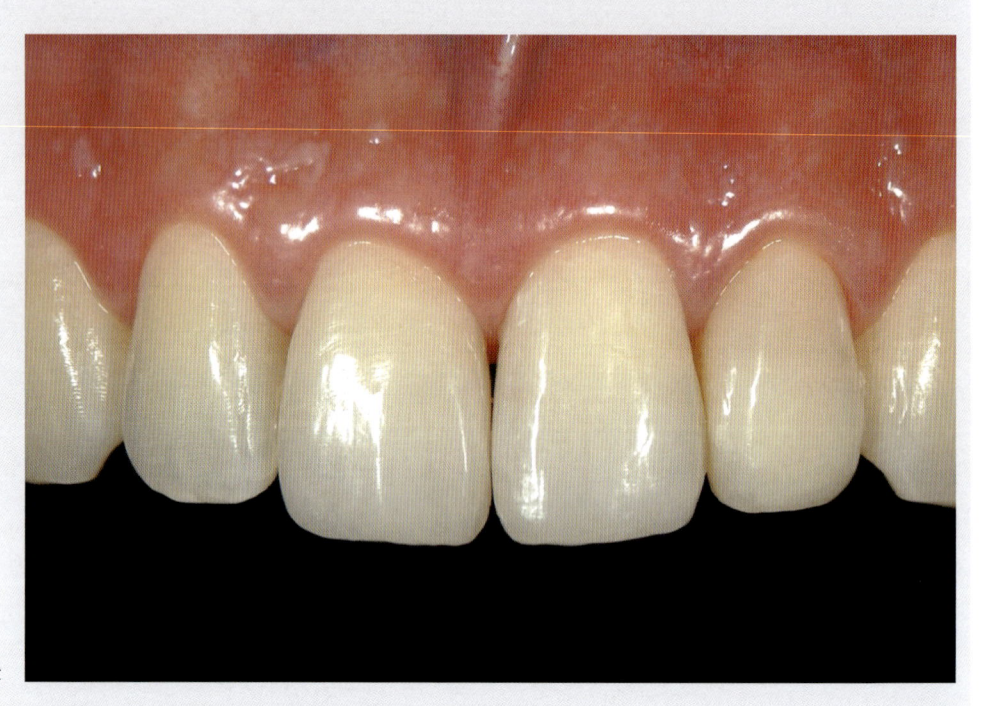

1-5 術後

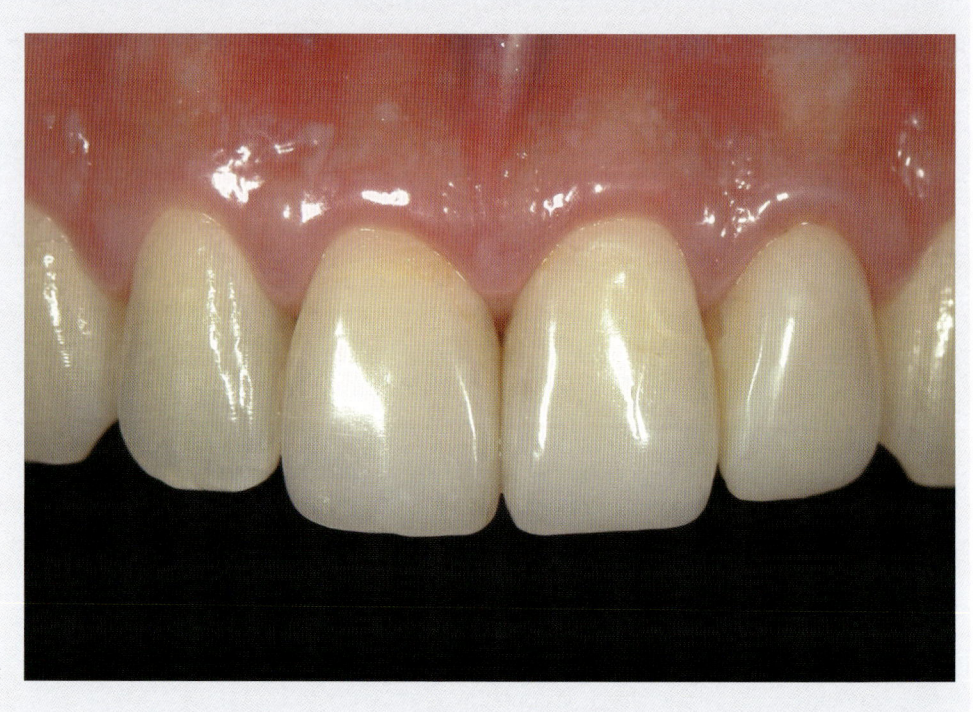

1-6 4年後

CASE 2　欠損歯列への修復（下顎前歯部）
　　　　　3年経過観察

　下顎前歯部の1歯欠損を主訴とした症例．歯周疾患の進行と臼歯部咬合支持点の減少とにより，前歯部への咀嚼時咬合負担が増大している．

　欠損部両側健全歯牙への切削介入の選択肢を当初から除外している患者にとって，固定式ブリッジ補綴という選択肢は存在しない．また，歯科用CT撮影より，本症例の下顎前歯欠損部の歯槽骨幅（約3.0mm）へのインプラント治療適用には骨造成または骨移植手術を事前に行う必要があり，高齢の患者にとっての精神的・身体的負担が大きい．よって本症例では，「接着」を中心に考えたコンポジットレジンによる「ダイレクトブリッジ修復」が有意義な治療オプションとなる可能性が高く，作業用模型上での口腔内再現WAX UPにより患者説明を行った．

　模型上のWAX UP状況を参考にして，充填用シリコーンガイドを作製し，接着操作・積層充填操作に移行した．下顎前歯部のダイレクトブリッジ修復では，両側健全歯牙の舌側面歯質への接着面積を十分に確保し，歯冠部の解剖学的形態に準拠したデンティンシェードレジン・エナメルシェードレジンの積層充填を行い，歯冠形態構築を完了とした．色調調整材を使用し，高齢者の天然歯牙解剖学的形態を模倣してコンポジットレジンに着色することで，よりリアリティのあるダイレクトブリッジ修復が可能となる．

CASE 2　欠損歯列への修復（下顎前歯部）3年経過観察

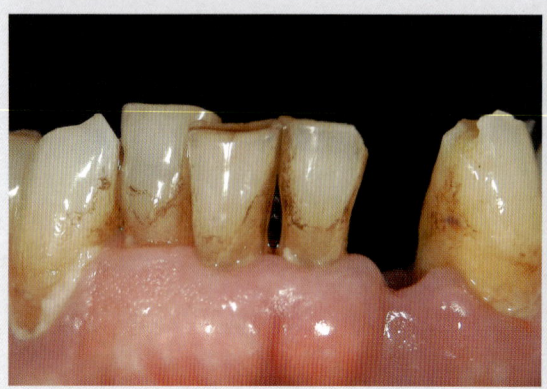

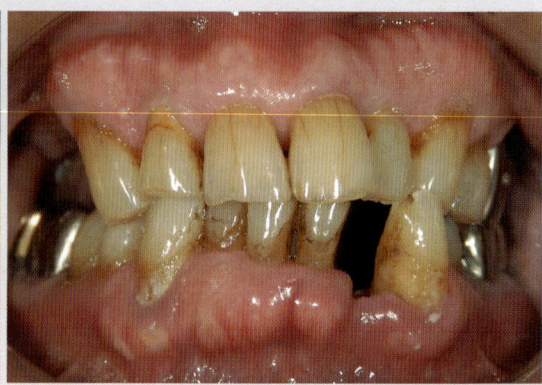

2-1　術前

2-2　術前（咬合状態）

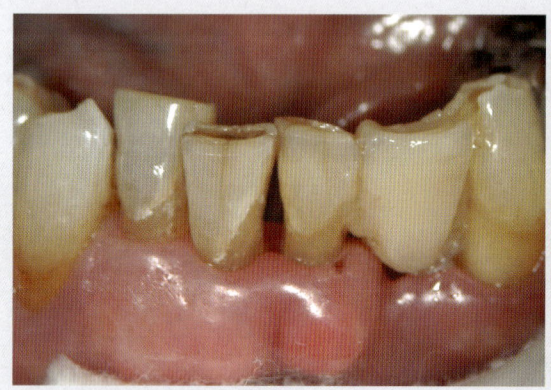

2-5　象牙質相当部の充填完了

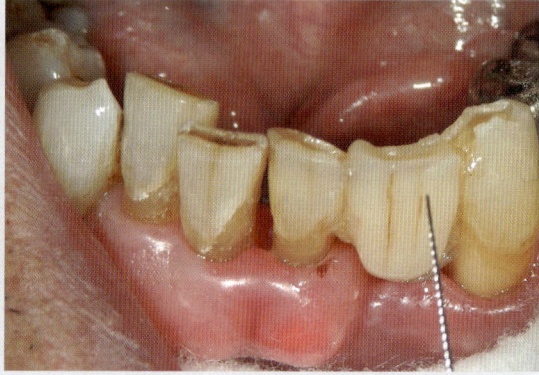

2-6　エナメル質内破折線の再現

Chapter 9

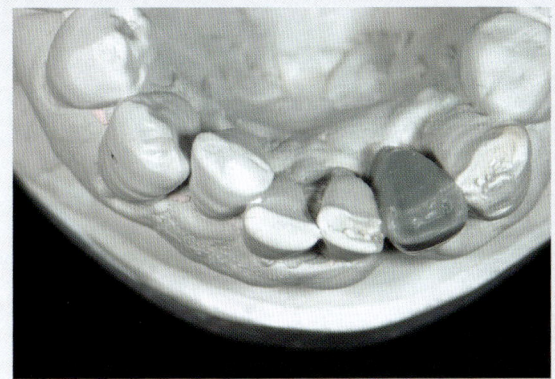

2-3 作業用模型上での咬合診査

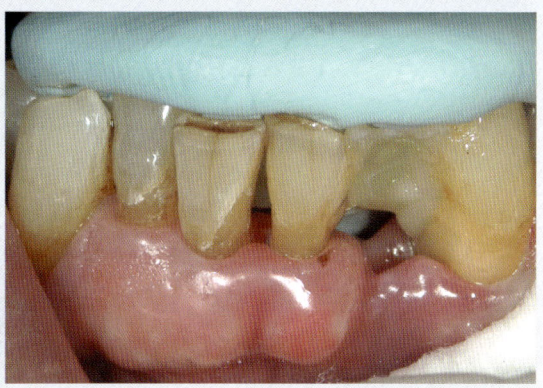

2-4 両側健全歯質への接着操作

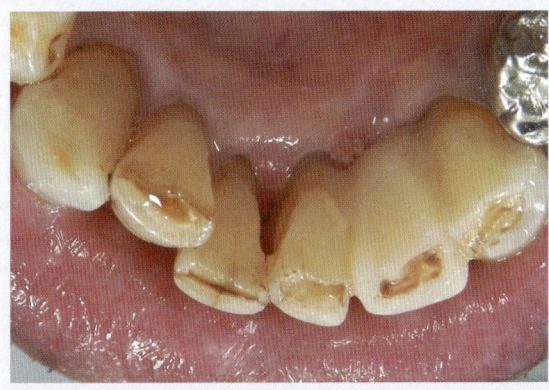

2-7 舌側面の結合範囲

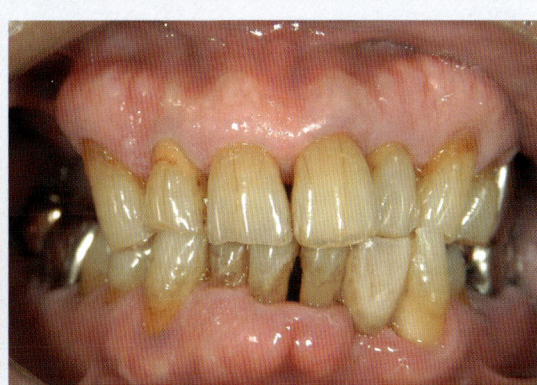

2-8 術後（咬合状態）

使用材料
① エッチング材：K エッチャント GEL（クラレノリタケデンタル）
② ボンディング材：クリアフィル メガボンド（クラレノリタケデンタル）
③ フロアブルレジン：エステライト フロー クイック A3.5（トクヤマデンタル）
④ デンティンシェードレジン：エステライト プロ A3B（トクヤマデンタル）
⑤ エナメルシェードレジン：エステライト プロ A2E（トクヤマデンタル）
⑥ 色調調整材：ナノコート カラー A プラス（ジーシー）

CASE 2　欠損歯列への修復（下顎前歯部）3年経過観察

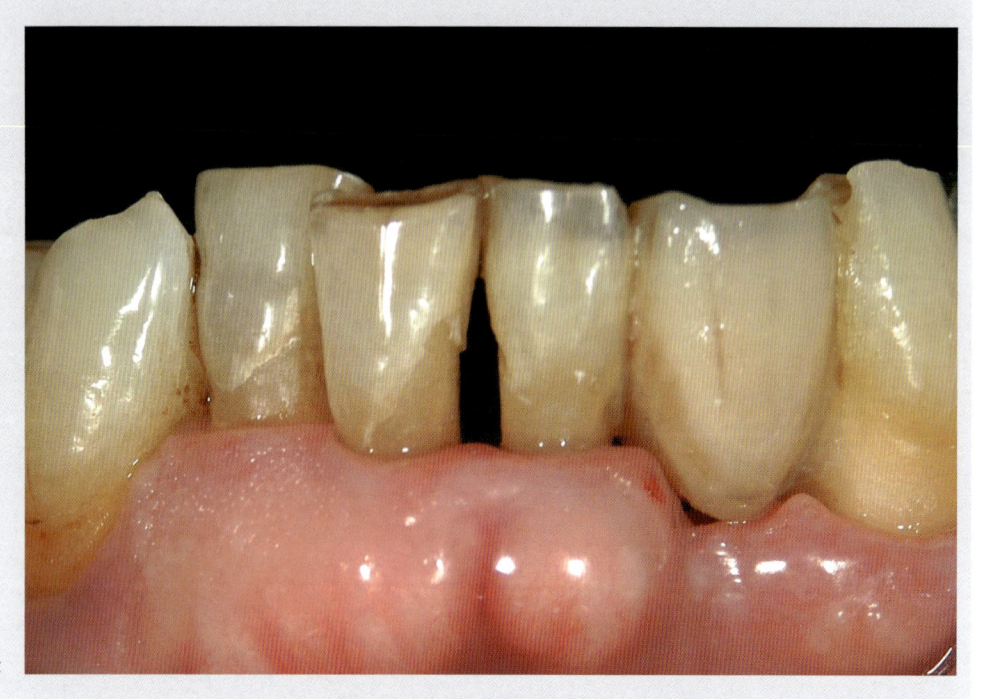

2-9　術直後

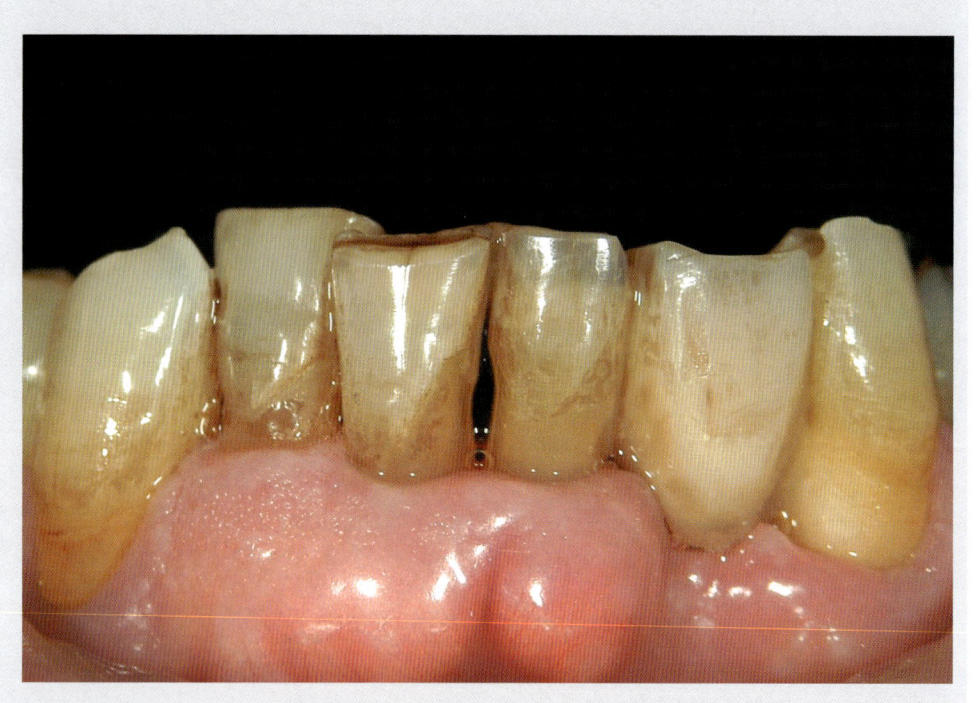

2-10　3年後

CASE 3　欠損歯列への修復（上下顎前歯部）4年経過観察

　154頁以降で解説した上下顎前歯部の欠損歯列にダイレクトブリッジ修復で対応した症例では，接着修復により回復された歯冠形態で患者の機能的・審美的要求がある程度達成され，維持管理への協力体制が確立している．

　修復終了後のメインテナンスはこの4年間で毎月1回のペースが維持され（**表2**），専用の清掃器具の使用と週1回10分程度のドラッグリテーナー装着（ジェルコートF：ウエルテック）にも積極的に取り組んでいる．修復後約4年が経過して歯周組織の状態は著しく回復し（**表3**），動揺度の低下と咬合支持の安定がはかられている．特に$\overline{3|}$部の歯周ポケット深さの改善傾向には特筆すべきものがあり，CT画像より歯根周囲の歯槽骨は根尖部まで吸収していたが，現在は動揺も消失して今後の維持管理にも大いに希望が持てる状況となっている．

表2　CASE 3 メインテナンスの受診状態

	2010	2011	2012	2013	2014	2015
1		●	●	●	●	●
2		●	●	●	●	●
3		●	●	●	●	●
4		●	●	●	●	●
5		●	●	●	●	●
6		●	●	●	●	●
7		●	●	●	●	
8		●	●	●	●	
9		●	●	●	●	
10		●	●	●	●	
11	RESTORATION	●	●	●	●	
12	●	●	●	●	●	

表3　プロービングデプスの変化　　　　　　　　　　　　　　　　　　　　　　　　　　　　　赤字：BOP（＋）

PROBING DEPTH (2010.11)

776		444	344	333	333		433	554	788	555	433	544
457		454	443	333	343		333	665	688	454	444	333
7	6	5	4	3	2	1	1	2	3	4	5	6	7
434		454	444	999	334	222		233	333	323			777
333		433	444	899	444	433		323	223	222			556

PROBING DEPTH (2014.12)

333		444	344	333	333		433	554	455	535	433	544
346		454	443	333	343		333	333	446	454	444	333
7	6	5	4	3	2	1	1	2	3	4	5	6	7
434		344	433	244	334	232		233	333	323			534
333		433	443	333	444	433		323	223	222			444

CASE 3　欠損歯列への修復（上顎前歯部）4年経過観察

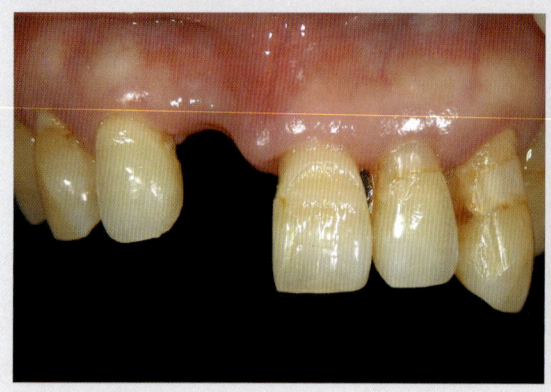

3-1　術前

3-2　術後．セルフケアの指導

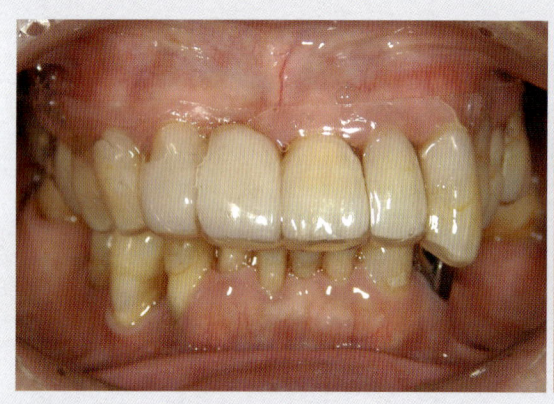

3-5　ドラッグリテーナー装着

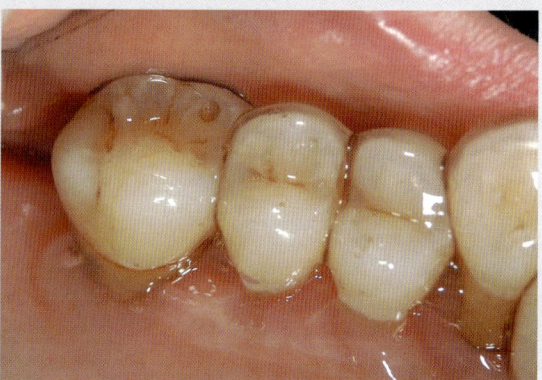

3-6　歯周組織への消炎・抗菌作用に期待

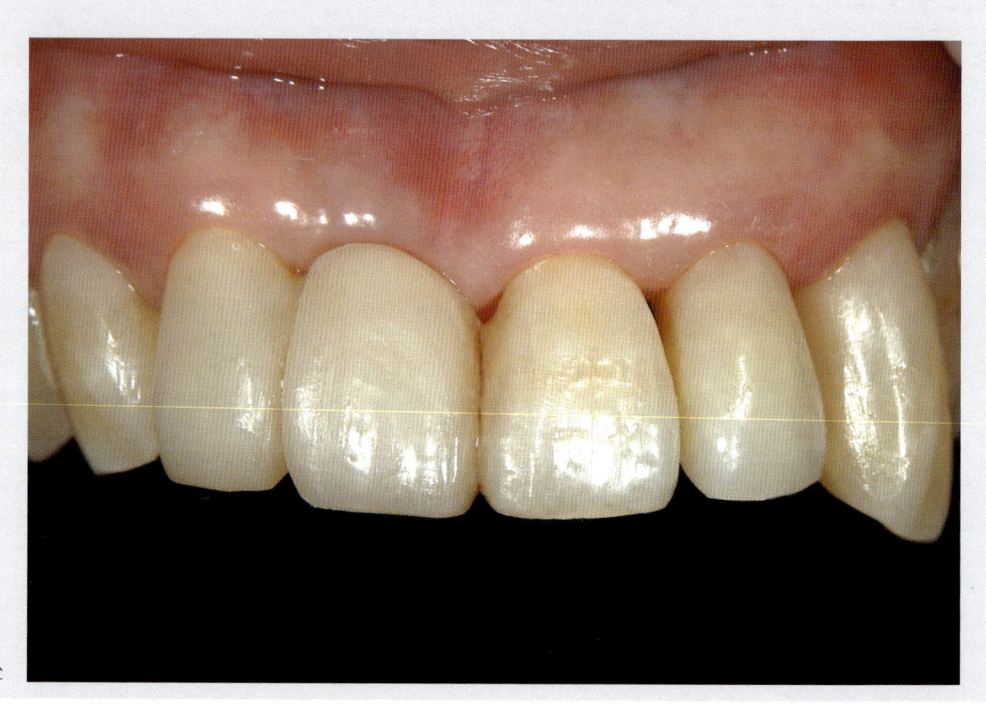

3-9　術直後

Chapter 9

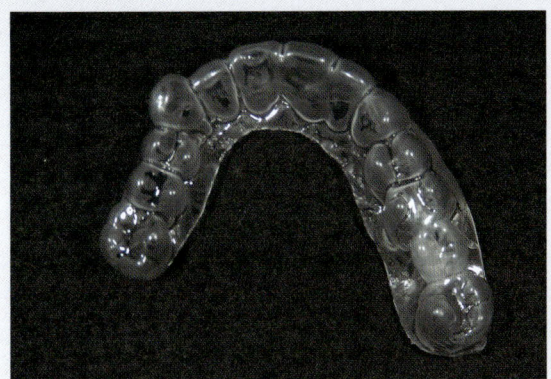

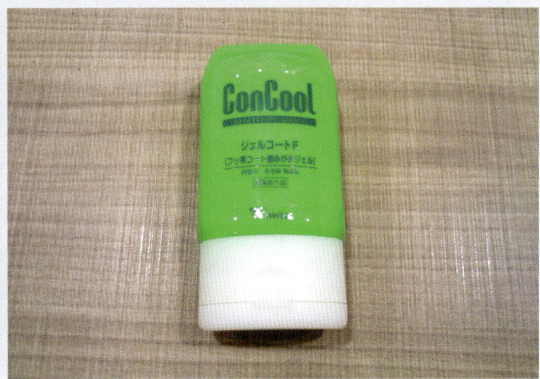

3-3 ドラッグリテーナー

3-4 3DS 使用薬剤

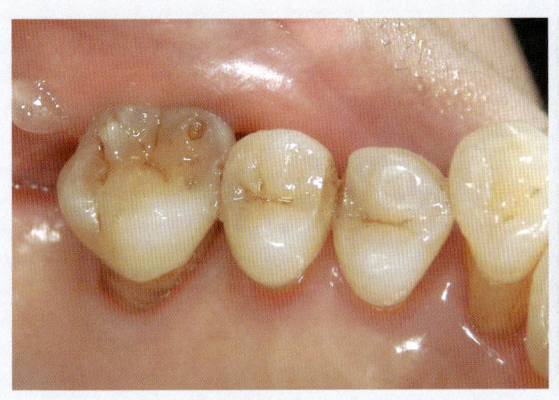

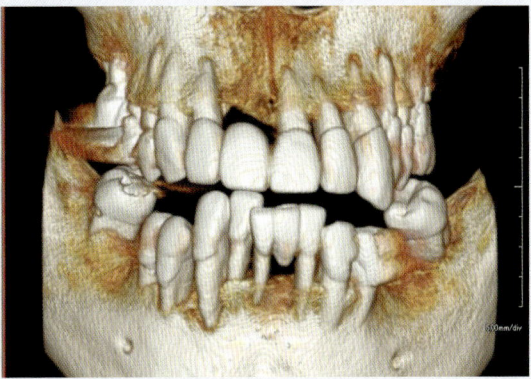

3-7 歯肉の健康状態は維持

3-8 術後．CT 画像

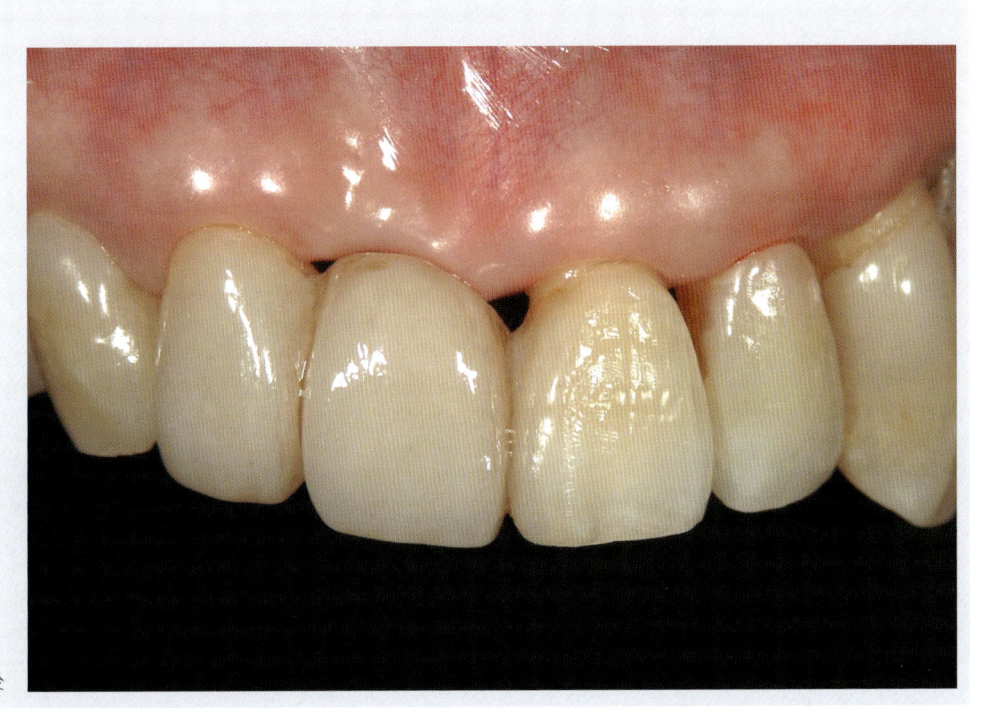

3-10 4年後

173

| CASE 3 | 欠損歯列への修復（下顎前歯部）4年経過観察 |

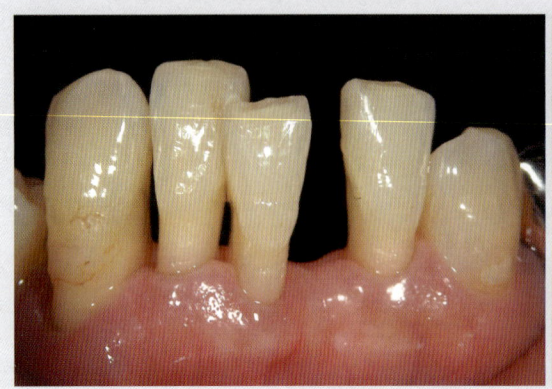

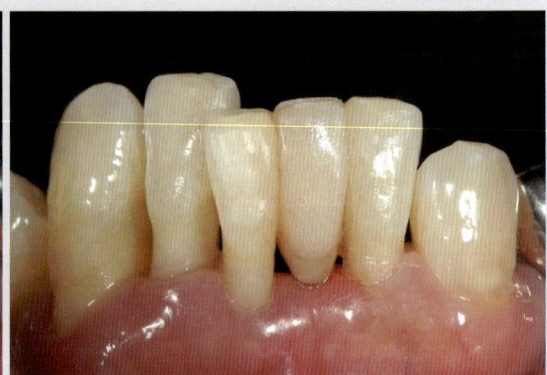

3-11 術前

3-12 術後

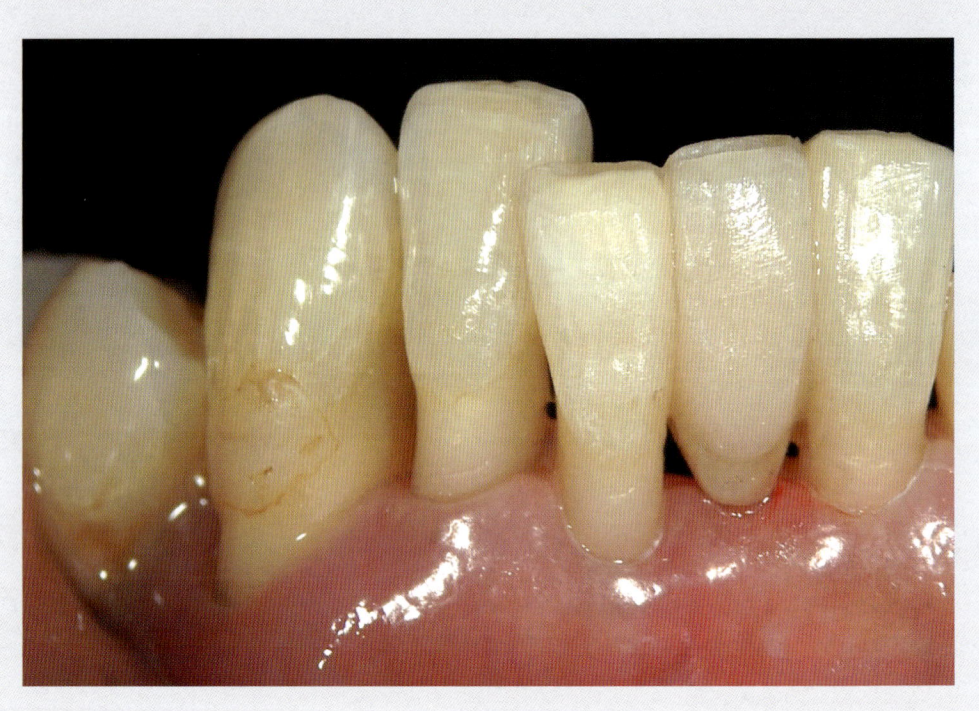

3-15 術直後

Chapter 9

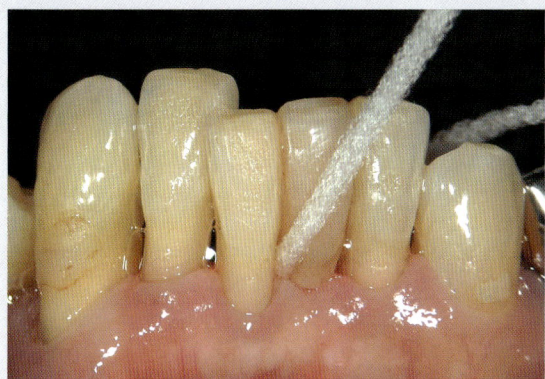

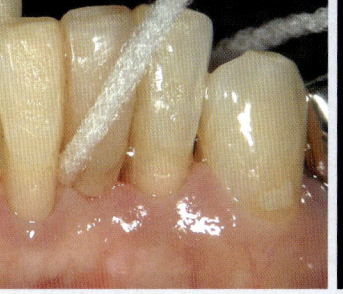

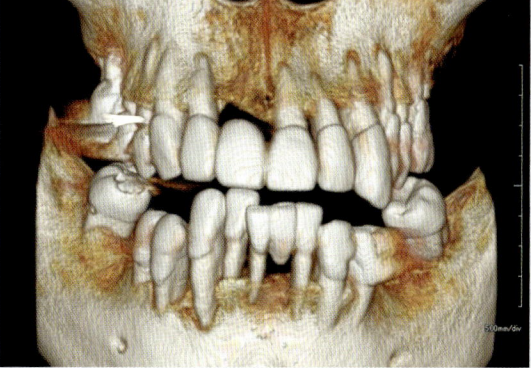

3-13 術後．セルフケアの指導

3-14 術直後．$\overline{3|}$部の骨吸収

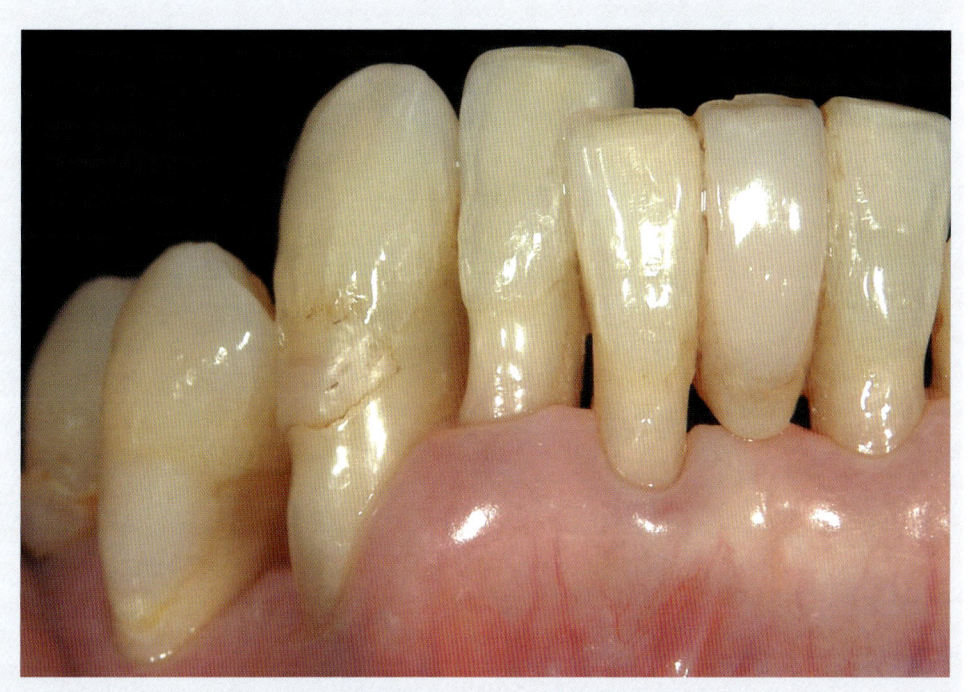

3-16 4年後．歯周組織の炎症には改善傾向が認められる

文献

Introduction

1) Urabe I, Nakajima S, Sano H, Tagami J. Physical properties of the dentin-enamel junction region. *Am J Dent*. 2000; **13**(3): 129-135.
2) Inoue G, Tsuchiya S, Nikaido T, Foxton RM, Tagami J. Morphological and mechanical characterization of the acid-base resistant zone at the adhesive-dentin interface of intact and caries-affected dentin. *Oper Dent*. 2006; **31**(4): 466-472.
3) Waidyasekera K, Nikaido T, Weerasinghe DS, Ichinose S, Tagami J. Reinforcement of dentin in self-etch adhesive technology: a new concept. *J Dent*. 2009; **37**(8): 604-609.
4) Furukawa K, Inai N, Tagami J. The effects of luting resin bond to dentin on the strength of dentin supported by indirect resin composite. *Dent Mater*. 2002; **18**(2): 136-142.
5) 髙垣智博，二階堂 徹，池田正臣，鈴木司郎，田上順次．各種コンポジットレジンの耐摩耗性ならびに対合歯摩耗量の評価．日歯保存誌．2009；春季特別号：70．
6) 久保至誠，仲佐理紀，林 善彦．コンポジットレジンならびに鋳造修復の生存率．日歯保存誌．2001；**44**(5)：802-809．

Chapter 1

1) 笹崎弘己，奥田禮一．象牙細管内液滲出の経時的観察．日歯保存誌．1994；**37**(6)：1708-1718．
2) Tay FR, Pashley DH. Water treeing--a potential mechanism for degradation of dentin adhesives. *Am J Dent*. 2003; **16**(1): 6-12.
3) Nakajima M, Ogata M, Hosaka K, Yamauti M, Foxton RM, Tagami J. Microtensile bond strength to normal vs. cries-affected dentin after one-month hydrostatic pulpal pressure. *Adhes Dent*. 2005; **22**(4): 419.
4) 佐野英彦．齲蝕検知液による齲蝕象牙質の染色性と構造について－齲蝕除去法の再検討を目指して－．口腔病会誌．1987；**54**：241-270．
5) Kidd EA, Joyston-Bechal S, Beighton D. The use of a caries detector dye during cavity preparation: a microbiological assessment. *Br Dent J*. 1993; **174**(7): 245-248.
6) 福島正義．接着性レジンのウ蝕象牙質内侵入に関する研究．口腔病会誌．1981；**49**：362-385．
7) 岩見行晃，清水亜矢子，山本洋子，川上克子，伊藤祥作，髙橋雄介，薮根敏晃，金子智之，恵比須繁之．う蝕検知液を用いたう蝕除去の客観性についての臨床的評価．日歯保存誌．2004；**47**：716-722．
8) 日本歯科保存学会編．う蝕治療ガイドライン．永末書店，2009．
9) 清水明彦，鳥井康広．スプーンエキスカベーターに関する研究 第2報 スプーンエキスカベーターの刃先のシャープネスと剥削能力との関係．日歯保存誌．1985；**28**：690-694．
10) 髙津寿夫，頼 偉生，新田義人，奥谷謙一郎，冨士谷盛興，堤 千鶴子ほか．検知液をガイドとしたう蝕処置時における臨床的諸問題－作業量，窩壁最終染色度，疼痛について－．日歯保存誌．1984；**27**：874-884．
11) 猪越重久．猪越重久のMI臨床－接着性コンポジットレジン充填修復．デンタルダイヤモンド社，2005；22-30．
12) Nishimura K, Ikeda M, Yoshikawa T, Otsuki M, Tagami J. Effect of various grit burs on marginal integrity of resin composite restorations. *J Med Dent Sci*. 2005; **52**(1): 9-15.
13) 髙垣智博，二階堂 徹，池田正臣，鈴木司郎，田上順次．各種コンポジットレジンの耐摩耗性ならびに対合歯摩耗量の評価．日歯保存誌．2009；春季特別号：70．
14) Senawongse P, Sattabanasuk V, Shimada Y, Otsuki M, Tagami J. Bond strengths of current adhesive systems on intact and ground enamel. *J Esthet Restor Dent*. 2004; **16**(2): 107-115.
15) Shimada Y, Tagami J. Effects of regional enamel and prism orientation on resin bonding. *Oper Dent*. 2003; **28**(1): 20-27.
16) Ogisu S, Kishikawa R, Sadr A, Matoba K, Inai N, Otsuki M, Tagami J. Effect of convergent light-irradiation on microtensile bond strength of resin composite to dentin. *Int Chin J Dent*. 2009; **9**: 45-53.
17) 吉川孝子，Wattanawongpitak Nipaporn，田上順次．窩洞内各面に対するコンポジットレジンの接着強さ．日歯保存誌．2012；**55**(1)：97-102．
18) Chikawa H, Inai N, Cho E, Kishikawa R, Otsuki M, Foxton RM, Tagami J. Effect of incremental filling technique on adhesion of light-cured resin composite to cavity floor. *Dent Mater J*. 2006; **25**(3): 503-508.

Chapter2

1) Nakajima M, Ogata M, Hosaka K, Yamauti M, Foxton RM, Tagami J. Microtensile bond strength to normal vs.cries-affected dentin after one-month hydrostatic pulpal pressure. *Adhes Dent.* 2005; **22**(4): 419.
2) Nakajima M, Sano H, Burrow MF, Tagami J, Yoshiyama M, Ebisu S, Ciucchi B, Russell CM, Pashley DH. Tensile bond strength and SEM evaluation of caries-affected dentin using dentin adhesives. *J Dent Res.* 1995; **74**(10): 1679-1688.
3) Nakajima M, Ogata M, Okuda M, Tagami J, Sano H, Pashley DH. Bonding to caries-affected dentin using self-etching primers. *Am J Dent.* 1999; **12**(6): 309-314.
4) Cho E, Sadr A, Inai N, Tagami J. Evaluation of resin composite polymerization by three dimensional micro-CT imaging and nanoindentation. *Dent Mater.* 2011; **27**(11): 1070-1078.
5) 平井義人,寺中敏夫,寺下正道,千田 彰.保存修復学 第5版.医歯薬出版,2008.
6) 田上順次.フロアブルコンポジットレジンの基礎と臨床.日歯医師会誌.2009；**62**(8)：6-13.
7) 神島菜穂子,池田考績,中沖靖子,佐野英彦.コンポジットレジンの厚みと透明度の関係.接着歯学.2006；**24**：125-129.
8) Lee YK, Powers JM. Calculation of colour resulting from composite/compomer layering techniques. *J Oral Rehabil.* 2004; **31**(11): 1102-1108.
9) 猪越重久.コンポジットレジン充填の色.*DE.* 2007；**163**：5-8.
10) Horie K, Nakajima M, Hosaka K, Kainose K, Tanaka A, Foxton RM, Tagami J. Influences of composite-composite join on light transmission characteristics of layered resin composites. *Dent Mater.* 2012; **28**(2): 204-211.

Chapter3

1) Nakajima M, Ogata M, Hosaka K, Yamauti M, Foxton RM, Tagami J. Microtensile bond strength to normal vs. cries-affected dentin after one-month hydrostatic pulpal pressure. *Adhes Dent.* 2005; **22**(4): 419.
2) Tagami J, Tao L, Pashley DH. Correlation among dentin depth, permeability, and bond strength of adhesive resins. *Dent Mater.* 1990; **6**(1): 45-50.
3) 吉川孝子,趙 永哲,田上順次.コンポジットレジンの接着強さに及ぼす残存象牙質厚さの影響.日歯保存誌.2011；**54**：442-447.
4) Yoshikawa T, Wattanawongpitak N, Cho E, Tagami J. Effect of remaining dentin thickness on bond strength of various adhesive systems to dentin. *Dent Mater J.* 2012; **31**(6): 1033-1038.

Chapter4

1) 日本歯科接着歯学会編.接着 ここが知りたい－歯科技工士編－.口腔保健協会,2008.
2) Jayasooriya PR, Pereira PN, Nikaido T, Burrow MF, Tagami J. The effect of a "resin coating" on the interfacial adaptation of composite inlays. *Oper Dent.* 2003; **28**(1): 28-35.
3) Furukawa K, Inai N, Tagami J. The effects of luting resin bond to dentin on the strength of dentin supported by indirect resin composite. *Dent Mater.* 2002; **18**(2): 136-142.
4) 菅島正栄,岡田英俊,松渕志帆,佐々木重夫,中島大誠,川島 功,浜田節男.止血剤処置が象牙質とボンディング材接着に及ぼす影響.日歯保存誌.2008；**51**(1)：9-15.
5) Kanemura N, Sano H, Tagami J. Tensile bond strength to and SEM evaluation of ground and intact enamel surfaces. *J Dent.* 1999; **27**(7): 523-530.

Chapter5

1) 西村耕三,椿 絵理子,大槻昌幸,田上順次.ホワイトニング後の患者の満足度について.歯科審美.2005：**17**；169-175.
2) 久光 久,松尾 通 編集.改訂版 歯の漂白.デンタルフォーラム,1997；1-8.
3) 大槻昌幸.歯の漂白(ホワイトニング).日歯医師会誌.2012；**65**：6-15.
4) 大城麻紀,安藤 進,色川敦士,天野紫乃,吉田武史,宮崎真至,岩崎圭祐,青島 裕.過酸化水素が光重合型レジンの色調変化に及ぼす影響.日歯保存誌.2007；**50**：493-499.
5) Kishi A, Otsuki M, Sadr A, Ikeda M, Tagami J. Effect of light units on tooth bleaching with visible-

文献

light activating titanium dioxide photocatalyst. *Dent Mater J.* 2011; **30**(5): 723-729.

6) 河合利浩, 間所ゆかり, 長塚由香, 岸本崇史, 大下尚克, 冨士谷盛興, 千田 彰. 漂白材の過酸化水素濃度が漂白エナメル質へのレジンの接着強さに及ぼす影響. 接着歯学. 2013；**31**(4)：191-198.

7) 帆足亮太郎, 東光照夫, 久光 久. 二酸化チタン光触媒漂白材の漂白効果および臨床成績. 日歯保存誌. 2009；**52**：208-218.

8) 大森かをる, 常盤珠美, 秋本尚武, 英 將生, 宮内貴弘, 桃井保子. リン酸カルシウム系知覚過敏抑制材の漂白効果に及ぼす影響. 日歯保存誌. 2013；**56**：130-137.

Chapter6

1) Jayasooriya PR, Pereira PN, Nikaido T, Burrow MF, Tagami J. The effect of a "resin coating" on the interfacial adaptation of composite inlays. *Oper Dent.* 2003; **28**(1): 28-35.

2) Ikeda M, Matin K, Nikaido T, Foxton RM, Tagami J. Effect of surface characteristics on adherence of *S. mutans* biofilms to indirect resin composites. *Dent Mater J.* 2007; **26**(6): 915-923.

3) 加藤正治. エナメル質・象牙質・補綴物のプロフェッショナルケア. クインテッセンス出版, 2010.

Chapter7

1) Axelsson P, Nyström B, Lindhe J. The long-term effect of a plaque control program on tooth mortality, caries and periodontal disease in adults. Results after 30 years of maintenance. *J Clin Periodontol.* 2004; **31**(9): 749-757.

2) Yoshiyama M, Doi J, Nishitani Y, Itota T, Tay FR, Carvalho RM, Pashley DH. Bonding ability of adhesive resins to caries-affected and caries-infected dentin. *J Appl Oral Sci.* 2004; **12**(3): 171-176.

3) Aksornmuang J, Nakajima M, Foxton RM, Tagami J. Effect of prolonged photo-irradiation time of three self-etch systems on the bonding to root canal dentine. *J Dent.* 2006; **34**(6): 389-397.

4) Aksornmuang J, Nakajima M, Panyayong W, Tagami J. Effects of photocuring strategy on bonding of dual-cure one-step self-etch adhesive to root canal dentin. *Dent Mater J.* 2009; **28**(2): 133-141.

5) Nakajima M, Kanno T, Komada W, Miura H, Foxton RM, Tagami J. Effect of bonded area and/or fiber post placement on the fracture strengths of resin-core reconstructions for pulpless teeth. *Am J Dent.* 2010; **23**(6): 300-304.

Chapter8

1) Senawongse P, Sattabanasuk V, Shimada Y, Otsuki M, Tagami J. Bond strengths of current adhesive systems on intact and ground enamel. *J Esthet Restor Dent.* 2004; **16**(2): 107-115.

2) Chikawa H, Inai N, Cho E, Kishikawa R, Otsuki M, Foxton RM, Tagami J. Effect of incremental filling technique on adhesion of light-cured resin composite to cavity floor. *Dent Mater J.* 2006; **25**(3): 503-508.

Chapter9

1) Akimoto N, Takamizu M, Momoi Y. 10-year clinical evaluation of a self-etching adhesive system. *Oper Dent.* 2007; **32**(1): 3-10.

2) Kubo S, Kawasaki K, Yokota H, Hayashi Y. Five-year clinical evaluation of two adhesive systems in non-carious cervical lesions. *J Dent.* 2006; **34**(2): 97-105.

3) Kobayashi M, Fujishima A, Manabe A. Effects of pretreatment procedures on shear bond strength in repair of composite resin restorations. 日歯保存誌. 2014；**57**(3)：209-218.

【著者略歴】

田　代　浩　史
（た　しろ　ひろ　ふみ）

1999 年　　東京医科歯科大学歯学部卒業
2003 年　　東京医科歯科大学大学院修了
2003 年〜　田代歯科医院（浜松市）
2007 年〜　東京医科歯科大学大学院非常勤講師
2013 年〜　DIRECT RESTORATION ACADEMY OF COMPOSITE RESIN 主宰

コンポジットレジン修復の発想転換　　ISBN978-4-263-46120-4
2015 年 6 月 25 日　第 1 版第 1 刷発行

著　者　田　代　浩　史
発行者　大　畑　秀　穂
発行所　医歯薬出版株式会社

〒113-8612 東京都文京区本駒込 1-7-10
TEL.（03）5395-7634（編集）・7630（販売）
FAX.（03）5395-7639（編集）・7633（販売）
http://www.ishiyaku.co.jp/
郵便振替番号　00190-5-13816

乱丁，落丁の際はお取り替えいたします　　　印刷・三報社印刷／製本・皆川製本所
© Ishiyaku Publishers, Inc., 2015. Printed in Japan

・・
本書の複製権・翻訳権・翻案権・上映権・譲渡権・貸与権・公衆送信権（送信可能化権を含む）・口述権は，医歯薬出版（株）が保有します．
本書を無断で複製する行為（コピー，スキャン，デジタルデータ化など）は，「私的使用のための複製」などの著作権法上の限られた例外を除き禁じられています．また私的使用に該当する場合であっても，請負業者等の第三者に依頼し上記の行為を行うことは違法となります．

JCOPY ＜（社）出版者著作権管理機構　委託出版物＞
本書をコピーやスキャン等により複製される場合は，そのつど事前に（社）出版者著作権管理機構（電話　03-3513-6969, FAX 03-3513-6979, e-mail:info@jcopy.or.jp）の許諾を得てください．